全国中医药行业高等教育"十三五"规划教材

全国高等中医药院校规划教材（第十版）

神经定位诊断学

（新世纪第二版）

（供中医学、针灸推拿学、康复治疗学、中医康复学、中西医临床医学专业用）

主　编

孙忠人（黑龙江中医药大学）

副主编（按姓氏笔画排序）

杨文明（安徽中医药大学）　　　时　晶（北京中医药大学）

张云云（上海中医药大学）

编　委（按姓氏笔画排序）

王　蕾（黑龙江中医药大学）　　刘玉丽（辽宁中医药大学）

刘未艾（湖南中医药大学）　　　杜艳军（湖北中医药大学）

李巧莹（长春中医药大学）　　　张风霞（山东中医药大学）

张学君（福建中医药大学）　　　陈　蕾（四川大学华西医院）

林国华（广州中医药大学）　　　胡　斌（河南中医药大学）

中国中医药出版社

·北　京·

图书在版编目（CIP）数据

神经定位诊断学/孙忠人主编.—2版.—北京：中国中医药出版社，2017.8（2023.1重印）

全国中医药行业高等教育"十三五"规划教材

ISBN 978-7-5132-4231-8

Ⅰ.①神…　Ⅱ.①孙…　Ⅲ.①神经系统疾病－定位－诊断学－高等学校－

教材　Ⅳ.① R741.049

中国版本图书馆 CIP 数据核字（2017）第 112120 号

中国中医药出版社出版

北京经济技术开发区科创十三街31号院二区8号楼

邮政编码　100176

传真　010 64405721

保定市西城胶印有限公司印刷

各地新华书店经销

开本 850×1168　1/16　印张 14　字数 346 千字

2017 年 8 月第 2 版　2023 年 1 月第 4 次印刷

书号　ISBN 978－7－5132－4231－8

定价　55.00 元

网址　www.cptcm.com

服 务 热 线　010-64405510

购 书 热 线　010-89535836

维 权 打 假　010-64405753

微信服务号　zgzyycbs

微商城网址　https://kdt.im/LIdUGr

官 方 微 博　http://e.weibo.com/cptcm

天猫旗舰店网址　https://zgzyycbs.tmall.com

如有印装质量问题请与本社出版部联系（010-64405510）

全国中医药行业高等教育"十三五"规划教材

全国高等中医药院校规划教材（第十版）

专家指导委员会

许二平（河南中医药大学校长）

孙忠人（黑龙江中医药大学校长）

孙振霖（陕西中医药大学校长）

严世芸（上海中医药大学教授）

李灿东（福建中医药大学校长）

李金田（甘肃中医药大学校长）

余曙光（成都中医药大学校长）

宋柏林（长春中医药大学校长）

张欣霞（国家中医药管理局人事教育司师承继教处处长）

陈可冀（中国中医科学院研究员　中国科学院院士　国医大师）

范吉平（中国中医药出版社社长）

周仲瑛（南京中医药大学教授　国医大师）

周景玉（国家中医药管理局人事教育司综合协调处处长）

胡　刚（南京中医药大学校长）

徐安龙（北京中医药大学校长）

徐建光（上海中医药大学校长）

高树中（山东中医药大学校长）

高维娟（河北中医学院院长）

唐　农（广西中医药大学校长）

彭代银（安徽中医药大学校长）

路志正（中国中医科学院研究员　国医大师）

熊　磊（云南中医药大学校长）

戴爱国（湖南中医药大学校长）

秘　书　长

卢国慧（国家中医药管理局人事教育司司长）

范吉平（中国中医药出版社社长）

办公室主任

周景玉（国家中医药管理局人事教育司综合协调处处长）

李秀明（中国中医药出版社副社长）

李占永（中国中医药出版社副总编辑）

全国中医药行业高等教育"十三五"规划教材

编审专家组

组　长

王国强（国家卫生计生委副主任　国家中医药管理局局长）

副组长

张伯礼（中国工程院院士　天津中医药大学教授）

王志勇（国家中医药管理局副局长）

组　员

卢国慧（国家中医药管理局人事教育司司长）

严世芸（上海中医药大学教授）

吴勉华（南京中医药大学教授）

王之虹（长春中医药大学教授）

匡海学（黑龙江中医药大学教授）

刘红宁（江西中医药大学教授）

翟双庆（北京中医药大学教授）

胡鸿毅（上海中医药大学教授）

余曙光（成都中医药大学教授）

周桂桐（天津中医药大学教授）

石　岩（辽宁中医药大学教授）

黄必胜（湖北中医药大学教授）

前　言

　　为落实《国家中长期教育改革和发展规划纲要（2010-2020年）》《关于医教协同深化临床医学人才培养改革的意见》，适应新形势下我国中医药行业高等教育教学改革和中医药人才培养的需要，国家中医药管理局教材建设工作委员会办公室（以下简称"教材办"）、中国中医药出版社在国家中医药管理局领导下，在全国中医药行业高等教育规划教材专家指导委员会指导下，总结全国中医药行业历版教材特别是新世纪以来全国高等中医药院校规划教材建设的经验，制定了"'十三五'中医药教材改革工作方案"和"'十三五'中医药行业本科规划教材建设工作总体方案"，全面组织和规划了全国中医药行业高等教育"十三五"规划教材。鉴于由全国中医药行业主管部门主持编写的全国高等中医药院校规划教材目前已出版九版，为体现其系统性和传承性，本套教材在中国中医药教育史上称为第十版。

　　本套教材规划过程中，教材办认真听取了教育部中医学、中药学等专业教学指导委员会相关专家的意见，结合中医药教育教学一线教师的反馈意见，加强顶层设计和组织管理，在新世纪以来三版优秀教材的基础上，进一步明确了"正本清源，突出中医药特色，弘扬中医药优势，优化知识结构，做好基础课程和专业核心课程衔接"的建设目标，旨在适应新时期中医药教育事业发展和教学手段变革的需要，彰显现代中医药教育理念，在继承中创新，在发展中提高，打造符合中医药教育教学规律的经典教材。

　　本套教材建设过程中，教材办还聘请中医学、中药学、针灸推拿学三个专业德高望重的专家组成编审专家组，请他们参与主编确定，列席编写会议和定稿会议，对编写过程中遇到的问题提出指导性意见，参加教材间内容统筹、审读稿件等。

　　本套教材具有以下特点：

　　1. 加强顶层设计，强化中医经典地位

　　针对中医药人才成长的规律，正本清源，突出中医思维方式，体现中医药学科的人文特色和"读经典，做临床"的实践特点，突出中医理论在中医药教育教学和实践工作中的核心地位，与执业中医（药）师资格考试、中医住院医师规范化培训等工作对接，更具有针对性和实践性。

　　2. 精选编写队伍，汇集权威专家智慧

　　主编遴选严格按照程序进行，经过院校推荐、国家中医药管理局教材建设专家指导委员会专家评审、编审专家组认可后确定，确保公开、公平、公正。编委优先吸纳教学名师、学科带头人和一线优秀教师，集中了全国范围内各高等中医药院校的权威专家，确保了编写队伍的水平，体现了中医药行业规划教材的整体优势。

　　3. 突出精品意识，完善学科知识体系

　　结合教学实践环节的反馈意见，精心组织编写队伍进行编写大纲和样稿的讨论，要求每门教材立足专业需求，在保持内容稳定性、先进性、适用性的基础上，根据其在整个中医知识体系中的地位、学生知识结构和课程开设时间，突出本学科的教学重点，努力处理好继承与创新、理论与实践、基础与临床的关系。

4. 尝试形式创新，注重实践技能培养

为提升对学生实践技能的培养，配合高等中医药院校数字化教学的发展，更好地服务于中医药教学改革，本套教材在传承历版教材基本知识、基本理论、基本技能主体框架的基础上，将数字化作为重点建设目标，在中医药行业教育云平台的总体构架下，借助网络信息技术，为广大师生提供了丰富的教学资源和广阔的互动空间。

本套教材的建设，得到国家中医药管理局领导的指导与大力支持，凝聚了全国中医药行业高等教育工作者的集体智慧，体现了全国中医药行业齐心协力、求真务实的工作作风，代表了全国中医药行业为"十三五"期间中医药事业发展和人才培养所做的共同努力，谨向有关单位和个人致以衷心的感谢！希望本套教材的出版，能够对全国中医药行业高等教育教学的发展和中医药人才的培养产生积极的推动作用。

需要说明的是，尽管所有组织者与编写者竭尽心智，精益求精，本套教材仍有一定的提升空间，敬请各高等中医药院校广大师生提出宝贵意见和建议，以便今后修订和提高。

国家中医药管理局教材建设工作委员会办公室

中国中医药出版社

2016 年 6 月

编写说明

全国中医药行业高等教育"十三五"规划教材《神经定位诊断学》是根据国务院《中医药健康服务发展规划（2015-2020年）》的精神，在国家中医药管理局教材建设工作委员会宏观指导下，以全面提高中医药人才的培养质量、积极与医疗卫生实践接轨、为临床服务为目标，依据中医药行业人才培养规律和实际需求，由国家中医药管理局教材建设工作委员会办公室组织编写的，旨在使学生通过熟悉神经系统解剖结构和生理功能，掌握神经系统各部位损伤时的症状、体征和神经系统检查方法，建立清晰的神经系统疾病定位诊断思路，为学习《神经病学》打好基础。

神经定位诊断学是临床与基础的桥梁课程。本教材以《神经解剖学》《神经生理学》《诊断学》为基础，参考国内外相关领域研究进展，重点阐述神经系统疾病定位诊断的基本原则、方法和常用技术。本教材图文并茂，内容新颖，实用性强，全面考虑到中医药院校各专业学生培养目标和临床工作需要，适合中医药院校本科生、研究生及广大临床医师作为教材或辅导材料。

本教材的多位编者长期致力于神经系统疾病的教学和临床工作，有扎实的医学基础理论知识和丰富的临床实践经验，在孙忠人教授主编的"十一五"国家级规划教材《神经定位诊断学》的基础上，参考国内外最新研究成果，系统阐述了神经定位诊断的方法与原则、神经系统疾病病史采集、神经系统体格检查、大脑半球、基底节、小脑、脑干、脊髓、脑神经、脊神经、自主神经系统病变的定位诊断和神经系统辅助检查。

本教材共分15章，第一章、第八章由孙忠人编写；第二章由刘未艾编写；第三章由陈蕾编写；第四章由刘玉丽编写；第五章由李巧莹编写；第六章由杨文明编写；第七章由时晶编写；第九章由张云云编写；第十章由张风霞编写；第十一章由王蕾编写；第十二章由林国华编写；第十三章由胡斌编写；第十四章由张学君；第十五章由杜艳军编写。本教材插图由黑龙江中医药大学王蕾、关婷、杨宇、周博、封宇、晏屹栎、黄楠绘制。

本教材在使用中，如存有错误和疏漏，敬请广大师生和同道批评、指正，以便不断的改进和提高。

《神经定位诊断学》编委会

2017年3月

目　录

第一章　神经定位诊断的方法与原则

　　神经定位诊断学，是研究神经系统解剖基础以及病变时表现出的临床症状及体征，从而进行定位诊断的一门学科。其主要内容包括：详细问诊，采集病史，全面系统地了解患者的症状；通过视诊、触诊、叩诊和听诊，仔细观察患者所存在的体征；进行必要的影像学、神经电生理学检查，以及实验室检查，来确定神经系统的病变部位及病变的性质。通过收集的临床资料，应用所学的基础医学理论及神经系统疾病诊断的方法，结合辅助检查的结果，阐明患者临床表现的病理生理学基础，并提出神经系统疾病定位诊断，是每一位医学生的基本功，更是针灸推拿专业学生临床见习与实习的基础。因此，神经定位诊断学可以说是联系基础理论与临床的桥梁课程。

第一节　神经定位诊断的方法

　　神经系统检查对诊断神经系统疾病起着重要作用，完整的神经系统检查包括问诊、体格检查与辅助检查。

一、问诊

　　问诊是病史采集的主要手段，是通过对患者或相关人员进行详细系统询问病史获取资料，并经过综合分析做出诊断的一种方法。任何疾病的症状表现及发生和发展都有其自身特点和规律，通过详细询问病史能够获得对疾病定位、定性和病因诊断有价值的线索，所以任何医师都不能不经过问诊而直接主观地进行诊治。在某些疾病或者疾病的初期，机体往往仅有功能或病理生理改变，而器质性或组织、器官形态学方面的改变尚未表现出来，体格检查、实验室检查乃至特殊检查均可无阳性反应，此时可将患者陈述的某些特殊感受作为诊断依据，如乏力、疼痛、焦虑、头晕、食欲改变、失眠等症状。在某些神经系统疾病（如偏头痛和三叉神经痛等）中，病史是诊断的唯一线索和依据。对病情复杂而又缺乏典型症状和体征的患者，全面、系统、深入、详细的问诊显得尤其重要。

　　问诊时应注意尽量围绕主诉提问，但不要诱导性提问，必要时可引导患者按症状出现的先后顺序，具体描述症状的发生和演变情况，记录阳性症状及重要的阴性症状。询问过程中应当注意患者或其家属提供情况的可靠性。病史采集初步完成后，应当分析所获得的病史材料是否能够合理解释患者的症状表现及其可能的诊断，如果存在疑点应进一步询问或核实。

　　问诊是医生诊治患者的第一步，而且还是医患沟通、树立医师良好形象、建立良好医患关系的重要方式，掌握正确、良好的问诊技巧，使患者信赖医生，努力配合医嘱，对神经系统疾病的诊治十分重要。

二、体格检查

体格检查即"查体"，是通过视诊、触诊、叩诊和听诊来客观地了解和评估患者病变状况的一系列最基本的检查方法。在神经系统体格检查过程中，医生运用自己的感官和借助手电筒、叩诊锤、听诊器、检眼镜、音叉等传统或简便的检查工具，对患者身体状况进行客观评估，许多神经系统疾病通过体格检查与病史相结合便可做出临床定位诊断。体格检查烦琐且容易发生误差，需要医生耐心细致地反复核查以去伪存真，方可获得有价值的诊断资料。

体格检查注意事项：

1. 患者的精神状态良好，意识清醒，具有正常的表达能力。

2. 检查前应耐心解释，让患者了解检查的方法和意义，以争取患者的充分合作。

3. 感觉检查时应当请患者闭目或遮住检查部位。

4. 检查的顺序一般从上到下、由左至右、由障碍区查至正常区，检查全面而勿遗漏。

5. 注意左、右侧相应部位的对比，远、近端的对比，必要时重复检查。

6. 忌用暗示性提问，以免影响患者的判断。

7. 切忌参与检查者的主观成见。

8. 发现感觉障碍时，宜用图表和人体轮廓图记录以便重复检查时对比参考。

9. 过度疲劳可使体格检查产生误差，一次检查时间不应过长，必要时可分几次完成检查。

规范的体格检查要求既不使患者感到不适，又能获得准确结果以明确诊断，此既是基本技能与临床经验的训练、积累过程，又是与患者交流、建立良好医患关系的过程。

（一）视诊

视诊是医生运用视觉来观察患者全身或局部表现的诊断方法。神经系统视诊可分为全身视诊、局部视诊与特殊部位视诊。全身视诊主要观察患者的一般状态，如年龄、发育、营养、意识状态、面容、表情、体位、姿势、步态等；局部视诊则根据病史或全身视诊深入了解患者身体各部分的改变，如皮肤、黏膜、眼、耳、鼻、口、舌、头颈、胸、腹、肌肉、骨骼、关节等局部；特殊部位视诊需要借助检眼镜、耳镜等检查工具进行检查。

（二）触诊

触诊是医生通过手的感觉以判断疾病的检查方法，其可在视诊的基础上进一步发现患者的异常征象与体征。神经系统触诊着重于被检查部位是否有浮肿或压痛，如患听神经瘤可发现患侧乳突部的压痛，脊柱病变时可发现病变部位附近有压痛，关节肌肉发生病变时触诊亦可发现异常等。

医生在触诊检查前应做好解释工作，争取患者的配合，检查过程中应指导患者采取适当的体位，根据不同的检查部位施加不同的压力，并在检查的同时密切注意病变的部位、特点及其毗邻关系，以明确病变的性质和病因。

（三）叩诊

叩诊是借助手或叩诊锤，叩击身体某些部位，以引起该部位下面的组织或肌腱产生共鸣音或反射现象，并根据音响特点、反射及患者的反应判断该部位是否正常。神经系统叩诊重点在于发现病变部位的异常叩痛、叩诊音以及异常反射现象。周围神经病变时反射可减弱或消失，锥体束病变时反射可亢进。

神经定位诊断非常重视叩诊，医生必须掌握生理、病理情况下叩诊音、叩痛及反射的异同，仔细感觉和观察以得到准确的反馈。

（四）听诊

听诊是医生根据患者身体各部分发出的声音判断正常与否的一种诊断方法。血管畸形、动脉瘤、动静脉瘘及动脉狭窄时可能会听到血管杂音，此对神经系统检查具有重要意义。

三、辅助检查

（一）影像学及神经电生理学检查

影像学检查主要有 X 线、CT、MRI，多用于确定脑血管疾病的病情（部位、出血或梗死情况、血管畸形等）、脊椎情况（椎管狭窄、脊髓炎、椎间盘突出等）、神经压迫情况等；神经电生理学检查常用的有肌电图和脑电图，前者记录神经和肌肉的生物电活动，用于确定神经、肌肉的功能状态，后者通过脑电图描记仪将脑自身微弱的生物电放大记录成为一种曲线图，以帮助诊断癫痫、脑外伤、脑肿瘤、脑部器质性疾病。

（二）实验室检查

实验室检查在神经系统疾病定位诊断中运用较多的有脑脊液、血常规和生化检查等。其中，脑脊液检查对中枢神经系统感染性疾病、蛛网膜下腔出血、中枢神经系统肿瘤及脑寄生虫病有确诊意义；血常规主要检查血液方面的问题，如是否有感染，是否贫血，是否有血液疾病等；生化检查则可掌握患者机体生化情况，有助于指导临床用药。

（三）神经心理学检查

神经心理学检查是一种对患者认知、心理与行为变化定量评估的方法，可对认知障碍、情绪障碍和行为障碍进行检测，从而评估认知功能的损伤领域及程度。其中包括多领域测试，如简易精神状态检查、蒙特利尔认知评估等；单领域测试，包括记忆功能测试、执行功能测试、视空间功能测试、语言功能测试等，如霍普金斯语言学习测试、雷氏听觉词语学习测试、韦氏记忆量表 – Ⅲ、故事延迟回忆、连线测试、STROOP 测试、画钟测试、波士顿命名测试等。

第二节　神经定位诊断的原则

神经定位诊断主要依据患者病史、神经系统查体所获得的阳性体征和相关辅助检查，运用神经解剖、生理和病理知识来确定病变的解剖部位，其病变部位能够对临床症状和体征做出合理的解释，所以除了要掌握理论知识外，还应遵循神经系统疾病定位诊断的原则。

一、综合诊法原则

神经系统疾病的临床表现可体现于多个方面，必须综合各种诊法，才能全面、详细地获得定位诊断所需的临床资料。再者，问诊、体格检查、辅助检查是从不同的角度进行病情检查和临床资料的收集，各有独特的意义与作用，相互之间不可取代，故神经系统疾病定位诊断必须遵循综合各种诊法的原则。

NOTE

医生可对某种诊法有精深的研究和专长，但不可忽视其他诊法，更不可以一种诊法代替其他所有诊法，否则将不能全面了解病情，难以做出正确的定位诊断。

二、逻辑思考原则

逻辑性强是神经系统疾病定位诊断的一大特点，也是医生认识疾病、判断疾病和确定治疗方案等临床实践过程中的关键。医生必须培养对具体临床问题进行理性比较、推理、判断的思维能力，根据所发现的诊断线索和信息去寻找更多的诊断依据，从疾病的前因后果、演变发展趋势上对患者的病情加以推断，以揭示疾病本质。

临床上定位诊断中通常要遵循一元论原则，即尽量用一个病灶或病因去解释患者的全部临床表现与经过。若难以解释或解释不合理时，再考虑多病灶或病因的可能。

三、临床资料筛选原则

筛选临床资料，即根据病史及神经系统不同部位发生疾病时的不同体征，筛选出诊疗疾病关键点的过程。主要包括再次确定有无异常表现、鉴别不同系统或不同部位的体征、挑选最明显突出的体征、筛选有临床价值的表现等。坚持筛选临床资料原则，对临床资料做出确切的判断和评价，则可保证诊断不出现很大的偏差，为确立和修正诊断奠定基础。

四、确立及修正原则

结合医生所掌握的基础知识与临床经验，对所收集的临床资料进行分析、评价和整理可形成初步诊断。但认识往往并不是一次就能完成的，随着病情发展及治疗的开展，初步诊断多具有局限性。临床诊疗活动中医生必须严密观察患者病情，随时发现问题、解决问题，对初步诊断进行反复验证并修正，坚持确立及修正原则。

第二章　神经系统疾病病史采集

第一节　病史采集的重要性

病史采集对于神经系统疾病的定位诊断起着关键作用，是所有检查手段中最重要的一步。病史的完整性与准确性有助于鉴别不同疾病的不同症状表现及发生和发展，能够为疾病的定位、定性和病因诊断提供线索。

通过病史采集，可获得疾病的发生与发展、诊治经过、既往健康状况、既往病史等信息，为随后的体格检查和辅助检查提供最基本的资料，从而指导医师有针对性地对某些系统或部位进行重点检查，既有利于明确诊断，又节省时间和费用。对于三叉神经痛、偏头痛、癫痫等疾病，其性质只能通过病史采集阐明，此时病史采集甚至比客观检查具有更重要的意义。倘若病史采集不完整或方法不当，即使做了全面的体格检查与先进的辅助检查，也不能立即诊断定位。因此，详细、系统的病史采集是每一位临床医生必须掌握的基本功，必须引起重视，并且将其贯彻在日常工作中。

第二节　病史采集内容及方法

神经系统疾病病史采集的基本内容和方法与一般病史采集相同，临床可根据具体情况适当调整，以便于掌握患者身体健康状况。

一、病史采集的内容

病史采集内容一般包括：一般情况、主诉、现病史、既往史、系统回顾、个人史与家族史，以下将针对不同内容的不同特点逐一阐述。

（一）一般情况

一般情况包括：姓名、性别、年龄、民族、职业、婚姻状况、出生地、联系方式、常住地址、单位、入院日期、记录时间、病史陈述者（若不是患者本人则注明其与患者关系，并留下其签名）与可靠程度等。一般情况的采集对了解患者生平有重要作用，可跟个人史相结合，在轻松的医患沟通中进行采集，达到掌握资料与建立良好医患关系的双重目的。

（二）主诉

主诉是患者疾病过程中感受最痛苦，并促使其就医的最主要原因，包括主要症状、发病时间和疾病变化或演变情况。主诉往往是疾病的主要矛盾所在，是疾病定位、定性诊断的第一线

NOTE

索。在主诉采集的过程中应当注意以下几点：

1. 尽可能用患者自己描述的症状，不用诊断用语，如"吉兰－巴雷综合征22天"应记录为"双侧面瘫、复视22天"。

2. 对当前无症状，诊断资料和入院目的又十分明确的患者可适当用诊断术语。如"超声检查发现肝胆管结石1周"。

3. 主诉应尽量简洁，充分综合和归纳患者疾病特征，一般不超过20个字。

（三）现病史

现病史是主诉的延伸，记述疾病发生、发展、演变和诊治全过程。医生应当注意辨别患者对自己症状的阐述，尤其当患者经过多次就医或使用医学术语时，一定要问清楚之前医生诊断的确切意思或患者对医学术语的理解程度，切勿全盘照搬患者自己的语言，否则必然影响诊断结果。某些疾病的患者对自身疾病状况缺乏认识，或表达能力受到疾病影响，或发病时出现意识障碍，如痴呆、痫性发作、晕厥等，此时通过家属或旁观者获得信息尤为重要。

现病史的询问可按以下内容和程序进行：

1. 发病情况　包括发病的时间、发病方式（急性、亚急性、慢性、隐匿性、发作性、间歇性、周期性）和发病的病因或诱因。一般脑血栓形成常发生于睡眠时，脑出血、高血压危象常发生于激动或紧张时；血管性、感染性与外伤性疾病起病急骤，肿瘤和变性疾病起病缓慢；脑瘫一般有产伤史，癫痫多反复发作等。

2. 主要症状的特点　包括症状的性质、部位、范围和严重程度。如三叉神经痛沿三叉神经分布，具有突然性、发作性、闪电样烧灼疼痛特点，有扳机点，常因说话、吞咽等诱发，常易与普通牙痛混淆。

3. 病情的发展与演变　包括患者主要症状的加重、减轻、持续进展、无变化或新症状的出现，及其发生的可能原因、影响因素等。如腔隙性脑梗死患者在纯运动性轻偏瘫的基础上突然出现构音障碍、吞咽困难等表现，则应考虑新发梗死的可能。

4. 伴随症状　主要症状之外的伴随症状的特点、发生时间及相互影响常可作为鉴别诊断的依据，或提示并发症的出现。如真、假性延髓麻痹的主要症状都是吞咽困难、饮水呛咳，但前者伴随下颌反射与咽反射消失，有舌肌萎缩，后者下颌反射亢进，咽反射存在，且无舌肌萎缩。

5. 诊治经过　即病程各阶段的检查、诊断、治疗方案与疗效等。如进行性延髓麻痹早期多表现为口腔与咽喉部症状，容易误诊，再诊时其既往诊治经过可为本次诊治提供有力参考。

6. 病程中的一般情况　包括患者病后的饮食、大小便、睡眠、体重与精神状态等，此对全面评估病情和预后以及选择辅助治疗措施均有重要意义。

（四）既往史

既往史即患者既往的健康状况和过去曾经患过的疾病，包括内科病史、外科手术史、预防接种史及过敏史，应注意高血压病、糖尿病、尿毒症、甲状腺功能亢进、外伤、肿瘤、饮酒、中毒、头痛、头晕、椎间盘脱出、脊髓炎、视神经炎、脑血管病变、癫痫、精神创伤、精神刺激等病史。尤其是与所患神经系统疾病有关的病史，例如脑血管疾病患者应询问其过去是否有高血压病，是否容易情绪激动等，神经官能症患者应当询问患者是否容易抑郁、经常多愁善感等。

切勿将既往史与现病史相混淆，如目前患者脑出血则不应把过去所患的脑梗死写入现病史。

（五）系统回顾

系统回顾即最后一遍搜集病史资料，避免问诊过程中有患者或医生所忽略或遗漏的内容，有助于医生全面系统地掌握患者的身体状况，从整体上对患者进行诊疗。

（六）个人史

个人史主要包括社会经历、职业及工作环境、习惯与爱好、婚姻生育等，对神经系统疾病定位诊断有重要意义。

1. 社会经历　包括患者出生、居住处是否存在地区流行性疾病，是否到过疫区等，以判断所患疾病是否与此相关。

2. 职业及工作环境　某些神经系统疾病与工种、劳动环境密切相关，如神经衰弱与工作环境嘈杂、生活作息不稳有关；神经性耳聋与工业毒物或药物的密切接触有关。

3. 习惯与嗜好　利手、性格特点、烟酒嗜好、麻醉药物与其他异嗜物等，对判断神经系统疾病病情具有一定意义。

4. 婚姻生育　如已婚或未婚，结婚年龄，配偶健康状态，性生活情况，夫妻关系等。女性患者应询问月经史（月经的初潮年龄，月经周期，行经天数，月经的色、质、量，带下的变化以及绝经年龄和绝经前后情况）及婚育史（已婚女性应询问妊娠次数，生育胎数，有无流产、早产、难产等）。

（七）家族史

家族史是询问患者的家族成员患病情况，有相当部分的神经系统疾病是遗传性疾病或与遗传有关，询问家族史对此类疾病的确诊意义重大。

二、病史采集的方法

病史采集是一项重要工作，医生要通过询问患者或相关人员，及时、准确、系统地了解病情，需要有一定的方法。

（一）基本病史采集的方法

基本病史的采集要注意以下事项：

1. 适宜问诊环境　医生应主动营造宽松和谐的环境以减轻患者紧张情绪，建立良好医患关系。

2. 针对最主要病情有的放矢　围绕主诉提问，善于引导患者陈述与病情最相关的情况和感受，减少无关和琐碎情节的叙述。

3. 避免使用医学术语　医生在采集病史时应使用通俗易懂的语言代替医学术语，以免产生歧义，增加患者心理负担。

4. 避免资料片面失真　勿凭个人主观推测去暗示、套问患者，以避免病史采集资料的片面或失真，影响诊断。

5. 病史应可靠真实　询问过程中应注意病史的真实可靠性，当患者和其家属陈述不一致或患者陈述与医生对其病史推断有矛盾时，医生应加以分析并向亲属进一步核实。

6.通过归纳小结核实病史的确切性　必要的归纳小结既可以为医生理顺诊断思路，还可向患者反馈以明示医生所需要的信息，更可以提供机会核实病情。

7.病史采集后给予患者下一步工作的指示　医生应在病史采集结束后感谢患者的配合，并告知患者良好医患关系的重要性，指导患者接下来如何配合下一步的诊疗活动。

（二）重点病史采集的方法

完成重点病史采集工作，有利于指导下一步重点体格检查的内容和项目，进而修正医生的初步诊断。如偏头痛是一种反复发作的血管性头痛，呈一侧或两侧疼痛，常伴恶心和呕吐，这些表现均可通过基本病史采集获得；医生在此基础上，继续重点询问其疼痛是否有搏动性，活动是否被强烈抑制，甚至不敢活动，活动后是否头痛加重，是否有畏光和畏声等，有其中 2 项以上即可初步诊断为偏头痛。

（三）特殊情况的病史采集方法

1.意识障碍或不能正确表述病情的患者　当临床上遇到意识障碍，或者不能正确表达病情的患者，可以通过其家属代为阐述病情，同时配合医生的理论知识与临床经验采集病史。

2.不愿意配合医生诊疗工作的患者　此类患者或对医生怀有敌意，或不信任医院，或者对治疗丧失信心，或者存在情绪问题。对于这类人群，医生可从其表情和姿态得到线索，通过细心、耐心的询问，消除医患间隔阂，帮助患者建立信心，主动阐述病情。

3.自以为"久病成医"的患者　此类患者多经过多处诊疗，或者自行查阅过与疾病相关知识，往往对自身疾病有一定却又不够全面的认识，有时甚至比较偏激。当临床遇到该类患者时，医生需要确立自己的权威地位，切不可过于放任患者，更不可被患者所误导。

第三节　神经系统疾病常见症状的问诊要点

抓住神经系统疾病症状的要点，能够提高收集有效资料的效率，对判断病情意义重大，也是每一位神经科医生必须掌握的技能。

神经系统疾病常见症状的问诊要点：

1.头痛　头痛的病因、病程（持续性或发作性）、发作的时间（发作有无先兆）、部位（局限、固定或弥漫、游走）、性质（胀痛、跳痛、刺痛、隐痛或头痛欲裂）、程度及诱发加重或减轻的因素、伴发症状（恶心、呕吐、耳鸣或昏迷等）等。

2.眩晕　眩晕的性质（真性眩晕或非真性眩晕）、程度、持续时间、伴随症状（耳鸣、恶心、呕吐、冷汗、眼震等）及有关既往史。

3.言语障碍　是失语还是构音障碍；能否说话；听语理解能力如何；复述、阅读、书写能力是否受影响；对物体的名称能否正确称呼等。可根据以上询问将失语分为运动性失语、感觉性失语、命名性失语、全面性失语、失读等类型；构音障碍主要是音响、音调、语速、清晰度等言语听觉特性的改变。这些都对确定病位意义重大。

4.视觉障碍　发病情况：急性、慢性、渐进性、是否存在缓解复发；发生后持续的时间；视觉障碍的表现：单眼或双眼视力突然（逐渐）减退或丧失，有无暗点，生理盲点有无扩大，视野缺损部位，复视等。

5. 眼球运动障碍 眼球向哪侧转动不能，有无眼球震颤，伴随症状等。

6. 晕厥 具备晕厥的基本特征（有前驱症状，发作时眼前发黑、站立不稳、意识丧失），神经系统检查常无阳性表现，主要寻找发生晕厥的原因。

7. 意识障碍 包括觉醒程度和意识内容障碍两种。①问诊要点：发病缓急，是觉醒程度还是意识内容的改变；可否被唤醒，能否正确对答，有无幻觉、错觉。②发病前后伴随症状：发热、头痛、眩晕、呕吐及运动、感觉、语言、尿便障碍等。③既往病史：癫痫、高血压、糖尿病、酒精中毒、服药过量、感染等严重全身疾病。

8. 睡眠障碍 是否入睡困难，晨醒过早；有无躯体原因（过度疲劳、疼痛、咳嗽、气急、心悸等），有无环境因素（生活环境改变，时差、噪声或亮光等），有无精神因素（兴奋、焦虑或恐惧等），是否是药源性失眠；有无发作性嗜睡，是否伴有贪食，有无梦游等，睡眠中有无肢体不自主运动、呼吸暂停、激烈梦境、说梦话甚至大喊大叫、拳打脚踢等行为。

9. 大脑皮质症状 主要询问额叶病变症状（智能障碍、共济失调、双眼凝视麻痹、强握和摸索反射、肢体运动障碍、癫痫发作、运动性失语、书写不能、运动性失用、精神症状和自主神经功能障碍、Foster-Kennedy 综合征等）、顶叶病变症状（皮质性感觉障碍、感觉性癫痫、体象障碍、Gerstmann 综合征、失用、象限盲、肌萎缩、感觉性共济失调等）、颞叶病变症状（感觉性失语、命名性失语、颞叶癫痫、精神症状、记忆障碍、听觉障碍、偏盲等）、枕叶病变症状（中枢性偏盲、皮质盲、视幻觉、视觉失认、视错觉等）。

10. 痴呆 年龄，发病时间，起病形式（急性起病、隐匿起病），病程特点（波动性病程），进展方式（进行性加重、阶梯样加重），在意识状态正常的情况下，有无认知、人格、行为改变，工作和社交活动能力有无受到影响；有无心脑血管病史；有无感染性疾病、变性病、遗传病、营养代谢病、中毒性疾病、脑肿瘤、脑外伤等。

11. 面瘫 额纹是否变浅或消失，能否皱额、皱眉和闭眼，有无眼裂变大、鼻唇沟变浅、口角下垂，能否吹口哨、露齿和鼓腮，口角歪向哪侧，是否影响进食和讲话，舌前 2/3 味觉是否丧失，有无听觉过敏等。

12. 吞咽困难 是否声音嘶哑、构音不清、讲话困难、有鼻音，有无饮水反呛；咽反射是否存在，有无舌肌萎缩、舌肌束震颤，有无强哭强笑等。

13. 感觉障碍 病变部位、范围，病变时间，有无感觉缺失、感觉减退、感觉过度、感觉异常、感觉倒错、疼痛等。

14. 疼痛 疼痛的部位，发作时间，频度，性质（刺痛、绞痛、刀割样痛或烧灼样痛等），扩散范围，诱发或加剧的因素，伴发症状，减轻疼痛的因素，各种治疗的效果。

15. 肢体瘫痪 发病缓急、诱因、进展和波动情况，瘫痪部位、范围（单瘫、偏瘫、截瘫、交叉瘫、三肢瘫或四肢瘫等），瘫痪程度（是否影响坐、立、行走或精细动作），肌张力如何，腱反射强度如何，有无肌肉萎缩、肌束震颤，有无病理反射，曾经做过哪些检查与治疗等。

16. 抽搐 起病年龄，发作时间、频度，诱发因素，先兆症状，意识障碍等。抽搐部位：局限性或全身性；抽搐形式：强直性、痉挛性、扭转性或不规则性；伴随症状：发绀、咬舌、大小便失禁及跌倒受伤等情况。抽搐停止后患者的意识状态和是否伴有感觉、运动障碍。既往有

NOTE

无产伤、颅脑外伤、脑炎及脑膜炎病史，有否家族史。诊断和治疗情况。

17. 共济失调   能否辨别肢体位置和运动方向，睁、闭眼时站立不稳有无异同，有无视野缺损及眼震等。

18. 步态异常   发病缓急；步态特点：偏瘫步态、痉挛性截瘫步态、小脑共济失调步态、慌张步态、脊髓痨性步态、跨越步态、肌病步态、癔症性步态等；伴随症状，家族史，有无酗酒史。

19. 外伤情况   应详细询问如何受伤（着力点及着地点），当时意识状况（有无昏迷、呕吐、流血等）；若已伤数天，需问清受伤当时情况（多久清醒、精神症状等）。

第三章　神经系统体格检查

　　临床神经系统体格检查是神经科医生最重要的基本技能，是一项比较细致而复杂的工作，必须要有耐心和熟练的技巧。通过理论学习和观摩，再加上实际操作和实训，掌握神经系统的检查方法并不困难。完整的神经系统体格检查应包括精神和意识状态、高级皮层功能、颅骨及脊柱、脑神经、运动系统、感觉系统、反射、脑膜刺激征及自主神经系统的检查。正式检查前需准备一些必要工具：叩诊锤、大头针、棉花签、压舌板、电筒、视力表、检眼镜、音叉等。

第一节　精神、意识状态的检查

一、精神检查

（一）检查方法

　　精神检查应在比较安静的环境中进行，尽量避免外界的干扰。进行精神检查时，医生应以和蔼、同情、尊重患者的态度接触患者，使患者消除顾虑，主动谈出病情。

　　医生根据不同患者，灵活采用自由交谈或询问式交谈的方法。医生首先对患者一般表现进行观察，之后应按照认知、情感、意志行为的顺序全面检查，也可根据患者合作与否灵活运用。与患者交谈时先从一般问题谈起，如工作学习情况，自然而然地谈到目前的病情，要了解患者的病态思维，还应观察患者的表情状态，有什么异常行为，与精神活动之间的关系及精神活动与周围环境的关系。

（二）检查内容

　　对合作的患者可按照以下次序及内容做精神检查。

1. 一般表现

　　（1）精神状态　是否存在沉默、精神不振，或兴奋、多语、坐立不安等。

　　（2）定向力　包括时间、地点及人物定向力，自我定向如姓名、年龄、职业等。

　　（3）与周围接触　对周围事物是否关心，主动接触及被动接触能力，合作情况及程度。

　　（4）日常生活　包括仪表，如特殊的服饰，衣着不整、不洁；饮食、大小便能否自理；女性患者月经情况；平时患者在病房与病友接触及参加病房集体活动的表现。

2. 认知活动

　　（1）知觉障碍　有无错觉与幻觉，如视幻觉、听幻觉、嗅幻觉等，注意其种类、出现时间、对患者精神活动的影响。

（2）思维活动障碍　①思维联想障碍：语量、语速、言语结构的异常，有无思维迟缓、思维奔逸及思维频发等。②思维逻辑障碍：思维逻辑结构如何，有无思维松弛、破裂、象征性思维、逻辑倒错等。③思维内容障碍：如有妄想，其种类、内容、性质、出现时间、原发或继发，及发展动态，涉及范围是否固定，内容荒谬或接近现实，与其他精神症状的关系。④记忆力：记忆力减退，包括即刻记忆、近记忆力及远记忆力。有无记忆增强，有无遗忘、错构、虚构，如明显记忆力减退，应进一步检查智力。记忆损伤为顺行性或逆行性。⑤智能：可按照患者的文化水平适当提问，包括一般常识、专业知识、计算力、理解力、分析综合及抽象概括能力等。⑥自知力：缺如或基本完整。

3. 情感活动　有无情感高涨、低落或波动，如心境低落、欣快、激动、悲哀、不稳及倒错等。情绪反应是否与交谈内容协调。

4. 意志行为活动　患者对周围一切事物的主动性和积极性如何，有无动作增多、减少及怪异动作等，本能活动（食欲、性欲）的减退或增强，有无兴奋、冲动、木僵以及怪异的动作行为，与其他精神活动配合程度如何。

二、意识状态检查

意识是个体对周围环境以及自身状态的感知能力。意识障碍可分为觉醒程度改变和意识内容改变两个方面。觉醒状态由脑干网状激活系统和丘脑非特异性核团维持和激活，在此基础上产生意识内容。

（一）意识障碍的类型

1. 以觉醒程度改变为主的意识障碍

（1）嗜睡　为觉醒的减退，是一种病理性的持续思睡，是意识障碍的早期表现。患者精神萎靡，睡眠时间过度延长，但对言语尚有反应，能被唤醒，醒后勉强配合检查及简单地回答问题，停止刺激后即又入睡。

（2）昏睡　是一种比嗜睡程度更深的觉醒障碍，正常外界刺激不能使其觉醒，可被较重的痛觉或较响的言语刺激唤醒，并能做简短、含糊而不完全的答话。当外界刺激停止时，立即又进入昏睡。可见到自发性肢体活动。

（3）昏迷　是一种最为严重的意识障碍，意识完全丧失，任何言语及疼痛刺激不能使其觉醒。按严重程度可分为：①浅昏迷：有较少的无意识自发动作，对疼痛刺激（如压迫眶上缘）有躲避反应及痛苦表情，但不能回答问题。角膜反射、光反射、咳嗽反射、吞咽反射、瞳孔对光反射仍然存在，生命体征均无明显改变。②中昏迷：对于外界的正常刺激均无反应，自发动作很少，角膜反射、瞳孔对光反射减弱，大小便失禁，呼吸节律紊乱，生命体征发生改变。③深昏迷：自发性动作完全消失，肌肉松弛。对任何刺激均无反应，眼球固定，瞳孔散大，角膜反射、瞳孔反射、咳嗽反射、吞咽反射均消失。生命体征常有明显改变，呼吸不规则。

2. 以意识内容改变为主的意识障碍

（1）意识模糊　表现为注意力减退，情感反应淡漠，定向障碍，思维和语言不连贯，可有错觉、幻觉和躁动不安，对声、光、疼痛等刺激能表现有目的简单动作反应。较常见于急性重症感染的高热期。

（2）谵妄　是一种以兴奋性增高为主的急性脑高级功能障碍，患者对周围环境的认识及反应能力均下降，表现为意识模糊，定向力丧失，感觉错乱（幻觉、错觉），躁动不安，言语杂乱，可见紧张、恐惧、兴奋不安，甚至可有冲动和攻击行为。病情具有波动性，白天减轻，夜晚加重。起病急，持续时间多为数小时至数天，个别可持续更长时间。谵妄可发生于急性感染的发热期间，也可见于某些药物中毒（如急性酒精中毒）、代谢障碍（如肝性脑病）、循环障碍或中枢神经疾病等。由于病因不同，有些患者可以康复，有些患者可发展为昏迷状态。

3. 特殊类型的意识障碍

（1）最低意识状态　是一种严重的意识障碍形式，意识清晰度明显降低，意识内容严重损伤，存在微弱而肯定的对自身和环境刺激的认知，有自发的睁眼和睡眠 - 觉醒周期。

（2）去皮质综合征　患者能无意识地睁眼闭眼，眼球能活动，光反射、角膜反射存在，存在觉醒及睡眠周期。但无自发动作，对外界刺激不能产生有意识的反应，大小便失禁。四肢肌张力增高，身体姿势为上肢屈曲，下肢伸性强直，也称为去皮质强直。常有病理征。可出现吸吮反射、强握反射、强直性颈反射，甚至喂食也可引起无意识的吞咽。较多见于皮质损伤较广泛的缺氧性脑病、脑炎、外伤等。这几种病在恢复过程中皮质下中枢及脑干因受损较轻而先恢复，大脑皮质因受损重而仍处于抑制状态。

（3）植物状态　是一种由于各种原因导致的脑部严重损伤后出现的缺乏意识内容的觉醒状态，常由昏迷逐渐发展形成。患者表现为对自身和外界的认知功能完全丧失，呼之不应，有自发性或反射性睁眼，存在吮吸、咀嚼和吞咽等原始反射，大小便失禁。存在觉醒 - 睡眠周期，但缺乏昼醒夜眠节律。

（4）无动性缄默症　又称睁眼昏迷，由脑干上部和丘脑的网状激活系统受损引起，此时大脑半球及其传出通路无病变。患者能注视检查者及周围的人，貌似觉醒，但不能言语，不能活动，二便失禁，肌张力减低，但无锥体束征。强烈刺激不能改变其意识状态，存在觉醒 - 睡眠周期。常见于脑干梗死。

（5）脑死亡　全脑（包括大脑、小脑和脑干）的功能不可逆丧失，称脑死亡，又称不可逆性昏迷或过度昏迷。脑死亡在经过一段时间后，心跳也必然停止，故目前认为脑死亡即意味着生命的终止。2015 年国家卫生和计划生育委员会脑损伤质控评价中心出台了中国脑死亡判定标准：①判定的先决条件：昏迷原因明确；排除了各种原因的可逆性昏迷。②临床判定：深昏迷；脑干反射消失；无自主呼吸靠呼吸机维持通气，自主呼吸激发试验证实无自主呼吸。以上 3 项临床判定必须全部具备。③确认试验：短潜伏期体感诱发电位正中神经 SLSEP 显示双侧 N9 和（或）N13 存在，P14、N18 和 N20 消失；脑电图显示电静息；经颅多普勒超声显示颅内前循环和后循环血流呈振荡波、尖小收缩波或血流信号消失。以上 3 项确认试验至少具备 2 项。④判定时间：临床判定和确认试验结果均符合脑死亡判定标准者可首次判定为脑死亡。首次判定 12 小时后再次复查，结果仍符合脑死亡判定标准者，方可最终确认为脑死亡。

（二）意识障碍检查

国际上常用 Glasgow 昏迷评定量表评价意识障碍的程度。量表的主要参数包括睁眼反应、语言反应、运动反应。最高分 15 分（无昏迷），最低 3 分，分数越低昏迷程度越深。通常 8 分以上恢复机会大，7 分以下预后不良，3 ~ 5 分提示潜在死亡危险。但该量表有一定的局限性，如对眼肌麻痹者不能评价其睁眼反应，对气管插管或切开、完全性失语者不能评价其言语反应，对四肢瘫痪不能评价其运动反应。因而，临床上对意识障碍的判定，要根据患者病情和检

NOTE

查结果综合分析。包括眼，如瞳孔、眼底、眼球位置、眼球运动等；对疼痛刺激的反应；瘫痪体征；脑干反射，如睫脊反射、角膜反射、头眼反射、眼前庭反射；呼吸形式；脑膜刺激征；其他体征。详见本章第二节。

第二节　昏迷患者的检查

昏迷是完全意识丧失的一种类型，病情危重，需紧急诊断，找出昏迷的原因，进行治疗。因此，在不能取得患者合作的情况下必须做详细的全身检查，配合必要的化验及辅助检查，尽快解决诊断及治疗问题。当生命体征为主要矛盾时，首先急救，对症处理，然后根据问诊、体检、辅助检查做进一步的相应处理。

一、现病史

1.外伤如脑震荡、脑外伤、颅内血肿。

2.中毒如药物、一氧化碳、乙醇、有机磷农药中毒。

3.突然发病如脑血管意外、心肌梗死。

4.发热在先的脑膜炎、脑炎、脑脓肿。

5.前驱症状为剧烈头痛的蛛网膜下腔出血、脑出血、高血压脑病、脑膜炎。

6.昏迷发作癫痫、脑栓塞、脑肿瘤、低血糖（胰岛细胞瘤）、肝性脑病、肺性脑病、心源性脑缺氧综合征、间脑病变（炎症、肿瘤）。

7.伴抽搐癫痫、脑血管意外、脑血管畸形、脑肿瘤、脑脓肿、脑寄生虫病。

8.原因不明脑肿瘤（尤其是额叶肿瘤）、慢性硬膜下血肿、脱髓鞘病、精神病。

二、既往史

1.**外伤史**　外伤后立即出现昏迷可见于脑震荡、脑外伤；外伤后昏迷，中间有清醒期可见于硬膜外血肿；数日到数月后出现昏迷可见于硬膜下血肿。

2.**高血压病史**　可见于高血压脑病、脑出血、脑梗死（脑血栓形成）。

3.**糖尿病史**　可见于糖尿病性昏迷、低血糖性昏迷。

4.**肾脏病史**　可见于尿毒症性昏迷、低盐综合征（使用利尿药）。

5.**心脏病史**　可见于心脑综合征、心源性脑缺氧综合征。

6.**肝脏疾病史**　可见于肝性脑病。

7.**慢性肺部疾病史**　可见于肺性脑病、二氧化碳麻醉（吸氧、使用镇静剂）。

8.**癌症病史**　可见于脑转移、癌性神经病（进行性多灶性白质脑病）。

9.**中耳、鼻部感染史**　可见于脑膜炎、脑炎、脑脓肿。

10.**内分泌病史**　可见于肾上腺功能不全危象、甲亢危象、嗜铬细胞瘤、垂体性昏迷。

三、一般检查

一般检查是对患者全身情况的一种概括性观察，主要包括生命体征、一般情况（性别、年龄、发育、营养等）、意识状态、体位、姿势、头面部、胸腹部和脊柱四肢等检查。生命体征包括血压、脉搏、体温、呼吸，是评估人体生命活动的重要征象，是体格检查时必须检查的项目之一。

1. 血压与脉搏　血压升高见于高血压病、颅内压增高或脑出血。血压下降见于循环衰竭、严重酸中毒、脑干或丘脑下部损伤、糖尿病性昏迷、大量出血等。一些药物，如氯丙嗪、硝普钠静脉给药后，血压也会降低。血压降低者应首先考虑有无心肌梗死、动脉瘤破裂、外伤后腹部内脏出血；颅内压增高伴有血压下降者，如颅内出血、脑肿瘤可能发生脑疝。

脉搏增快常见于感染性疾病或甲亢危象；脉搏过缓或节律不齐提示心源性因素。

2. 体温　体温升高见于感染性或炎症性疾病（如脑炎、脑膜炎等）、中枢性高热（脑干或下丘脑病变）等；急性昏迷于数小时内体温由正常上升至39°以上者，应考虑脑干出血，特别是脑桥或脑室出血，预后差。体温降低提示休克、低血糖、甲状腺功能减退等。

3. 呼吸　注意呼吸的节律、深度和快慢等。呼吸异常一般表示病情严重。通常，不同平面脑结构的损伤可产生不同类型的呼吸节律失常（图3-1），如大脑广泛性损伤或间脑损伤为潮式呼吸（呼吸由浅慢逐渐变为深快，后由深快变为浅慢，之后出现一段呼吸暂停后，重复上述周期性呼吸），中脑损伤为中枢神经源性过度呼吸，脑桥首端被盖部损伤为长吸气式呼吸（充分吸气后呼吸暂停），脑桥尾端被盖部损伤为丛集式呼吸（频率、幅度不一的周期性呼吸），延髓损伤为共济失调式呼吸（呼吸频率及幅度时有改变，间以不规则的呼吸暂停）。呼吸表浅、无力可能是颈髓损伤、膈神经或肋间神经麻痹、重症肌无力等。呼吸深慢且脉缓有力和血压升高为颅内压增高的表现。

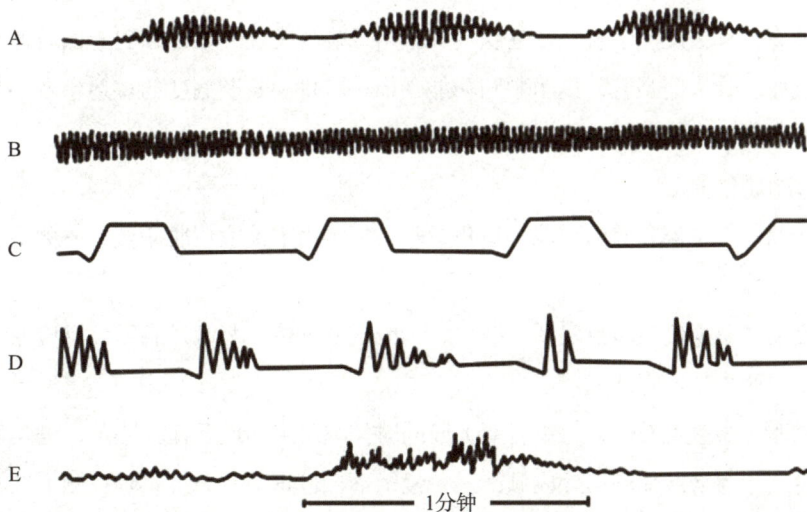

图 3-1　脑损伤与呼吸节律异常
A. 潮式呼吸，大脑皮层或间脑损害　B. 中枢神经源性过度呼吸，中脑损害　C. 长吸气式呼吸，脑桥首端损害
D. 丛集式呼吸，脑桥尾端损害　E. 共济失调式呼吸，延髓损害

4. 皮肤　头皮如有伤痕，考虑脑外伤；如伴耳、鼻流血及耳后皮下瘀斑，则考虑颅底骨折；淋巴结肿大，在怀疑有脑瘤的中年以上患者应考虑到转移癌。

5. 颈动脉搏动及血管杂音　如一侧颈动脉搏动减弱或消失，并能听到血管杂音，可能为颈动脉闭塞。

NOTE

6. 腹部　腹壁静脉怒张、腹水、肝脾大，应考虑肝性脑病。

四、昏迷患者的神经系统检查

昏迷患者的检查重点是明确有无脑膜刺激征、颅内压增高症，脑的局灶性神经体征，大脑及脑干功能障碍的部位，从而判断有无颅内病变及其病变的部位和性质。

（一）眼征

1. 瞳孔　检查其大小、形态、对称性以及直接、间接对光反射。一侧瞳孔散大、固定提示该侧动眼神经受损，常为钩回疝所致；双侧瞳孔散大和对光反应消失提示中脑受损、脑缺氧和阿托品中毒等；双瞳孔针尖样缩小提示脑桥被盖损伤如脑桥出血、有机磷中毒和吗啡类中毒等；一侧瞳孔缩小见于 Horner 征，如延髓背外侧综合征或颈内动脉夹层等。

2. 眼底　是否有视盘水肿、出血。视盘水肿见于颅内高压等；玻璃体膜下片状或块状出血见于蛛网膜下腔出血等。

3. 眼球位置及运动　主要观察眼球是否有凝视及活动。眼球同向性偏斜的方向在肢体瘫痪的对侧提示大脑半球病变；眼球同向性偏斜在肢体瘫痪的同侧提示脑干病变；垂直性眼球运动障碍如双眼向上或向下凝视提示中脑四叠体附近或丘脑下部病变；眼球向下向内偏斜见于丘脑损伤；分离性眼球运动可为小脑损伤表现；眼球浮动说明昏迷尚未达到中脑功能受抑制的深度。

（二）对疼痛刺激的反应

检查时用力按压眶上缘、胸骨，观察患者对疼痛的运动反应。如出现单侧或不对称性姿势反应，无反应的肢体是瘫痪肢体，提示瘫痪对侧的大脑半球或脑干病变。如疼痛引起双上肢屈曲、双下肢伸直，称去皮质强直，与丘脑或大脑半球病变有关；如疼痛引起四肢伸直、肌张力增高或角弓反张，称去脑强直，提示中脑功能受损。脑桥和延髓病变的昏迷患者一般对疼痛无反应。

（三）运动功能判定

1. 面部表情肌　一侧鼻唇沟变浅、口角下垂，提示面下部表情肌瘫痪；一侧睑裂增宽，提示面上部表情肌瘫痪。

2. 肢体运动　瘫痪侧肢体自发活动减少，下肢呈外旋位，刺激足底回缩反应差或消失，可出现病理征，肌张力早期降低。

3. 坠落试验　检查上肢时，将患者双上肢同时托举后突然放开任其坠落，瘫痪侧上肢迅速坠落而且沉重，无瘫痪肢体则向外侧倾倒，缓慢坠落；检查下肢时将患者一侧下肢膝部屈曲提高，足跟着床，突然松手时瘫痪肢体不能自动伸直，并向外倾倒，无瘫痪肢体则呈弹跳式伸直，并能保持足垂直位。

（四）脑干反射

判断是否存在脑干功能损伤。

1. 睫 – 脊髓反射　给予颈部皮肤疼痛刺激时可引起瞳孔散大，此反射若存在，提示脑干功能正常，并证实颈髓、上胸段脊髓及颈交感神经功能正常。

2. 头眼反射　又称玩偶眼反射，为脑干反射之一。将头被动地做水平性或垂直转动，正常反应眼球偏向头转动方向的对侧。如脑干功能严重抑制，两眼球固定居中。若有颈椎损伤须避免该检查。头眼反射消失是脑死亡的一条诊断标准，脑死亡时头眼反射消失，转动头部时眼睛不转动。

3. 眼前庭反射　又称冷热水试验。用微量（1mL）冰水注入外耳道，刺激一侧耳的鼓膜引起眼震，正常时其快相向对侧，慢相向刺激侧。昏迷时，其反应仅有眼球震颤的慢相，而快相减弱或消失。此反射存在提示脑桥、中脑的功能正常。

（五）脑膜刺激征

脑膜刺激征包括颈强直、克尼格（Kernig）征、布鲁津斯基（Brudzinski）征等，见于脑膜炎、脑炎、蛛网膜下腔出血等，深昏迷患者脑膜刺激征可消失。

（六）昏迷患者的其他症状

检查长时间昏迷的患者，还当注意营养不良、肺部感染或泌尿系统感染、排尿障碍、口腔溃疡、压疮、关节僵硬和肢体挛缩畸形等。

第三节　言语障碍、失认、失用症的检查

一、言语障碍

言语障碍是指对口语、文字或手势的应用或理解的各种异常。失语症和构音障碍都是神经系统疾病中常见的言语障碍类型。

（一）失语症

失语症是由大脑皮质语言中枢病变引起的言语功能障碍，即后天获得性的对各种语言符号（口语、文字等）的表达及认识能力的减弱或丧失。患者在意识清楚、无精神障碍及严重智能障碍的前提下，无视、听觉缺损，无口、咽、喉等发音器官肌肉瘫痪及共济运动障碍，但听不懂别人及自己的讲话，无法表达自己的意思，不理解亦写不出以前会读、会写的字句等。优势半球外侧沟周围病变通常会引起言语及语言障碍。

1. 失语功能检查　应首先确定患者意识清晰，检查配合，没有可能影响检查结果的运动和感觉障碍；了解患者的文化水平，是左利手还是右利手。临床检查包括以下几个方面：

（1）口语表达　检查时应该均从谈话（自发言语）开始，如要求患者讲发病经过。注意患者说话是否费力，音调是否正常，能否表达其意思，这对失语的诊断十分重要。还要观察是否有自发性言语，能否重复别人的语言，言语是否刻板，有无语法错误。需描述的内容有：①言语流畅性如言语流利程度是否改变，分为流利性言语和非流利性言语。②语音障碍如语调、发音速度、重音改变等。③找词困难为失语患者最常出现的症状，其结果是患者出现语义性错语，如用近义词代表目标词（桌子＝椅子），称为近义性语义错语，或用不相干性词代替目标词（桌子＝花），称为远义性语义错语。过多错语的后果为奇语。④错语、新语、无意义杂乱语及刻板语言语音性错语（桥＝聊）或语意性错语（桌子＝椅子），无意义的新创造的词为新语，同样的无意义的词或句子的刻板保持重复为刻板语言。⑤语法障碍指在语句层面出现的语

NOTE

法错误。如电报式语言，指患者省略功能词如副词、助词等，仅以名词、动词表达，如"头痛，医生，吃药……"

（2）听理解 患者可听到声音，但对其理解不完全。检查方法：要患者完成一些要求动作，如"伸出左手""将口张开"或"用左手摸右耳"，观察其能否理解别人的言语或命令。需注意避免检查者无意识的暗示动作。

（3）书面文字理解 请患者朗读书、报上的单字、单词和单句，看其理解情况；或在纸上写一指令，看其能否正确执行。

（4）书写 要求患者写出自己的名字、住址以及听写或抄写等，观察有无困难，观察其听写能力、抄写能力是否存在。

（5）命名 请患者说出常见物品的名称，如毛巾、牙刷、碗、手表或身体某个部位的名称等。如不能说出者，可描述物品的用途或提醒患者某物品的开头词，再观察其能否说出；或告之物品的名称，令其重复。

（6）复述 复述能力检查对于急性期语量减少的患者特别重要，因为复述能力保留较好者一般其预后较好。从简单词开始，如数字、常用名词，逐渐为不常用名词、简单句、复杂句、无关系的几个词和文法结构复杂的句子。注意能否一字不错地复述，有无复述困难、错语复述等。

2. 常见失语症临床分型

（1）Broca 失语 又称运动性失语或表达性失语。表现为能听懂别人的言语，也可理解书面文字，但不能言语或只能讲单字。病变位于优势半球额下回后部（Broca 区）。

（2）Wernicke 失语 又称感觉性失语或听觉性失语。表现为发音正常，不能理解别人的言语，所说的话也不能被别人理解，常答非所问。病变多位于优势半球颞上回后部（Wernicke 区）。

（3）命名性失语 又称遗忘性失语。患者对物品的名称不能正确称呼，但能够叙述物品的性状和用途。多为优势半球颞中回后部病变引起。

（4）混合性失语 患者同时存在运动性失语和感觉性失语。病变位于优势侧半球外侧沟附近。

（二）构音障碍

构音障碍是由与发音相关的中枢神经、周围神经或肌肉受损所导致的一类言语障碍的总称。因此它并不包括词义或言语的正确理解及运用的障碍，而表现为口语的声音形成困难。不同部位的病变所导致的构音障碍特点如下：

1. 上运动神经元损伤 单侧皮质延髓束受损，主要表现为双唇和舌部承担的部分辅音欠清晰。双侧皮质延髓束受损导致咽喉部肌肉和声带的麻痹，表现为说话带鼻音、言语缓慢和声音嘶哑，也称为假性延髓麻痹。

2. 下运动神经元损伤 可出现弛缓性构音障碍，表现为发音费力和声音强度减弱，严重的可出现严重构音不能。

3. 基底节损伤 表现为言语徐缓，说话时节律慢、音韵紊乱、音节急促不清，口吃样重复语言。

4. 小脑损伤　又称为共济失调性构音障碍，可表现为言语显著拖长，有不均匀的音强，时常呈暴发性，言语不连贯，呈吟诗状或分节性。

5. 肌肉病变　表现类似下运动神经神经元损伤，常见于重症肌无力、进行性肌营养不良或强直性肌病等疾患。

二、失认

失认是指患者在意识清楚、基本感知功能正常的情况下，不能通过特定感觉辨识以往熟悉的物体。失认可表现为只对特殊类型刺激物，如颜色的识别障碍，或是对一种形式感觉的更为广泛的识别障碍，如视觉失认或听觉失认等。主要包括视觉失认、听觉失认、触觉失认、体象障碍等。

1. 视觉失认　患者视力正常，但不能辨认视觉对象。可给患者看一些生活中常用物品或照片等，让其辨认并用语言或书写进行表达。视觉失认包括：物体失认、面容失认、颜色失认等。病变多位于枕叶视中枢。

2. 听觉失认　患者听力正常，但不能辨别原熟悉的声音。可播放患者熟悉的乐曲声或铃声、敲击茶杯、拍手等，令其辨认。病变多位于双侧颞上回中部及其听觉联络纤维。

3. 触觉失认　患者触压觉、温度觉和本体觉正常，但不能通过触摸辨认原熟悉的物品。可让患者闭上眼睛，触摸手中的物体，加以辨认。病变多位于双侧顶叶角回及缘上回。

4. 体象障碍　患者基本感知功能正常，但对自己身体部位的存在、空间位置和各部分之间的关系认识障碍。表现有自体部位失认、偏侧肢体忽视、病觉缺失和幻肢症等。多见于非优势侧半球顶叶病变。

三、失用

失用是患者意识清楚，语言理解功能正常，运动功能正常，但丧失了完成有目的的复杂活动的能力。临床类型及检查大致可以分为以下几种：

1. 观念性失用　患者对复杂精细的动作失去了正确概念，无法将动作按逻辑次序分解组合，无法完成整套动作。检查方法：令患者做一些复杂动作时，观察其表现是否混乱、歪曲、无目的。比如给患者一支钢笔令其写字，他却把笔放入口中当烟抽。多为优势半球顶叶广泛病变。

2. 观念运动性失用　患者可以自发完成某一动作，并可口述其动作，但无法按指令去完成此类动作。病变多位于优势半球顶叶。

3. 结构性失用　是对空间分析的障碍，以及对动作概念化的障碍。检查方法：令患者照图样摆出简单的拼图，或积木造型，患者无法正确完成但能发现自己的错误。双侧半球顶、枕叶交界部位病变均可引起。

4. 穿衣失用　是指丧失了熟悉的穿衣能力。检查方法：请患者穿衣服，常不分里、外，胳膊不能穿入袖子等。为非优势半球顶叶病变。

5. 肢体运动性失用　表现为患者屈伸前臂、握拳、张口、闭眼、划火柴等常不能执行，多见于上肢。病变位于双侧或对侧皮质运动区。

第四节 颅骨及脊柱的检查

一、颅骨的检查

1.视诊 注意头部的形状、大小，有无畸形如大头、短头、尖头、舟状头等（图3-2）。大小用头围表示，用软尺经过枕外隆凸及眉间两点绕一周。正常值：成年男性 51～58cm，成年女性 50～57cm。观察有无肿物、凹陷、手术切口及瘢痕等。

2.触诊 有无压痛、骨缝分离，婴幼儿需检查囟门是否关闭。颅内有肿瘤或脓肿时，可出现病灶附近的头皮压痛。

3.叩诊 有无叩击痛，脑积水患儿叩击可出现空瓮音。

4.听诊 颅内血管畸形、颅内动脉瘤、大动脉部分阻塞、大动脉炎时，病灶上方偶尔可听到血管性杂音。

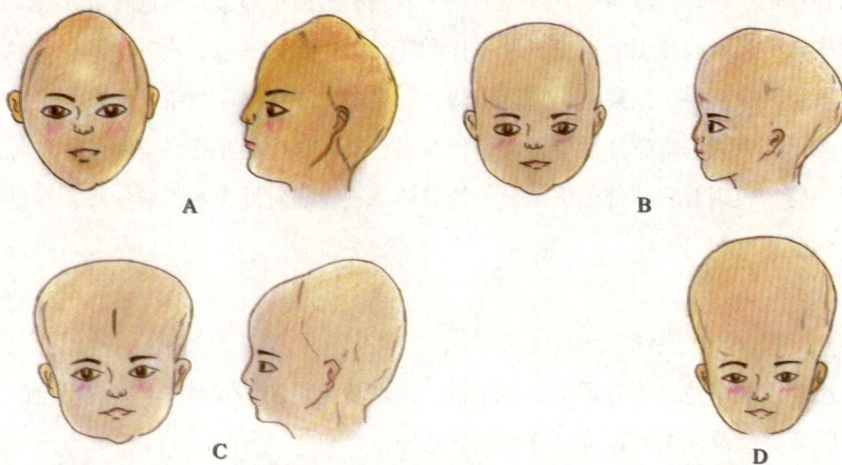

图 3-2 头颅畸形
A.尖头 B.舟状头 C.短头 D.大头

二、脊柱的检查

脊柱是内脏的支柱和保护器，是负重、运动、吸收震荡和平衡身体的主要结构。它有 4 个生理弧度，即颈曲、胸曲、腰曲和骶曲。颈椎和腰椎向前凸，胸椎和骶椎向后凸。在脊柱本身或脊髓、脊神经损伤时均可影响正常的生理弧度。

1.视诊 让患者端正站立或者坐位，观察脊柱有无强直、侧弯、前后凸畸形，嘱患者分别向前、向后、向两侧弯曲，再向左右两侧旋转，观察脊柱有无活动受限以及疼痛。观察腰骶部有无凹陷、毛痣或局部隆起，骶部出现一个小窝或毛痣时常提示椎弓根缺损或脊膜膨出。观察椎旁肌肉紧张度，观察有无肌强直、肌萎缩、肌束震颤，如出现肌强直时脊柱常向强直侧侧弯。

2.触诊 触压脊柱的棘突及椎旁，观察有无压痛。

3. 叩诊　直接叩诊：嘱患者取坐位，示指和中指弯曲，挨个叩击棘突，也可采用叩诊锤进行叩诊，观察患者是否疼痛。间接叩诊：患者取端坐位，检查者左手掌面平放于患者头顶部，右手半握拳，用小鱼际侧叩击左手手背，脊柱出现病变的相应部位会出现疼痛。

第五节　脑神经检查

一、嗅神经

1. 检查注意事项　检查嗅神经时应注意：第一，患者意识清楚，能正常感知及回答嗅觉有无障碍及障碍程度。第二，检查前先清洁鼻腔，使之畅通无阻。第三，排除鼻本身的局部病变。

2. 检查方法　检查时嘱患者闭目，检查者用手指压住患者一侧鼻孔，用装有易挥发气味溶液（如薄荷、樟脑、咖啡、香烟、香水、汽油等）的小瓶置于待检侧鼻孔下，让患者说出所嗅到的气味。如此双侧交替反复进行（图3-3）。

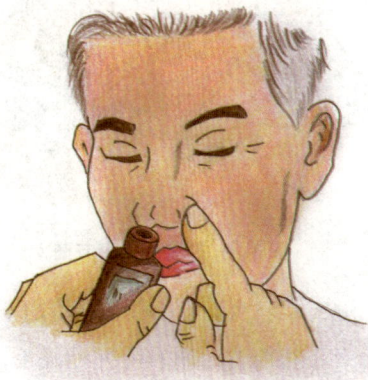

图3-3　嗅觉的简易检查方法

3. 临床意义

（1）嗅觉减退或消失　双侧丧失常见于头面部外伤，一侧损伤常见于炎症、额叶底部肿瘤等。鼻部炎症、外伤、肿瘤、头部外伤累及颅底、额叶底部肿瘤等均可导致一侧或双侧嗅觉减退或消失。

（2）嗅觉过敏　见于癔症、早期妊娠等。

（3）嗅幻觉　嗅中枢的刺激性病变可引起嗅幻觉发作，如颞叶癫痫，也可见于精神分裂症、乙醇戒断综合征等。

二、视神经

当患者有视物模糊、盲点、偏盲或头痛等症状时，应特别注意视神经的检查。视神经的检查包括视力、视野和眼底检查三个方面。

1. 视力检查　视力检查又称视敏度检查，是检测视网膜黄斑中心凹处的视力，临床通常用简易检查法，精确的检查需用远、近视力表检查。

简易检查法：令患者盖住一只眼，检查另一只眼，并交替检查两只眼的视力。嘱患者看书上的字，如看不清楚，检查者可伸出手指置于远处，让患者看手指数，并渐渐移近，直至患者能数清手指时，记录其距离以表示视力，称几米指数。例如半米指数，即表示患者在距离半米处能数清手指。如视力减退至手指在眼前仍不能数清，则由远而近让患者看手动，直至患者能看清手动时，记录其距离以表示其视力，这叫作眼前手动。如果视力减退至不能辨认眼前手动，可在暗室中用电筒照射眼，可以看到光亮即记录为光感。如果光感已丧失，则为失明。如欲得精确的结果，则须用视力表检查。

2. 视野检查　视野是眼球正视前方，在保持位置不动的情况下所能看到的空间范围。

临床上较多采用手试法。检查时嘱患者背对光源，与检查者相距 60cm，相对坐定，两人相互平视，如检查患者左眼时，嘱患者用手盖住右眼，医生闭其左眼，二人睁开之眼互相注视对方的眼睛。用示指或一根棉签在两人之间等距离处，分别从左、右、上、下等方位自周围向中央移动，至患者看到后告知，可与检查者的正常视野比较，以检定患者的视野（图 3-4、图3-5）。同法检查右眼。手试法简单易行，但只能发现较大的缺损，且要求检查者的视野应在正常范围内。

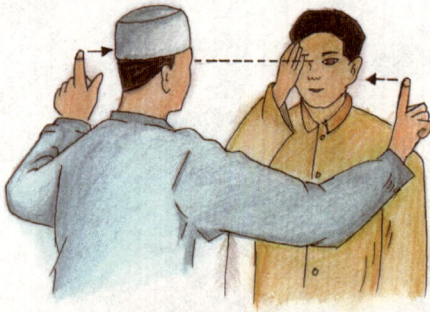

图 3-4　视野的检查方法（一）　　　　　　图 3-5　视野的检查方法（二）

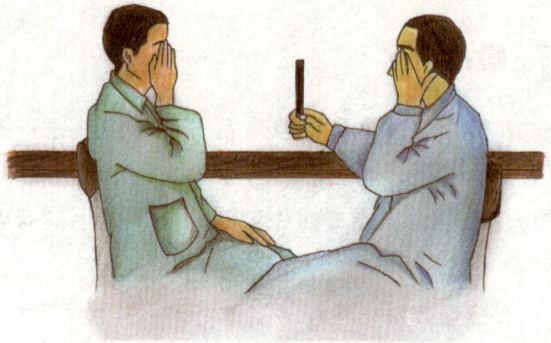

3. 眼底检查　一般在暗室内不散瞳孔的情况下进行。检查右眼时，医生站在患者右侧，嘱患者正视前方，用右手握检眼镜，采用右眼进行观察；检查左眼，医生站在左侧，用左手持镜，采用左眼进行观察。检眼镜的使用：开启电源开关，示指伸直置于透镜轮盘边缘，在检眼镜光线射入患者眼内的同时，经过镜上小孔窥视患者眼底。如看不清楚眼底时，可转动透镜轮盘矫正，至完全看清为止。检查时应注意视盘（形态、大小、色泽、隆起、边缘等）、血管

黄斑　　　　　　　　　　　　视盘

图 3-6　正常眼底

（粗细、弯曲度、动静脉的粗细比例以及有无动静脉交叉压迫等情况）和视网膜（水肿、出血、渗出物、色素沉积、结节等）。正常眼底可见视盘为圆形或椭圆形，淡红色，鼻侧较颞侧色略深，其边缘清楚。视盘中央有一颜色略白、清晰的生理凹陷，称"生理杯"，动静脉伴行，动脉色红，静脉色暗，动静脉比例为 2：3（图 3-6）。神经科医生必须熟练地掌握这一检查方法。

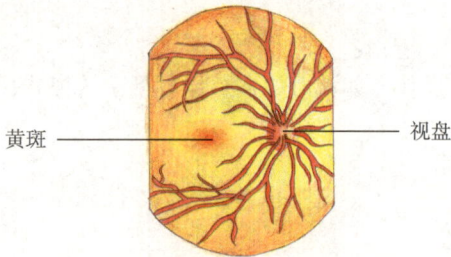

三、动眼、滑车和外展神经

此 3 对神经共同支配眼球运动，可同时检查。

1. 眼睑及眼裂　注意两侧眼裂大小是否对称，有无眼睑下垂、震颤或痉挛等。

2. 眼球运动　嘱患者头部保持不动，注视检查者的手指并随之转动。检查者向左右、上下、上内、上外、下内、下外 8 个方向移动手指。观察患者眼球运动是否受限及受限方向和程度，并注意有无复视和眼球震颤。

3. 瞳孔　检查瞳孔时注意形状、边缘、大小、对光反射，并对比双侧是否对称。直接对光反射：用手电筒直接照射一侧瞳孔并观察其是否缩小。正常人的眼睛受到光线刺激后瞳孔立即缩小，移开光源后瞳孔迅速复原。间接对光反射：用手垂直置于患者双眼中间，用手电筒照射

一侧瞳孔，观察另一侧瞳孔是否缩小。正常人，当一侧眼睛受到光线刺激时，另一眼瞳孔立即缩小，移开光源瞳孔扩大。一侧瞳孔对光反射减弱或消失可见于视神经炎、动眼神经麻痹等，双侧瞳孔对光反射迟钝或消失可见于昏迷患者。

4. 眼球突出 检查者站于患者背后，从患者头顶部向下观察眼球突出的程度，并两侧对比。眼球突出可见于甲状腺功能亢进、眶部炎症等。

四、三叉神经

三叉神经是由感觉及运动纤维组成的混合神经，故须分别检查。

1. 感觉 在三叉神经分布区域内用大头针轻刺以检查痛觉；用棉签轻划以检查触觉；用凉水管或热水管轻触以检查温度觉。

2. 运动 观察颞肌与咀嚼肌有无肌萎缩，再用手置于患者的双颞和颊部，嘱患者做咀嚼运动，检查两侧肌肉收缩力量是否相等。

3. 反射 包括角膜反射及下颌反射。

（1）角膜反射 嘱患者向内上方注视，医生用细棉签毛由角膜外缘轻触患者的角膜。正常时可见双侧眼睑迅速闭合，被检侧眼睑迅速闭合称为直接角膜反射，被检对侧眼睑迅速闭合称为间接角膜反射。同侧直接与对侧间接角膜反射皆消失，见于三叉神经病变；同侧直接反射消失，对侧间接反射存在，见于患侧面神经麻痹；角膜反射完全消失，见于深昏迷患者。

（2）下颌反射 嘱患者下颌放松，口半张，检查者置一手指于患者下颌上，用叩诊锤叩击该手指；或检查者左手持一压舌板，将一端放于患者下方门齿上，用叩诊锤轻叩此压舌板。正常不易获得反应。若下颌迅速上提或出现下颌阵挛、牙关紧闭，即为下颌反射亢进。

五、面神经

面神经是由运动、感觉、味觉及自主神经纤维组成的混合神经，应分别检查。

1. 运动检查 注意患者双侧鼻唇沟是否对称，及双侧额纹的深浅、双侧口角的高低有无歪斜、双侧眼裂的大小是否对称、双侧额纹有无变浅，然后嘱患者做皱眉、闭眼、露齿、鼓腮和吹哨等动作，分别检查患者的额纹、眼睑的闭合力、鼻唇沟的深浅、口角的高低、口轮匝肌的肌力情况，注意双侧是否对称。

2. 感觉检查 在面神经感觉分布区域内用大头针轻刺以检查痛觉。

3. 味觉检查 面神经传导同侧舌前 2/3 味觉，检查时嘱患者闭眼伸舌，先擦去舌面上的唾液，再用棉签蘸试液（醋、盐水、糖水、奎宁水——酸、咸、甜、苦），放在舌前 2/3 的不同部位，如有味觉，用已预先确定的手势或符号来表示，不能用口回答，以避免舌缩回口腔引起误差。先试可疑一侧，再试健侧，每种味觉试验完毕时，需用温水漱口。

4. 自主神经检查 面神经支配同侧泪腺、舌下腺和下颌下腺的腺体分泌，可分别检查。

六、前庭蜗神经

应分别检查耳蜗神经和前庭神经两部分。

1. 耳蜗神经检查 注意有无耳鸣和听力下降，听力用耳语、听力表以及音叉等方法检查。检查时注意双侧是否相等。

2. 前庭神经检查 前庭神经受累的临床表现为自身或周围环境的旋转、升降以及倾斜等感

NOTE

觉，常伴有眩晕、恶心、呕吐、出汗、心悸等自主神经功能受累的症状。检查患者有无眼球自发或诱发性的摆动和震荡，同时注意眼球震颤快相及肢体偏斜，观察患者走路是否摇晃，指鼻是否稳准，另外，应观察患者闭眼后走路不稳、指鼻不准的情况是否加重。

七、舌咽神经及迷走神经

由于这两对神经均支配咽喉部肌肉，故在一起检查。注意观察患者有无发音困难、鼻音、声音嘶哑及吞咽困难等情况。如有吞咽障碍，首先了解有无饮水呛咳。

1. 软腭运动　嘱患者张口，观察静止时及发"啊"的声音时，软腭弓双侧是否对称，悬雍垂有无偏歪。

2. 吞咽　有无吞咽困难，尤其是喝水时有否呛咳。

3. 发音　有无声音嘶哑、鼻音或失音等。

4. 咽反射　用压舌板分别触碰两侧咽后壁，观察有无恶心、呕吐反应。

5. 其他　注意舌后 1/3 味觉、脉搏、呼吸、心率、肠蠕动情况。必要时应用其他间接仪器设备，如喉镜进一步检查。

八、副神经

观察两肩高低是否对称，注意有无肌萎缩及肌纤维震颤。嘱患者转颈及耸肩（检查者加以阻力），检查胸锁乳突肌及斜方肌的肌力。

九、舌下神经

舌下神经是运动神经，检查时先令患者张口，观察舌在口腔内的位置，有无舌肌震颤、舌肌萎缩等情况。再嘱患者伸舌，观察有无偏斜、肌纤维震颤及舌肌萎缩。嘱患者舌尖抵住口腔颊部，检查者用手加以阻力，以测试舌肌力量，并双侧对比。

第六节　运动系统检查

一、肌容积

肌容积反映肌营养状况，主要是观察和比较肌肉有无萎缩及肥大，注意病变的分布。可用软尺进行精确测量，常在一些生理性标志部位（如上肢取尺骨鹰嘴、下肢取髌骨上下缘）的上或下的一定距离处测量肢体周径，并注意双侧同部位对比。正常人也可有差异，双侧上肢可相差 1cm，下肢可相差 1 ~ 1.5cm，在此范围内均不应轻易诊断为肌萎缩。同时应注意个体具体情况，例如某些从事专门训练的运动员，其肌肉发达，不要认为是病理现象。下运动神经元损伤和肌肉疾病可见肌萎缩，进行性肌营养不良可见肌肉假肥大，表现为肌肉外观肥大、触之坚硬，但肌力弱。

二、肌张力

肌张力即肌肉松弛状态下的紧张度和被动运动时遇到的阻力。

1. 肌张力减低 用手握其肌肉体会紧张度，肌张力减低或消失，被动运动阻力减低，关节活动范围扩大。可见于周围神经病、下运动神经元性病变、小脑病变、脊髓休克期等。

2. 肌张力增高 被动运动时肌肉僵硬、被动运动时阻力增高、关节活动范围缩小。分两种：

（1）折刀样肌张力增高 被动伸屈运动时，初觉其肌张力增高，继而其张力很快减低。颇似折拢小刀一样，被动运动开始时阻力大，终了时变小，容易折合，常见于锥体束病变。

（2）强直性肌张力增高 伸肌屈肌张力均匀增高，各方向被动运动时阻力均匀，不伴震颤者，称铅管样肌张力增高。伴震颤者，因伴发震颤而产生交替性的松、紧变化，犹如齿轮状，称齿轮样肌张力增高；肌张力增高是由于锥体外系病变导致肌张力调节障碍，常见于锥体外系病变，如帕金森病。

三、肌力

肌力是指肌肉的收缩力。肌力检查方法分为主动法与被动法两种：主动法是患者主动运动，观察其运动力量；被动法是检查者给予阻力，嘱患者用力抵抗，以测其肌力。

肌力分级：肌力一般分为 6 级。

0 级：肌肉完全不收缩。

1 级：可见肌肉收缩但无肢体运动。

2 级：肢体能在床上移动，但不能抬离床面，即不能对抗地心引力。

3 级：肢体能抬离床面，克服地心引力做随意运动，但不能对抗外加阻力。

4 级：能在一般的外加阻力下做运动，但力量较正常弱。

5 级：正常肌力。

各个肌肉肌力的检查方法见表 3-1。

表 3-1 各肌肉肌力的检查方法

肌肉	节段	神经	功能	检查方法
冈上肌	颈$_{5\sim6}$	肩胛上神经	上臂外展 15°	上臂外展 15°，检查者加阻力
冈下肌	颈$_{5\sim6}$	肩胛上神经	上臂外旋	上臂垂直屈肘 90°后外旋，检查者从前臂外侧加阻力
前锯肌	颈$_{5\sim7}$	胸长神经	肩胛骨向外向前	双手臂前伸推向墙壁，病侧肩胛离开胸壁呈翼状肩胛
菱形肌	颈$_{4\sim5}$	肩胛背神经	肩胛内收和上抬	手叉腰，肘向后用力，检查者加以阻力
背阔肌	颈$_{6\sim8}$	胸背神经	上臂向后内收内旋	上臂从外展方向向下向后运动，检查者在肘下方加阻力
胸大肌	颈$_{5}\sim$胸$_{1}$	胸前神经	上臂内收内旋	外侧平举的上臂内收，检查者给上臂内侧阻力
三角肌	颈$_{5\sim6}$	腋神经	上臂外展	上臂外展水平位，检查者从肘部向下加压
肱二头肌	颈$_{5\sim6}$	肌皮神经	前臂屈曲外旋	屈前臂并使外旋，加阻力
肱三头肌	颈$_{7\sim8}$	桡神经	前臂伸直	屈前臂后再伸直，检查者加阻力
肱桡肌	颈$_{5\sim6}$	桡神经	前臂屈曲和内旋	前臂内旋后再屈曲，检查者加阻力

NOTE

肌肉	节段	神经	功能	检查方法
桡侧腕伸肌	颈$_{5\sim7}$	桡神经	腕背屈及向桡侧外展	检查者从手背桡侧加阻力
尺侧腕伸肌	颈$_{6\sim8}$	桡神经	腕背屈及向尺侧内收	检查者从手背偏尺侧加阻力
拇长屈肌	颈$_{6\sim7}$	正中神经	拇指末节屈曲	检查者加阻力
拇短屈肌	颈$_{6\sim7}$	正中神经 尺神经	拇指近端指节屈曲	检查者加阻力
拇短展肌	颈$_8\sim$胸$_1$	正中神经	拇指外展	第1掌指关节外侧加阻力
拇对掌肌	颈$_{6\sim7}$	正中神经	拇指对拿运动	拇指和小指对指后，检查者将其分开
拇收肌	颈$_8\sim$胸$_1$	尺神经	拇指内收	拇指和示指掌骨间夹住纸片，检查者将其抽出
拇短伸肌	颈$_{6\sim7}$	桡神经	拇指近端指节伸直	掌朝下后，检查者向近端指节加阻力
拇长伸肌	颈$_{6\sim8}$	桡神经	拇指远端指节伸直	掌朝下后，检查者向远端指节加阻力
拇长展肌	颈$_{6\sim8}$	桡神经	拇指外展	从第1掌骨外侧加阻力
小指展肌	颈$_8\sim$胸$_1$	尺神经	小指外展	检查者加阻力
蚓状肌	颈$_8\sim$胸$_1$	正中神经 尺神经	近端指节屈曲	检查者加阻力中指节及末指节伸直
背侧骨间肌	颈$_8\sim$胸$_1$	尺神经	除拇指外，使手指分开	检查者将分开指并拢
掌侧骨间肌	颈$_8\sim$胸$_1$	尺神经	除拇指外，使手指并拢	指间夹住纸片
指总伸肌	颈$_6\sim$颈$_8$	桡神经	示指至小指掌指关节伸直	屈曲末指节及中指节后，检查者在近端关节加压
指浅屈肌	颈$_7\sim$胸$_1$	正中神经	示指至小指的中关节屈曲	检查者加阻力
指深屈肌	颈$_7\sim$胸$_1$	正中神经	示指至小指的末节屈曲	检查者加阻力
髂腰肌	胸$_{12}\sim$腰$_1$	股神经	髋关节屈曲	检查者加阻力
臀大肌	腰$_5\sim$骶$_2$	臀下神经	髋关节伸直	俯卧，下肢伸直，抬高下肢，检查者加阻力
股内收肌	腰$_{2\sim5}$	闭孔神经、 坐骨神经	股部内收	仰卧，伸膝，检查者屈曲之
股四头肌	腰$_{2\sim4}$	股神经	膝部伸直	仰卧，伸膝，检查者屈曲之
股二头肌	腰$_4\sim$骶$_2$	坐骨神经	膝部屈曲	俯卧，维持膝部屈曲，检查者加阻力
胫前肌	腰$_{4\sim5}$	腓深神经	足背屈	维持足部背屈，检查者下压足背
腓肠肌	腰$_5\sim$骶$_2$	胫神经	足跖屈	膝部伸直，跖屈足部，检查者加阻力
踇伸肌	腰$_4\sim$骶$_1$	腓深神经	踇趾伸直和足背屈	踇趾背屈，检查者加阻力
踇屈肌	腰$_5\sim$骶$_2$	胫神经	踇趾跖屈	踇趾跖屈，检查者加阻力
趾伸肌	腰$_4\sim$骶$_1$	腓深神经	足2～5趾背屈	伸直足趾，检查者加阻力
趾屈肌	腰$_5\sim$骶$_2$	胫神经	足趾跖屈	跖屈足趾，检查者加阻力

　　随意运动的功能障碍，称为瘫痪。完全性功能障碍称完全性瘫痪，随意运动的功能减弱称轻瘫（不完全性瘫痪）。根据瘫痪的范围可分为单瘫（单一肢体瘫痪，如上肢或下肢）、偏瘫（一侧肢体瘫痪）、截瘫（双下肢瘫）、四肢瘫（双上、下肢瘫）和交叉瘫（一侧脑神经与对侧

上、下肢瘫痪）。

轻瘫检查法：

1. 上肢平伸试验　嘱患者双上肢向前平举，掌心向下，并闭眼，持续数分钟后，可见轻瘫侧旋前并逐渐下落，低于健侧（图 3-7）。

2. 分指对掌试验　嘱患者将两手的手指用力展开并伸直，左右对比，双手不得并拢，经数分钟以后，轻瘫侧手指逐渐并拢屈曲（图 3-8）。

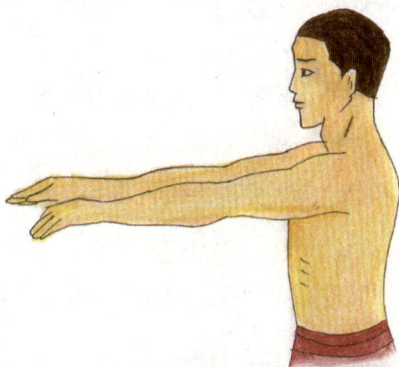

图 3-7　上肢平伸试验

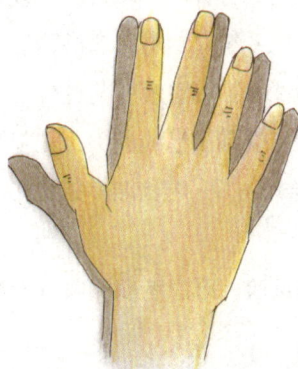

图 3-8　分指对掌试验

3. 小指征　嘱患者两手向前平举，掌心向下，轻瘫侧小指常轻度外展。

4. 下肢轻瘫试验　嘱患者俯、仰卧位，双膝关节均屈曲成直角，持续数秒钟后，患侧小腿逐渐下落低于健侧（图 3-9）。

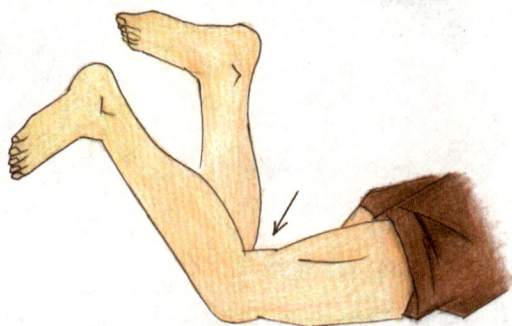

图 3-9　下肢轻瘫试验

四、不自主运动

观察不自主运动是视诊重点，观察时应注意有无不自主运动以及出现的部位、种类、频度、时间、程度等。常见的不自主运动：

1. 震颤　为两拮抗肌组的交替收缩，产生的迅速而有节律的运动。检查时注意其部位、速度、幅度和发生情况（静止性或动作性）。多见于手、足、头等处。

2. 痉挛　为阵发性急剧的肌肉收缩，分阵挛性及强直性。观察时注意全身性或局限性，从哪一部位开始及扩延情况。多见于癫痫大发作、局限性发作等。

3. 舞蹈样运动　为一种迅速的、无目的的、无规律的、粗大而有力的以肢体近端为主的不自主运动。可发生于全身、半身或某一肢体，多见于风湿性脑病。

4. 肌纤维性震颤或肌束震颤　个别肌纤维或一束肌纤维的蠕动样轻微抽搐，并不引起关节或肢体运动，此种震颤在肌肉紧张时或叩击时明显。肌纤维性震颤多见于脊髓前角细胞或脑干的运动神经核之慢性病变，肌束震颤多见于脑脊神经运动根受刺激时。此种震颤可见于全身各处，如面、手、肢体、躯干等。

NOTE

5. 手足徐动症　为手指、足趾的伸屈与分散的不自主运动。

6. 抽搐　为小组肌群反复刻板的急促抽动，如眨眼、耸肩等。

7. 肌阵挛　为个别肌群或肌肉的急速抽动。

五、共济运动

共济运动是机体在大脑皮质、皮质下基底节、前庭系统、小脑及深感觉的共同参与下，准确、协调地完成各种随意动作。如该过程发生障碍则称之为共济失调，即平衡障碍。观察患者行走、穿衣、系纽扣、书写、讲话等是否协调。检查如下：

1. 指鼻试验　嘱患者将前臂外旋、伸直，检查者伸出示指，让患者以其示指指端连续点触检查者示指指端和自己的鼻尖，先睁眼、后闭眼，先快后慢，交替、反复进行，双侧对比有无异常（图3-10）。小脑半球病变可见指鼻不准。感觉性共济失调睁眼指鼻时无困难，闭眼时发生障碍。

2. 轮替试验　嘱患者双侧前臂同时做迅速的旋前、旋后动作，观察动作是否笨拙。

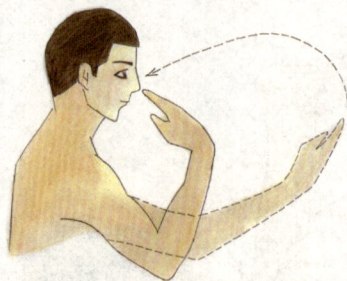

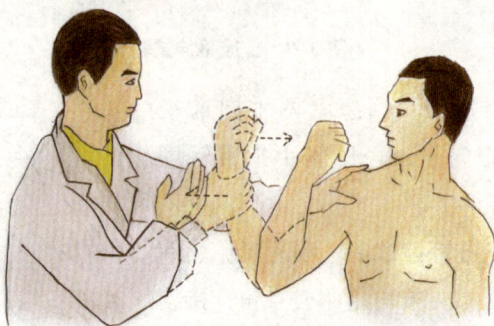

图 3-10　指鼻试验　　　　　　　　　　图 3-11　肌回缩试验

3. 对指试验　让患者同时伸出双手示指，双手示指相互触碰，先快后慢，先睁眼、后闭眼，观察患者能否迅速、准确地完成动作。

4. 肌回缩试验　嘱患者用力屈肘，检查者握住患者腕部向反方向用力，后突然松手（图3-11）。正常人由于前臂拮抗肌的协同作用，前臂屈曲可立即停止，不会反击到自己的身体。而当肌肉协调障碍时，便反击到自己的身体。进行该实验时需注意保护患者以防打伤自己。

5. 跟膝胫试验　嘱患者仰卧，伸直一侧下肢，另侧下肢抬高，屈膝，用其足跟沿对侧肢体的膝盖及胫骨前缘下滑（图3-12）。正常人动作准确且灵活。

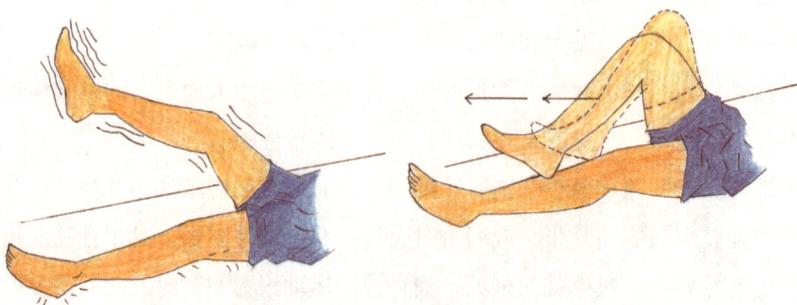

图 3-12　跟膝胫试验

6.闭目难立征（Romberg 征）试验　嘱患者站立，两臂向前平伸，并拢双足，先睁眼，后闭眼，维持身体直立。观察身体有无倾倒。正常人睁、闭眼时均能站稳。

六、姿势与步态

1.偏瘫步态　偏瘫侧上肢屈曲、内旋，下肢伸直，行走时下肢向外侧画圈（图 3-13A），见于脑卒中后遗症。

2.剪刀步态　双下肢肌张力高和内收，行走时，双下肢交叉前行，如剪刀（图 3-13B）。见于轻度截瘫患者，完全性截瘫患者，后期可出现双下肢交叉屈曲性截瘫。

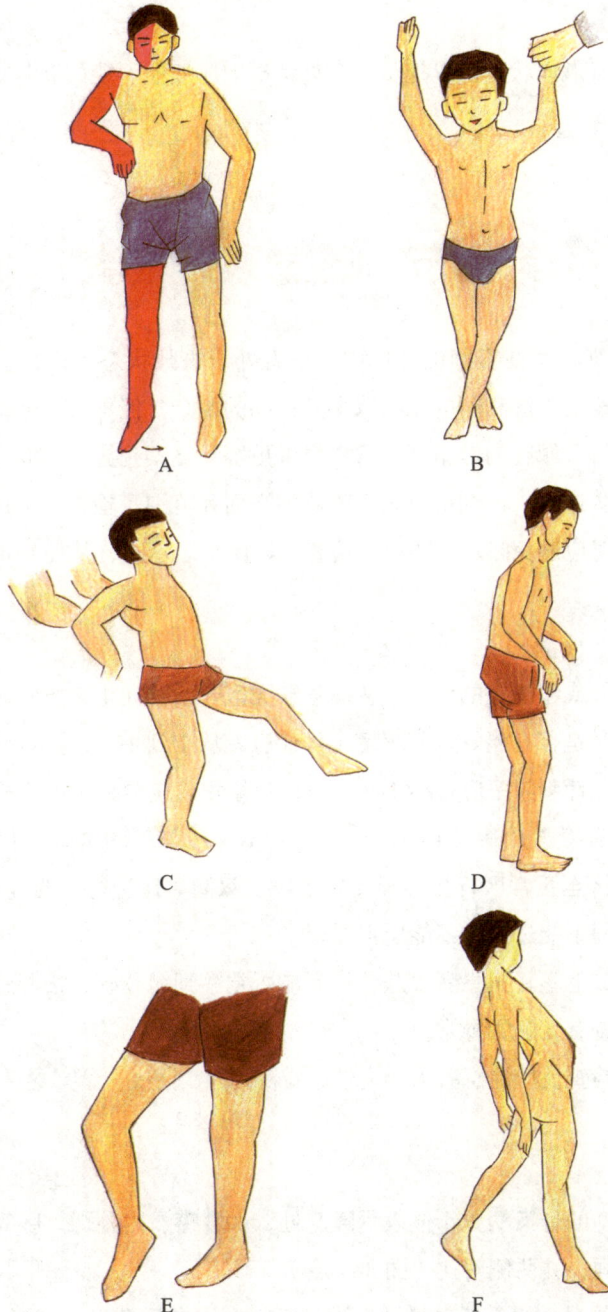

图 3-13　几种常见的异常步态
A.偏瘫步态　B.剪刀步态　C.跨越步态　D.慌张步态　E.脊髓痨性步态　F.鸭步

3. 跨越步态　或称垂足性步态，见于多发性神经炎或周围神经损伤时，腓骨肌群瘫痪患者不能用足跟站立，步行时必须高抬其脚，其足仍拖曳在地（图3-13C）。

4. 慌张步态　上身前倾，步行难起步，一旦开始，即小步急行如跑，有向前倾跌倒之势（图3-13D），常见于帕金森病。

5. 小脑共济失调步态　小脑疾病的患者，步行时，躯干与四肢不协调，左右摇摆不定，状如醉汉，亦名醉汉步态。

6. 脊髓痨性步态　即深感觉障碍性步态。步态不稳，走路时两脚距离大，两眼注意双脚，闭目后则倾倒（图3-13E）。

7. 鸭步　肌营养不良患者，累及骨盆带的肌肉时，躯干肌张力大，行走时患者身体左右摇摆前进（图3-13F）。

8. 癔症性步态　奇形怪状，但以拖步较多见，虽无瘫痪但不能站立与行走，神经系统检查无阳性体征。

第七节　感觉系统检查

感觉检查主观性强，宜在安静的环境中、患者处于松弛状态下进行，检查者应耐心、细致。首先让患者了解检查方法和目的，以取得其良好的配合，但不宜过多地提示检查时可能有的症状。应从感觉障碍区域查向健康区，这样患者更容易觉察到异常，并左右、远近、前后对称比较，反复多次交替进行，详细记录感觉障碍的平面和范围。检查时，请患者闭目以除外视觉的干扰，询问患者时应避免暗示性语言。检查后以图形表示之，从而判定感觉障碍的部位。

一、浅感觉

1. 痛觉　用大头针或叩诊锤的针尖，从痛觉缺失区开始移向正常感觉区，按神经支配节段对比检查，询问针刺时是否有痛觉及其程度（可让患者从1到10打分）。注意不要反复刺激一个部位，用力要均匀，针刺频率应每秒1次，以避免累积效应导致过度疼痛。

2. 温度觉　用盛有冷（0℃～10℃）、热水（40℃～50℃）的试管交替接触皮肤，询问有无冷、热感，由异常区至正常区，按神经支配节段、双侧对比进行，明确有无温度觉的异常。应注意接触皮肤的时间不能过短，不能压得过轻。

3. 触觉　用棉签或毛笔轻拭患者皮肤，询问能否觉察到触及感，按神经节段分布区域依序进行，双侧对比，检查有无触觉异常。

痛、温、触觉的检查还应注意有无分离性感觉障碍。

二、深感觉

1. 振动觉　将振动的音叉柄置于体表骨隆起处，如鹰嘴、内外踝、膝等，询问有无振动感觉及其程度和持续时间，并两侧对比（图3-14A）。

2. 运动觉　患者闭目，检查者轻微地向上、下、左、右活动患者的指（趾），令患者说出活动的方向（图3-14B）。如感觉不明显可加大测试幅度或测试较大关节。

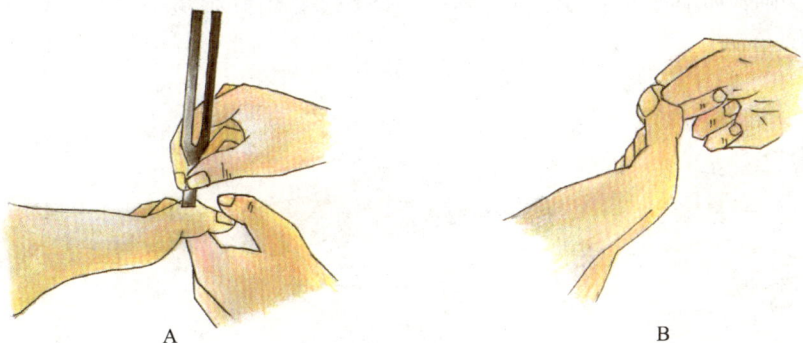

图 3-14　深感觉检查
A.振动觉检查　B.运动觉检查

3. 位置觉　嘱患者闭目，将其手指、脚趾、腕关节、踝关节等摆成某一体位或姿势，令其说出该部位的姿势或用另一肢体同一部位模仿同样的动作。

三、复合（皮质）觉

大脑感觉皮质或丘脑皮质投射纤维受损可导致特殊辨别觉障碍，对痛、温、触和振动觉等影响很小。复合（皮质）觉检查包括：

1. 定位觉　用手指或笔杆轻触患者的皮肤，请患者指出受刺激部位，正常误差躯干部不超过 1cm，手部不超过 1mm。Wall 等（1997）认为定位觉是判断后索功能最简单和有用的方法。

2. 两点辨别觉　患者闭目，用两个大头针检查，先将两针尖分开一定距离刺激皮肤，如患者感到是两点受刺激时，逐步缩小两针尖距离，至不能分辨两点时，记录该最小距离。两点需同时刺激，用力相等。检查躯干和四肢时，检查者也可用双手指来粗试。正常值：指尖 2～4mm，手背 2～3cm，躯干 6～7cm。

3. 实体觉　嘱患者闭目，让其用单手触摸一些常用物品如钥匙、硬币、纽扣、铅笔等，令其说出所触物体形状和名称，注意两手对比。

4. 图形觉　患者闭目，用钝针在其肢体、躯干皮肤上划三角、正方形、圆形、椭圆形或数字等，让其辨别，注意双侧比较。

当各种感觉检查完毕时，检查者应将各种感觉障碍的范围绘图说明，并分析属于哪种类型的感觉障碍。评价感觉功能时应考虑年龄因素，因感觉功能随年龄增长逐渐衰退，振动觉的敏感度下降受年龄影响最大。

经典躯体感觉理论认为，感觉皮质对躯体的支配为对侧性。然而后来许多学者证实，左侧半球病变可引起双侧复合觉障碍，右侧半球病变只产生左侧复合觉障碍。Caselli（1991）发现，右侧半球大面积梗死患者也可有双侧触觉丧失。

第八节　反射的检查

反射检查包括深反射、浅反射、阵挛和病理反射等。检查反射时必须注意以下几点：
1.将叩诊锤握在拇、示指之间，用适当的力度，迅速地叩击肌腱或骨膜。正确的使用方法

NOTE

是以腕关节为轴，叩击时屈腕 30°，可以增加叩诊锤远端的速度，增强叩击力量（图 3-15）。

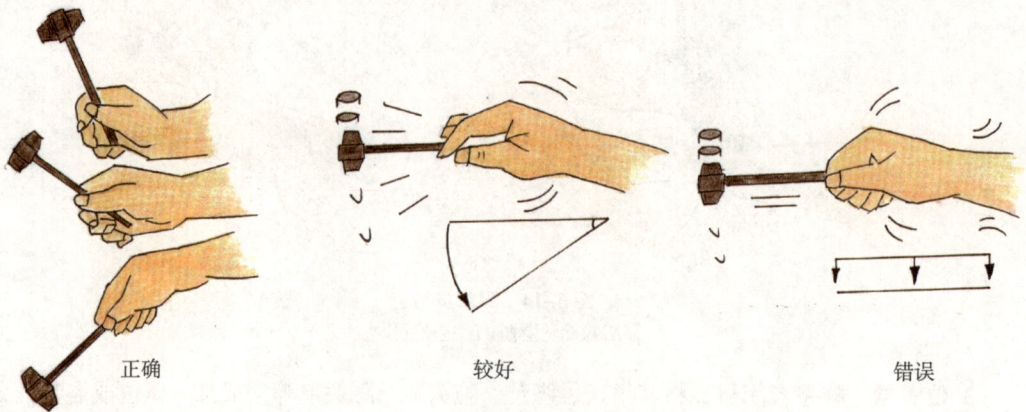

正确　　　　　　　　　较好　　　　　　　　　错误

图 3-15　叩诊锤的用法

2. 令患者全身肌肉放松，并尽量分散其注意力。

3. 做到"三个"一样，即两侧肢体姿势一样、叩击的部位一样、叩击的力量一样，以利于两侧对比，观察结果。

4. 注意被检查部位有无外伤、瘢痕、关节畸形、挛缩等。

一、深反射

刺激骨膜、肌腱等深部感受器发生的反射称深反射。深反射属于牵张反射，也称腱反射。

1. 肱二头肌反射　又称屈肘反射，由颈$_{5\sim6}$支配，经肌皮神经传导。患者肘部屈曲成直角，检查者以拇指或中指置于肘部肱二头肌腱上，另一手持叩诊锤叩击拇指或中指，反应为肱二头肌收缩，肘关节屈曲，判定屈肘的强度（图 3-16）。或检查者用左前臂托着被检查者右前臂，左手拇指摸得肌腱，用拇指指腹紧压肌腱，再用叩诊锤叩击自己的拇指，则肱二头肌反射更易引出。意义：正常人该反射存在；若反射亢进、减弱或丧失均可能为病理性。

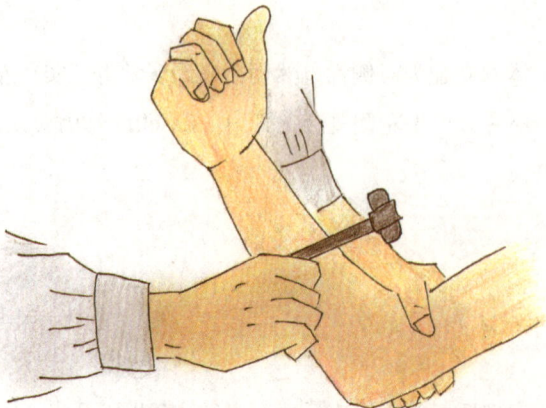

图 3-16　肱二头肌反射检查

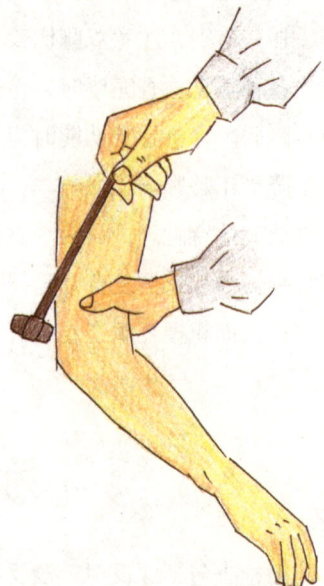

图 3-17　肱三头肌反射检查

2. 肱三头肌反射　又称伸肘反射，由颈$_{6~7}$支配，经桡神经传导。患者上臂外展，半屈肘关节，检查者托住其上臂，用叩诊锤直接叩击鹰嘴上方肱三头肌肌腱，反应为肱三头肌收缩，肘关节伸展，判定肘伸展的程度（图 3-17）。意义同肱二头肌反射。

3. 桡骨膜反射　由颈$_{5~8}$支配，经桡神经传导。患者前臂半屈半旋前位，检查时叩击桡骨下端，反应为肱桡肌收缩，引起肘部屈曲、前臂旋前（图 3-18）。

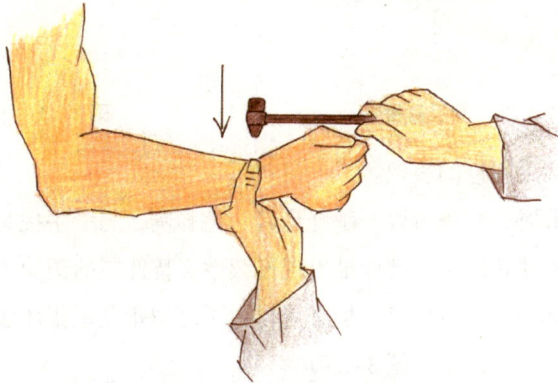

图 3-18　桡骨膜反射检查

4. 膝反射　由腰$_{2~4}$支配，经股神经传导。患者坐于椅上，脚置地并放松（一腿交叉置于另一腿膝上更好），或患者取仰卧位，检查者左手托其两膝关节使小腿屈成约 120°，右手持叩诊锤叩击髌骨下股四头肌腱，反应为股四头肌收缩，小腿伸展，判定膝伸展的程度（图 3-19）。意义：正常人此反射存在，周围神经病变、黏液性水肿时反射减弱或消失。锥体束病变反射亢进，并可伴有阵挛。

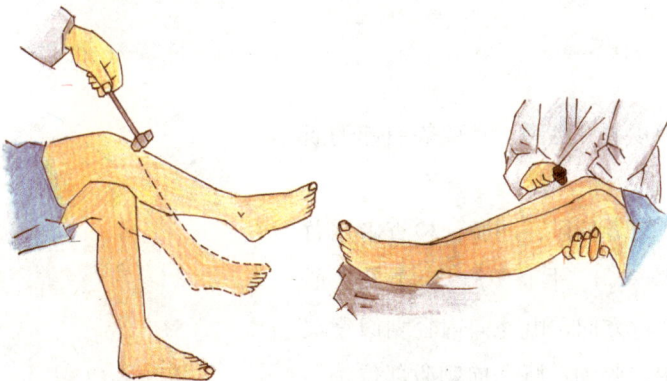

图 3-19　膝反射检查

5. 踝反射　又称跟腱反射，由骶$_{1~2}$支配，经胫神经传导。患者仰卧，膝外展，足跟向内，足背屈，检查者用左手使足背屈成直角，叩击跟腱或直接叩足底，反应为小腿三头肌收缩和足跖屈（图 3-20）。意义：当极度亢进时常伴有踝阵挛，提示锥体束病变。当坐骨神经受损或胫神经麻痹时，踝反射减弱或消失。

6. 下颌反射　又称嚼肌反射。将拇指或示指放在患者微张口的下颌上，用叩诊锤叩击手指，若患者咬肌过度收缩，下颌急速向上跳动为阳性（图 3-21）。意义：此反射在正常人不能引出，反射阳性者可见于双侧皮质脑干束病变。

NOTE

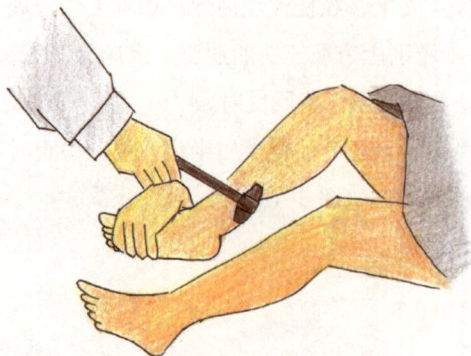

图 3-20　踝反射检查

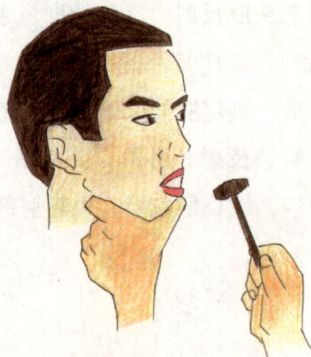

图 3-21　下颌反射检查

7. 阵挛　是腱反射高度亢进的表现。

（1）踝阵挛　患者仰卧，检查者以一手托患者一侧腘窝，另一手握足，用力将足向背侧伸展同时用手抵住足底，不使其复位，则该足出现连续性交替伸屈的颤动（图 3-22）。

（2）髌阵挛　患者仰卧，下肢伸直，检查者以一手之拇指及示指压髌骨上缘并急促向下推压髌骨，引起髌骨迅速地上下颤动（图 3-23）。

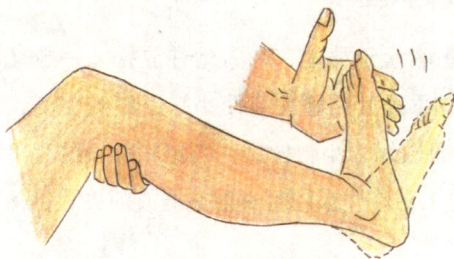

图 3-22　踝阵挛检查

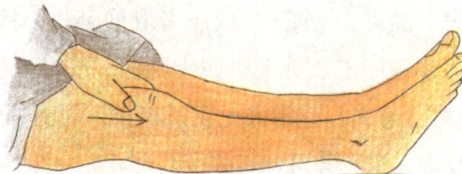

图 3-23　髌阵挛检查

二、浅反射

浅反射是刺激皮肤、黏膜、角膜等引起的肌肉快速收缩反应。

1. 腹壁反射　患者仰卧，屈膝，检查者用竹签沿肋弓下缘（胸$_{7~8}$）、平脐（胸$_{9~10}$）及腹股沟（胸$_{11~12}$）的平行方向，由外向内轻划腹壁皮肤，反应为该侧腹肌收缩，脐孔向刺激部位偏移（图 3-24）。临床意义：腹壁反射亢进无临床定位意义，肥胖者和经产妇可引不出。若一侧消失或两侧强度不同，往往提示有病理意义。如该反射在多发性硬化早期锥体束损伤体征未出现时常先丧失，锥体束病变亦丧失。

2. 提睾反射　由腰$_{1~2}$支配，经生殖股神经传导。用竹签自下而上轻划大腿内侧上部皮肤，反应为该侧提睾肌收缩使睾丸上提（图 3-24）。其临

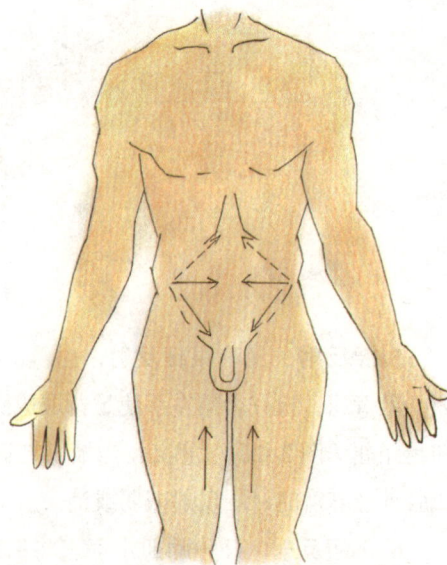

图 3-24　腹壁反射与提睾反射检查

床意义与腹壁反射相同，但减弱与消失相对出现较晚，年老体衰患者可引不出。

3. 跖反射　由骶$_{1\sim2}$支配，经坐骨神经传导。用竹签轻划足底外侧，自足跟向前方到趾根部足掌时转向内侧，反应为足趾跖屈（图3-25）。临床意义：病理情况下，生理性足跖反射消失，同样的刺激引起病理性巴宾斯基（Babinski）征。

4. 肛门反射　由骶$_{4\sim5}$支配，经肛尾神经传导。用大头针轻划肛门周围皮肤，判定肛门括约肌收缩反应（图3-26）。临床意义：肛门反射在一侧锥体束或周围神经损伤时仍存在，而在两侧锥体束损伤或马尾神经损伤时减弱或消失。

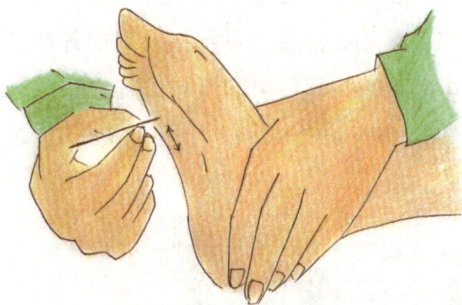

图3-25　跖反射检查　　　　　　　　　图3-26　肛门反射检查

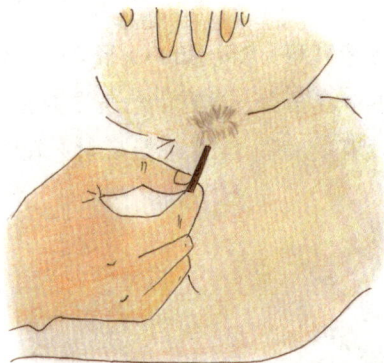

5. 角膜反射　被检查者向内上方注视，医生用细棉签毛轻触患者角膜外缘。正常时，被检者眼睑迅速闭合，称为角膜反射。

6. 咽反射　用压舌板轻触咽后壁，正常时引起恶心反射（咽肌收缩）。反射中枢在延髓。有神经损伤者则反射迟钝或消失。

三、病理反射

病理反射是锥体束损伤，病损时失去了脑干和脊髓的抑制作用而出现的异常反射。

1. 掌颏反射　当用尖锐物刺划手掌大鱼际皮肤时，出现同侧颏肌收缩（图3-27）。常见于锥体束损伤，正常人出现掌颏反射率约7%。

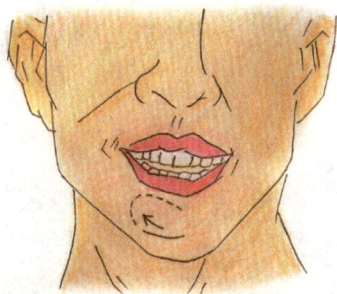

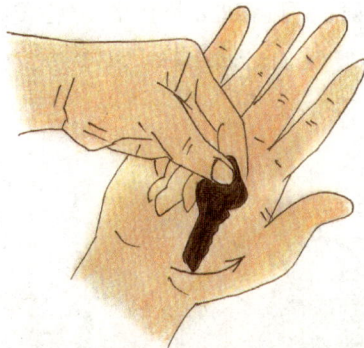

图3-27　掌颏反射

2. 霍夫曼（Hoffmann）征　检查时左手握住患者的腕关节，右手示指、中指夹住患者的中指，用拇指迅速轻弹患者中指指甲，可见患者拇指屈曲内收，其余四指也屈曲，呈现对掌动作（图3-28）。

NOTE

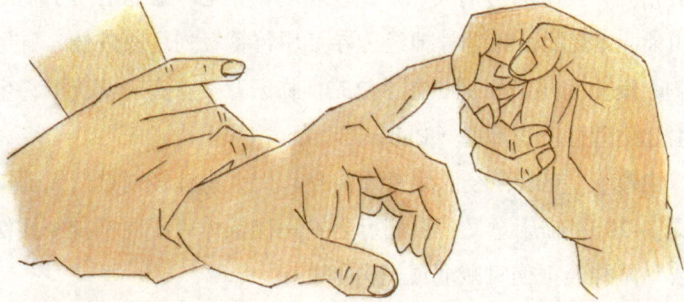

图 3-28　霍夫曼征检查

3. 罗索利摩（Rossolimo）征　手反射：检查者以左手握住患者呈微屈状态的示、中、环及小指的第 1 节处，以右手急速弹击患者手指末节掌面，如患者的拇指及其他各指呈现屈曲动作则为阳性（图 3-29）。足反射：轻弹足趾跖面趾端，即可引起所有足趾之屈曲运动（图 3-30）。

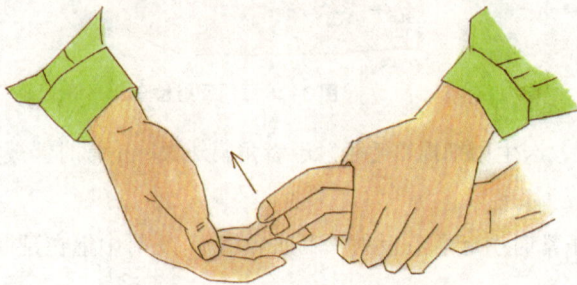

图 3-29　罗索利摩征手反射检查

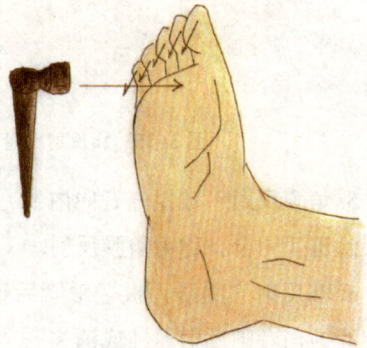

图 3-30　罗索利摩征足反射检查

4. 巴宾斯基（Babinski）征　检查方法：用竹签轻划足底外侧，由足跟向前划至小趾跟部时转向内侧（图 3-31）。正常是足趾向足底屈曲，当锥体束损伤时，则踇趾向足背屈曲，其他各趾向跖面分散呈扇形，称为阳性反应。严格地讲，上述 Hoffmann 征及 Rossolimo 征等不过是屈指（趾）反射亢进的表现（正常人较迟钝，不易引出），不是病理反射，Babinski 征是最经典的病理反射，可确切提示锥体束受损。Babinski 等位征（图 3-37）包括：

（1）夏道克（Chaddock）征　以钝尖之物划过患者之足背外侧缘时，出现与巴宾斯基征相同之现象（图 3-32）。

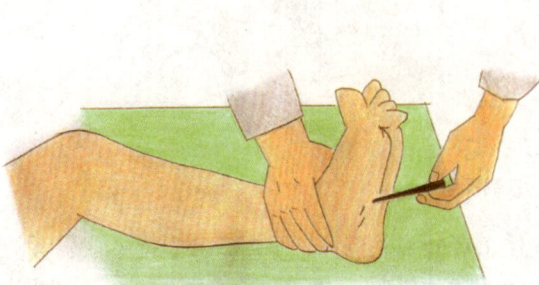

图 3-31　巴宾斯基征检查

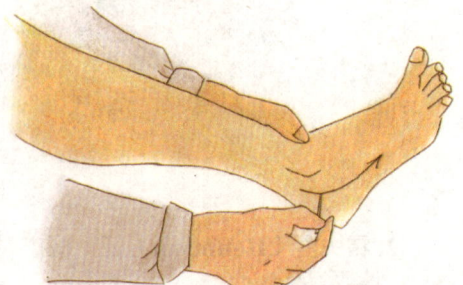

图 3-32　夏道克征检查

（2）欧本海姆（Oppenheim）征　以手指在患者的胫骨前缘由上向下推时，出现与巴宾斯基征相同之现象（图 3-33）。

（3）高登（Gordon）征　用手握紧患者之腓肠肌，出现与巴宾斯基征相同之现象（图 3-34）。

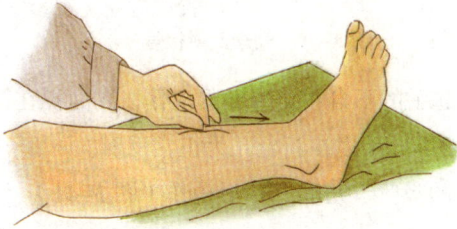

图 3-33　欧本海姆征检查　　　　　　　　图 3-34　高登征检查

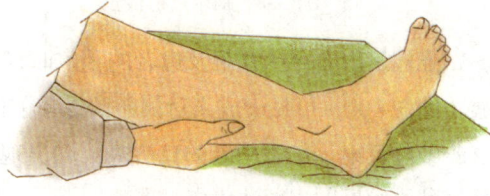

（4）谢弗（Schaeffer）征　捏住跟腱即可引起与巴宾斯基征相同的反应（图 3-35）。

（5）冈达（Gonda）征　压迫第 4、5 趾，则出现趾背屈为阳性（图 3-36）。

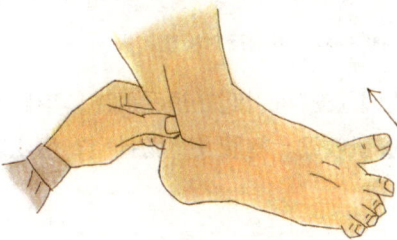

图 3-35　谢弗征检查　　　　　　　　　　图 3-36　冈达征检查

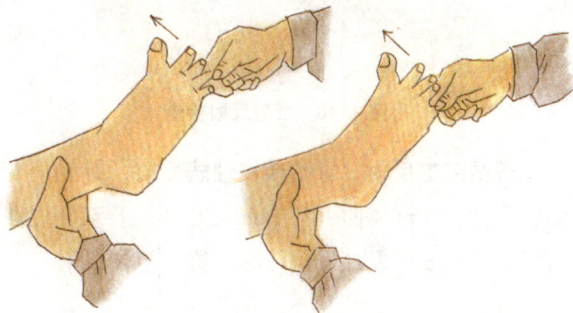

（6）普塞（Pussep）征　轻划足背外侧缘，阳性反应为趾背屈。

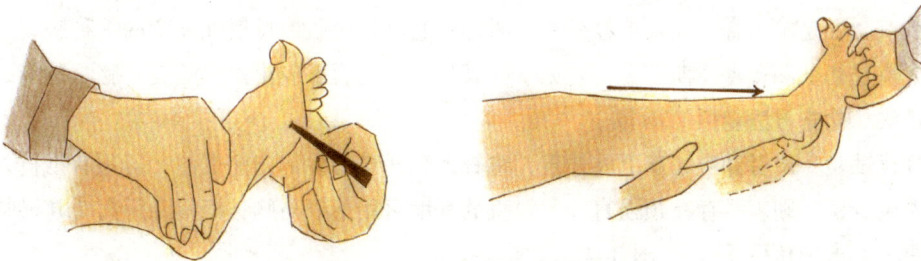

图 3-37　巴宾斯基征及其等位征

5. 梅尔（Mayer）反射　医生将患者之中指或环指用力向掌心面屈曲，其拇指呈内收与伸直现象，双侧分别检查对照（图 3-38）。正常人有此反射，但亦可呈对称性减弱或消失。上运动神经元病变时对侧上肢减弱或消失；下运动神经元病变时同侧上肢减弱或消失。小脑病变或舞蹈病时减弱或消失。额叶病变时对侧上肢亢进；脑膜炎时可见两侧上肢亢进。

6. 勒李（Leri）反射　令患者之手臂伸直，医生逐渐屈其手与腕关节，则其肘关节亦产生屈曲现象（图 3-39）。此反射在正常人恒定存在，上、下运动神经元损伤时减弱或消失，额叶病变时对侧勒李反射亢进。

NOTE

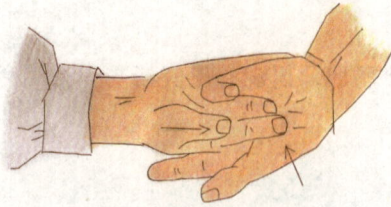

图 3-38　梅尔反射检查　　　　　　　图 3-39　勒李反射检查

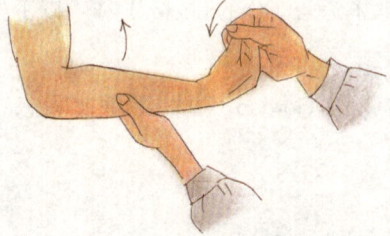

7. 强握反射　用一物触及患者的手掌时，则引起手的不自主急速握紧动作，用力抓住该物不放（图 3-40），可见于成人对侧额叶运动前区病变，此反射在新生儿为正常反射。

8. 吸吮反射　触碰患者的口唇时，则出现口唇的吸吮、咀嚼、吞咽动作（图 3-41）。该反射是一种原始反射，额叶病变时出现。

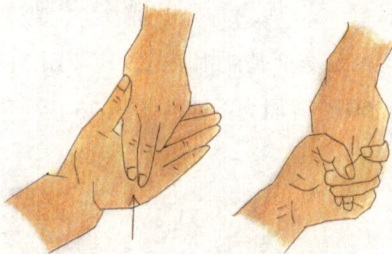

图 3-40　强握反射检查　　　　　　　图 3-41　吸吮反射检查

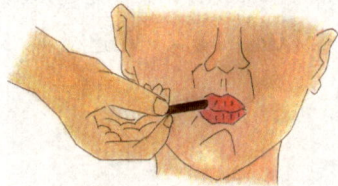

9. 脊髓自主反射　脊髓横贯性病变时，针刺病变平面以下皮肤可引起三短反射（即单侧或双侧髋、膝、踝部屈曲）和 Babinski 征。若双侧屈曲并伴腹肌收缩、膀胱及直肠排空，病变以下出现竖毛、皮肤发红、出汗等，称为总体反射。

第九节　脑膜刺激征的检查

脑膜刺激征是脑（脊）膜及神经根受刺激，引起其相应肌肉反射性痉挛的一种表现。包括颈强直、克尼格征和布鲁津斯基征，多见于脑膜炎、蛛网膜下腔出血、脑炎、脑水肿等，深昏迷时可消失。检查方法包括：

1. 屈颈试验　患者仰卧，双下肢伸直，检查者轻托患者枕部向前屈曲。若颈有抵抗，下颏不能触及胸骨柄，则表明存在颈强直。颈强直的程度可用下颏与胸骨柄间的距离（几横指）表示。严重者可出现角弓反张。（图 3-42）

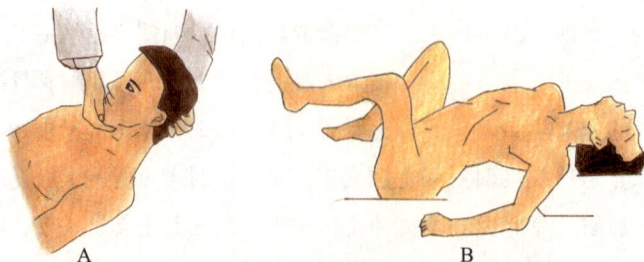

图 3-42　屈颈试验及角弓反张
A. 屈颈试验　B. 角弓反张

2. 克尼格（Kernig）征　患者仰卧，抬起一侧下肢，屈髋关节成直角，然后固定膝关节，试行伸直小腿。如果患者大腿与小腿间夹角不到135°就产生明显阻力，并伴有大腿后侧及腘窝部疼痛则为阳性（图3-43）。如果颈强直阳性而Kernig征阴性，称为颈强–Kernig征分离，可见于后颅窝占位性病变和小脑扁桃体疝。

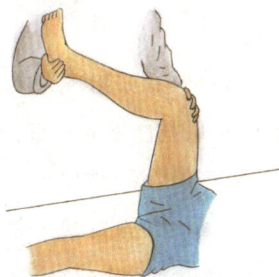

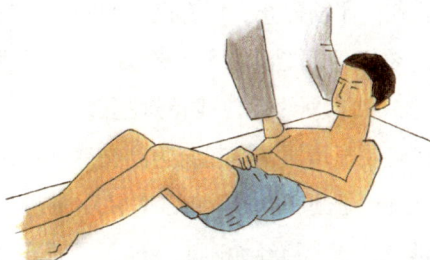

图 3-43　克尼格征　　　　　　　　图 3-44　布鲁津斯基征

3. 布鲁津斯基（Brudzinski）征　患者仰卧，被动屈颈时出现双侧髋、膝部屈曲（颈部征）（图3-44），叩击耻骨联合出现双侧下肢屈曲和内收（耻骨联合征）；或一侧下肢膝关节屈曲位，使该侧下肢向腹部屈曲，对侧下肢也发生屈曲（下肢征），均为阳性。

第十节　自主神经系统检查

自主神经系统可分为交感神经和副交感神经两个系统，两者在大脑皮质和下丘脑的控制下相互拮抗，互相协调地调整体内环境的稳定。自主神经检查包括一般检查、内脏括约肌功能检查、自主神经反射检查。

一、一般检查

1. 皮肤　观察色泽（苍白、潮红、发绀、色素沉着、色素脱失等）、温度（局部发热或发凉）、质地（光滑、变硬、增厚、变薄、脱屑、干燥等）、汗液分泌（潮湿或干燥）以及局部水肿、溃疡及压疮等。

2. 毛发和指甲　观察有无多毛、毛发稀疏、脱毛及毛发分布异常，有无指甲变厚、变形、脱落及失去光泽等。

3. 出汗　观察有无全身或局部的多汗、少汗或无汗。触及皮肤感知其干湿度，注意双侧对比，必要时可做发汗试验。

发汗试验：将患者皮肤清洗并干燥，用含碘溶液（纯碘2mL，蓖麻油10mL，无水酒精100mL）涂于体表（外阴部、眼睑不宜涂布），然后撒以淀粉末，当皮肤出汗时，碘与淀粉起反应而呈蓝色，绘图标记颜色改变及分布情况。

4. 瞳孔　包括对光反射和调节反射，见脑神经检查部分。

二、内脏括约肌功能检查

注意检查胃肠功能（比如胃下垂、腹胀、便秘等），排尿障碍及性质（尿频、尿急、尿潴留、尿失禁等），性功能（减退、亢进）。

三、自主神经反射检查

1. 竖毛试验   搔划或以冷的物体如冰块刺激皮肤，可引起竖毛肌收缩，正常人于 4 ~ 5 秒潜伏期后出现竖毛反应（起鸡皮），7 ~ 10 秒时最明显，15 ~ 20 秒消失。竖毛反应一般扩散到脊髓横贯性损伤的平面停止，可有助于判断脊髓损伤的平面。

2. 皮肤划纹征   用光滑小木签钝头在皮肤上划一条线，数秒钟后如出现先白后红的条纹，此为正常反应。如果划线后白线持续超过 5 分钟，为交感神经兴奋性增高；红条纹持续较久（数小时），而且明显增宽或隆起，为副交感神经兴奋性增高或交感神经麻痹。

3. 眼心反射   压迫眼球可使心率轻度减慢称眼心反射。其反射弧的传入神经为三叉神经，中枢为延髓，传出神经为迷走神经。患者安静，仰卧数分钟后，计 1 分钟脉搏数，然后再用手指压迫两侧眼球（不能引起疼痛），过 20 ~ 30 秒后，再数 1 分钟脉搏。正常者脉搏减慢 10 ~ 20 次 / 分。迷走神经麻痹者无反应，交感神经功能亢进者脉搏不减慢甚至加快，称为倒错反应。

4. 卧立位试验   患者平卧数分钟后，测血压和 1 分钟脉搏，然后再直立站起，复测血压和脉搏。正常人血压下降范围为 10mmHg，脉搏最多增加 10 ~ 12 次 / 分。如站立后收缩压降低 ≥ 20mmHg，舒张压降低 ≥ 10mmHg，脉搏次数增加或减少超过 10 ~ 12 次 / 分，提示自主神经兴奋性增高。

第四章　感觉系统病变

感觉是刺激作用于感受器后在人脑中的反映。感觉不仅反映客观事物的个别属性，而且也反映人体各部分的功能和状态，很多常见神经系统疾病可以围绕感觉进行检查而得出定位诊断。

第一节　解剖生理基础

一、感觉的种类

（一）特殊感觉

特殊感觉是由特殊感受器受到相应的刺激所感知的感觉，包括嗅觉、味觉、视觉、听觉及前庭觉。

（二）普通感觉

1. 浅感觉　指来自皮肤和黏膜，由具有机械和温度特性的物体作用于感觉器官所引起的感觉，包括温觉、痛觉及触、压觉。

2. 深感觉　指来自各有关组织的深处（如肌肉、肌腱、肌膜、骨膜和关节囊等）或内部器官（如胃壁、呼吸道），能够反映机体本身各部分运动或内部器官发生变化的感觉，如振动觉、运动觉、位置觉等。

3. 复合感觉　是来自大脑皮质（顶叶）对感觉刺激综合、分析、统一与判断的结果，包括皮肤定位觉、两点辨别觉、图形觉及实体辨别觉等。深、浅感觉均正常是复合感觉正常的前提条件。

二、感觉的传导

根据感觉类型不同，感觉的传导可分为浅感觉传导通路与深感觉传导通路。

（一）浅感觉的传导通路

浅感觉的传导通路主要传导痛、温觉和触觉，其均由三级神经元及其之间的传导束组成。

1. 躯干、四肢痛、温觉传导通路　第一级神经元位于脊神经节内，周围支分布于躯干、四肢皮肤与黏膜的感受器，痛觉纤维更达深层组织的感受器；中枢支进入同侧的脊髓后角，即第二级神经元的胞体。由该神经元发出纤维，经白质前连合交叉至对侧，形成脊髓丘脑侧束，终止于丘脑腹后外侧核，即为第三级神经元，轴突组成丘脑皮质束，至中央后回的中上部和旁中央小叶的后部（图4-1、图4-2）。

来自不同部位的神经纤维于脊髓丘脑侧束在脊髓内的排列具有固定的次序，即来自骶部的神经纤维位于外侧，来自颈部的神经纤维位于内侧，排列从外向内依次为来自骶、腰、胸、颈部的神经纤维（图4-3）。

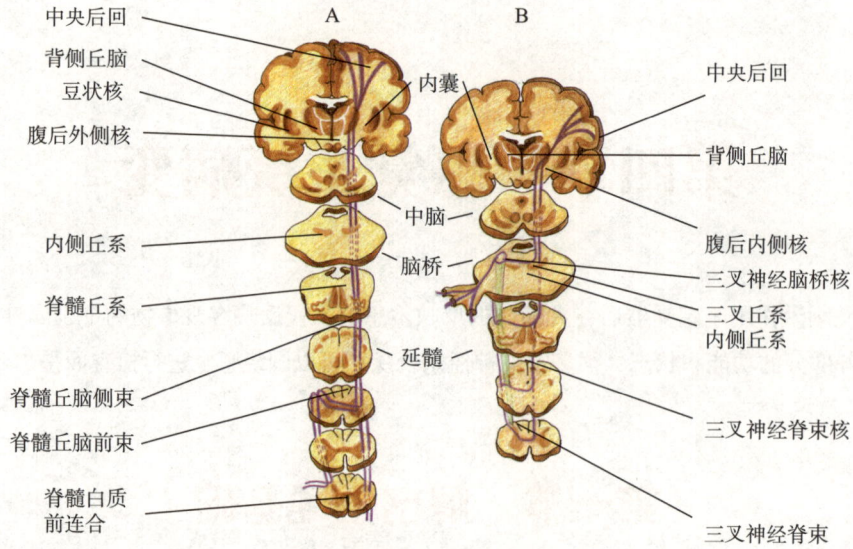

图 4-1 浅部感觉的传导通路

A.脊髓丘系 B.三叉丘系

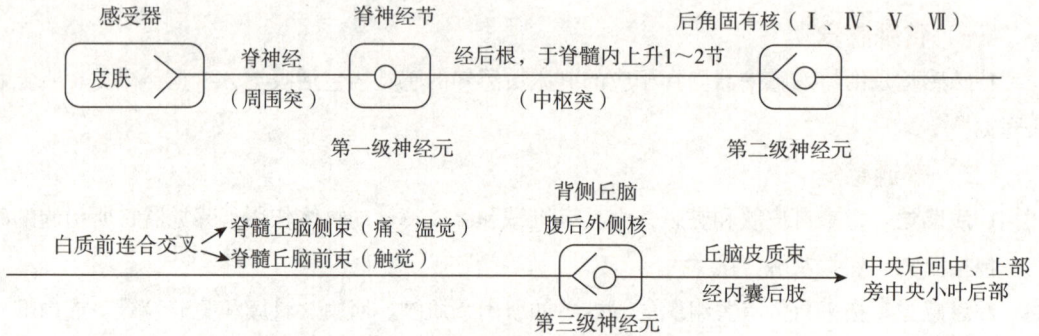

图 4-2 四肢的痛、温觉和触觉传导路

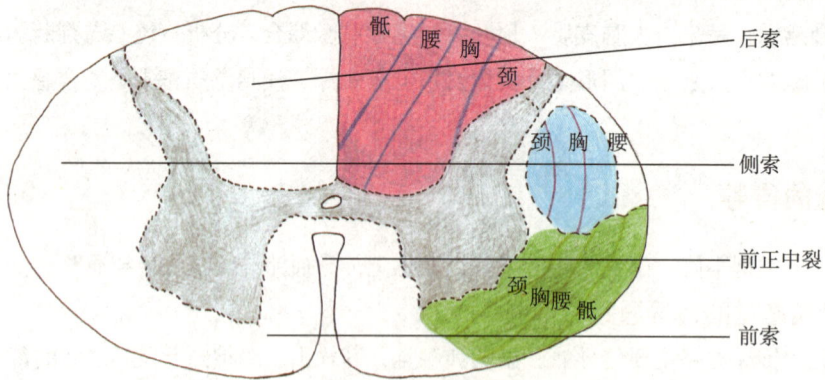

图 4-3 脊髓内纤维排列次序（颈髓）

脊髓丘脑侧束上行至平锥体交叉乃至脑桥尾端时位于内侧丘系之外侧；在脑桥首端，脊髓丘脑侧束则接连于内侧丘系之外缘；至中脑，脊髓丘脑侧束则紧挨内侧丘系之背外侧，后终止于背侧丘脑之腹后外侧核（第三级神经元胞体）。由该核再发出神经纤维，组成丘脑皮质束，经丘脑上辐射，通过内囊后肢的后 1/3 至大脑皮质的感觉区（中央后回的中、上部与旁中央小叶后部及中央前回）。若一侧脊髓丘脑侧束或脊髓丘脑侧束以上部分损伤，可出现损伤平面以下对侧的痛、温觉障碍。

2. 头面部的痛、温觉和触觉的传导通路 第一级神经元位于三叉神经节内的假单极神经元，周围支分布于头面部的皮肤，以及口、鼻黏膜等处；中枢支组成三叉神经感觉根，一部分传导触觉，终止于三叉神经脑桥核，另一部分传导温、痛、触觉，组成三叉神经脊束，终止于三叉神经脊束核。三叉神经脑桥核与三叉神经脊束核为该传导束的第二级神经元，两核发出的神经纤维交叉至对侧形成三叉丘系，沿内侧丘系的背侧经脑桥和中脑终止于背侧丘脑的腹后内侧核，此为第三级神经元。由该神经元发出神经纤维组成丘脑皮质束，经丘脑上辐射，通过内囊后肢的后 1/3，最后投射至大脑皮质的中央后回下部（图 4-1、图 4-4）。

临床上若此传导通路一侧的交叉以上发生病变，则病变对侧头面部的痛、温觉和触觉发生障碍；若交叉以下发生病变，则病变同侧头面部的痛、温觉和触觉发生障碍，此可用于定位诊断辨别病位。

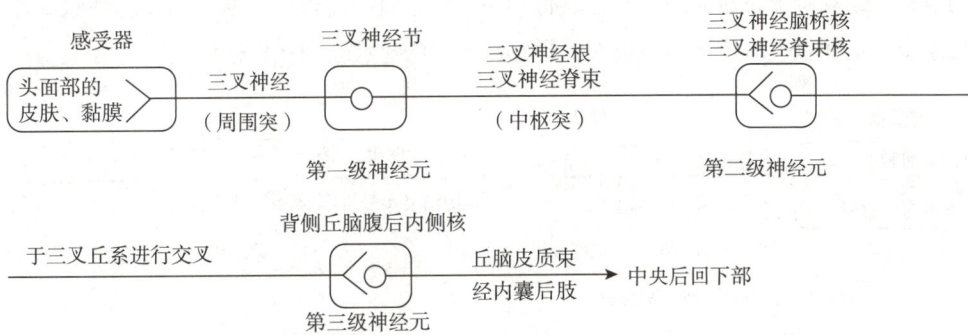

图 4-4 头面部的痛、温觉和触觉的传导路

（二）深感觉的传导通路

深感觉又称"本体感觉"，包括躯干、四肢的意识性本体感觉和精细触觉的传导与非意识性本体感觉的传导两类。

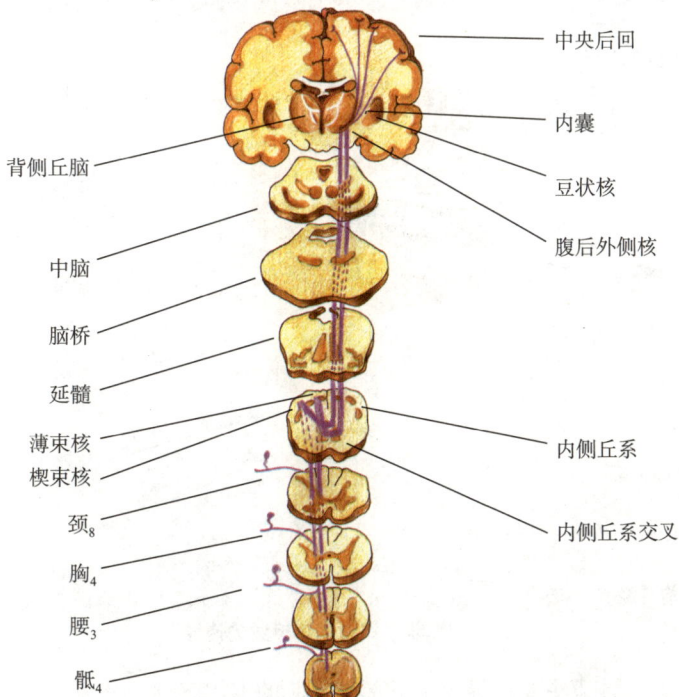

图 4-5 躯干、四肢的意识性本体感觉和精细触觉的传导

1. 躯干、四肢的意识性本体感觉传导通路 第一级神经元亦为脊神经节内的假单极神经元。其突起的周围支分布于肌肉、关节及肌腱的感受器；中枢支经后根内侧部进入脊髓后索，直接上升形成薄束（由第 5 胸节段以下的纤维组成，传导下部躯干及下肢的深感觉，位于后索内侧）及楔束（由第 4 胸节段以上纤维组成，传导上部躯干及上肢的深感觉，位于薄束外侧）。两者分别终于延髓的薄束核及楔束核，此为第二级神经元。从第二级神经元发出的纤维形成弓状纤维，绕过中央管的腹侧，在内侧丘系交叉处交叉至对侧形成内侧丘系上行，终止于背侧丘脑的腹后外侧核，为第三级神经元。再由此核发出神经纤维，经内囊后肢的后 1/3，终于大脑皮质之感觉区及顶叶皮质（图 4-5、图 4-6）。

临床上若一侧内侧丘系交叉平面以下损伤，则患者损伤平面以下同侧的意识性本体感觉和精细触觉发生障碍，表现为患者在处于闭眼或黑夜等不能借助视觉的环境时，将难以确定自身关节的位置和运动状况，从而站立不稳、行动不协调，且不能辨别所触摸物体的性状；若一侧内侧丘系交叉平面以上的传导通路损伤，则感觉障碍的症状表现在损伤对侧。

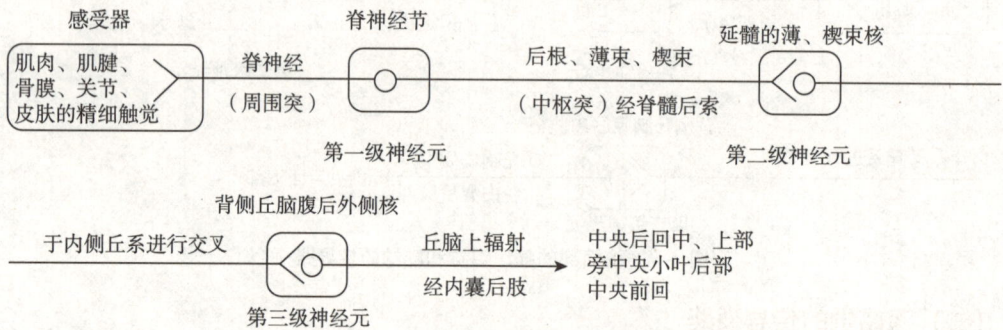

图 4-6 躯干、四肢的意识性本体感觉和精细触觉传导路

2. 非意识性本体感觉的传导通路 非意识性本体感觉传导通路实际上是反射通路的上行部分，为深感觉纤维传至小脑的本体感觉，由二级神经元组成。其传导束有二：

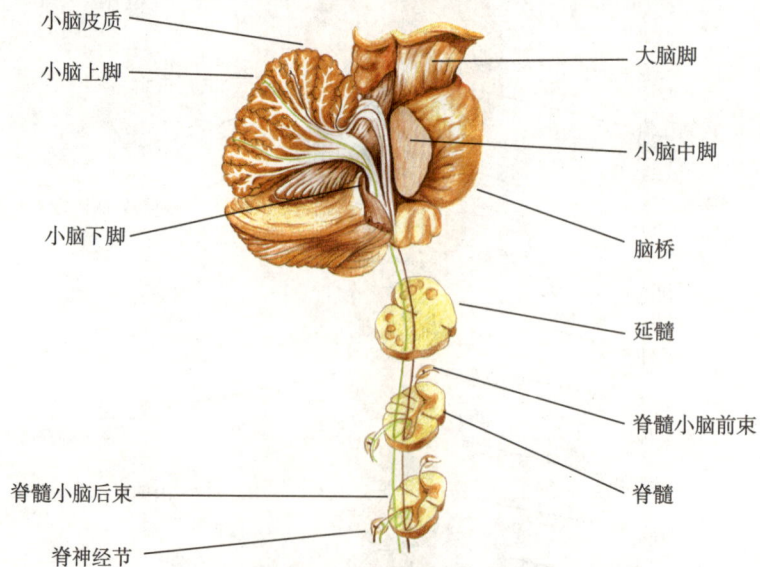

图 4-7 非意识性本体感觉的传导

（1）**脊髓小脑束** 该束主要传导躯干下部和下肢的本体感觉，分为前束与后束两束。其第一级神经元均为脊神经节内的假单极神经元，周围突均来自躯干下部与下肢的肌腱等处，中枢突均经过脊神经后根的内侧部进入脊髓，但是脊髓小脑前束的中枢突止于腰骶膨大第五、六、七层外侧部（第二级神经元），脊髓小脑后束的中枢突止于后角的胸核（第二级神经元）。第二级神经元发出的纤维，在脊髓小脑前束内大部分经白质前连合交叉至对侧，行于脊髓外侧索的前外侧缘而组成脊髓小脑前束，小部分不交叉，在同侧外侧索内与对侧交叉过来的脊髓小脑前束同行，经小脑上脚止于旧小脑皮质；在脊髓小脑后束内是在同侧的外侧索后缘内上行，形成脊髓小脑后束，经小脑下脚进入旧小脑皮质（图4-7、图4-8）。

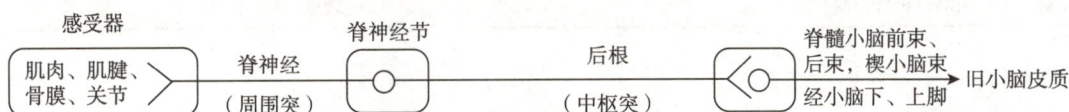

图4-8　非意识性本体感觉传导路

（2）楔小脑束　该束主要传导来自颈部、躯干上部、上肢的感觉，以脊神经节内的假单极神经元为第一级神经元，以楔束核为第二级神经元，发出纤维形成同侧的楔小脑束，经同侧小脑下脚入旧小脑皮质。

触觉分为粗触觉和精细触觉，分别与浅感觉、深感觉传导通路并行。

三、皮肤感觉的节段性分布

（一）皮节的重叠支配

1. 皮节　每一个脊神经后根支配的皮肤区域，称皮节。

2. 特征　分布到皮肤的脊神经互相重叠，绝大多数的皮节由2～3个后根重叠支配（图4-9）。鉴于这种生理特点，临床上脊髓病变时，单一神经根损伤常无感觉障碍出现；若有感觉障碍，则提示多个神经根受到损伤。此外，确定脊髓损伤的上界应当比感觉障碍的上界高出1～2个节段，神经定位诊断时一定要引起注意。

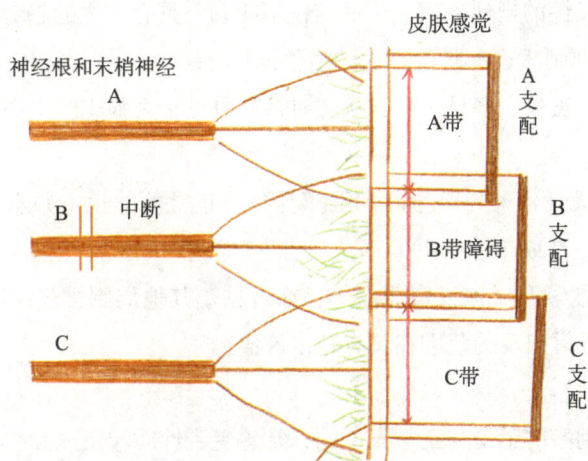

图4-9　皮肤感觉神经支配的重叠

（二）脊神经根的体表标记

胸腹部皮节的节段分布最明显，熟悉脊神经根的体表标记对临床神经系统疾病的定位诊断具有提示意义（表4-1）。

NOTE

表 4-1　脊神经根的体表标记

上肢（颈5~胸2）	躯干（胸2-12）	下肢（腰、骶）
颈5 上臂外侧	胸4 乳腺	腰4 大趾内侧
颈6 拇指	胸7 剑突	骶1 小趾
颈8 小指	胸10 脐	骶2 足跟
胸1 前臂内侧	胸12 腹股沟	腰1~骶1 下肢前面
胸2 上臂内侧、锁骨下窝		腰5~骶3 下肢后面

第二节　感觉障碍的类型

感觉异常是人脑对外界客观事物个别属性的反应出现障碍的表现。临床上可根据病变的性质，将感觉异常分为刺激性症状和抑制性症状两大类。

一、刺激性症状

当感觉传导通路的兴奋性增高时将出现刺激性感觉症状，常见的有感觉过敏、感觉过度、感觉异常、感觉倒错和疼痛等。

（一）感觉过敏

感觉过敏患者经轻微刺激即引起强烈的反应，多由于感觉阈值降低，或由检查产生的刺激与传导路径上的兴奋性病灶产生的刺激相叠加而产生。此病临床上最常见，包括痛觉过敏、冷觉过敏及热觉过敏，而触觉过敏在临床上较少见。

（二）感觉过度

感觉过度患者不能正确指出刺激部位和判明刺激的性质与强度，刺激必须达到一定的程度方能感觉到，并呈暴发性的剧烈疼痛，疼痛定位不明确，具有扩散的趋势和除去刺激后的后作用。从刺激开始到感到刺激这一阶段称为"潜伏期"。感觉过度患者感觉的兴奋阈增高，对刺激的精细辨别及分析力丧失，多见于丘脑病变时，亦可见于大脑皮质中央后回的病变。

（三）感觉异常

感觉异常患者在无任何外界刺激时却能感受到不正常的感觉（如麻木感、蚁行感、沉重感、肿胀感、电击感、冷或热感、束带感、刺痛或灼热感等），且往往为主观的感觉症状。本病多见于自主神经功能紊乱、神经官能症等，亦可见于其他周围神经病变及中枢神经系统病变。检查时掌握感觉异常出现的范围亦具有定位价值。

（四）感觉倒错

感觉倒错患者对刺激的感受与正常人不同，常感受到性质相反或发生错误的感觉（仅限于浅感觉），如把触觉误认为疼痛，把冷误认为热，用棉球轻触皮肤时，患者产生针刺感或麻木感等。此症状见于癔症，临床上较少见。

（五）疼痛

疼痛是机体对损伤组织或潜在的损伤产生的一种不愉快的反应，是一种复杂的生理心理活动，是临床上最常见的症状之一。疼痛包括伤害性刺激作用于机体所引起的痛感觉，以及机体对伤害性刺激的痛反应。检查时应留心疼痛的分布、性质、程度、频度，是发作性还是持续性，以及加重和减轻的因素等。根据病变的部位及性质不同，疼痛可分为以下几种：

1. 局部疼痛　表现为疼痛的部位与病变神经干的解剖相符，某一周围神经发炎时产生的在该神经的分布区内的疼痛属于此类。

2. 放射痛　是由于感觉传导通路受到刺激或压迫而产生的疼痛，不仅受刺激的部位发生疼痛，而且能放射到该神经所支配的区域，见于神经根（如胸中段脊神经根部受到刺激时，在躯干产生带状疼痛）或神经干（如尺神经在肘关节部受到刺激时，第4、5手指感到疼痛）受刺激时。放射痛多由肿瘤、炎症、骨刺及椎间盘突出等刺激或压迫造成。

3. 扩散性痛　扩散性痛见于各种神经痛及交感神经干炎等，其痛貌似放射性疼痛，临床上需要与其相区别。扩散性疼痛实际上是某一神经的分支受刺激时，疼痛扩散至神经干的其他分支而引起疼痛的表现。例如三叉神经某一分支受刺激时，疼痛会扩散到其他分支；手指远端发生挫伤时，疼痛可扩散到整个上肢，甚至到枕颈部。

4. 灼性神经痛　是一种特殊的疼痛现象，交感神经纤维不全损伤时见之，疼痛在神经损伤2周左右开始，是一种烧灼性、部位广泛、持续时间较长的剧烈疼痛，严重者食宿不安、情绪波动，以致产生病态人格及特殊行为。多见于正中神经或坐骨神经不全损伤时（该两神经中交感神经纤维较多），一般认为是受伤部位发生神经短路，交感纤维传出的冲动经无髓鞘的C纤维传向中枢的结果。除疼痛外，患者还可出现局部皮肤潮红、毛发增加、指（趾）甲增厚等营养障碍的表现。

5. 幻肢痛　指患者主观感觉已被截除的肢体仍然存在，并且伴有剧烈疼痛，绝大部分与截肢痛合并存在，又称肢幻觉痛。该种疼痛多在断肢的远端出现，实际上是一种幻觉现象，疼痛性质有多种，如电击样、切割样、撕裂样或烧伤样等。疼痛常于安静时或夜间发作，情绪变化、气候变化、疲劳或其他疾病可以诱发或加重疼痛，表现为持续性疼痛，且呈发作性加重，各种药物治疗往往无效。对幻肢痛的发生原理，目前尚无统一意见，过去认为是由于神经近端受疤痕刺激之故；近年应用非介入性磁共振成像技术，在人体揭示了截肢后大脑皮质有功能重组现象，提示截肢后的大脑皮质功能重组很可能是产生幻肢痛的中枢机制之一，为临床缓解幻肢痛提供了新的思路。此外，患者心理上的障碍与幻肢痛密切相关，截肢后患者难以从心理上接受事实，仍保持原有的思维和动作习惯，从而造成心理障碍。幻肢痛也可能出现在失去四肢以外的部位，如乳房、牙齿、眼睛、阴茎、鼻、脸，甚至腹腔内的子宫、阑尾等，都有个案报道。

6. 牵扯性疼痛　牵扯性疼痛是刺激扩散的结果。1898年美国神经外科医生海德·亨利提出，当一些内脏器官患病时，往往在相关部位皮肤出现痛觉过敏，这种痛觉过敏的皮肤部位称为海德（Head）过敏带或痛觉过敏带。英国医生麦肯兹在深层组织（肌肉、结缔组织、骨膜）也发现了痛觉过敏部位。当内脏有病变时，患者除感觉患病器官局部不适或疼痛外，尚可在远离该器官的体表某部分皮肤或深部组织发生疼痛感觉过敏。阑尾压痛点、胃溃疡压痛点以及横膈下病变引起的肩部疼痛就是牵扯性疼痛的典型。此种疼痛的发生，与刺激通过内脏感受器经交感神经纤维走入总干，再经交通支进入后根和脊髓后角有关。当神经纤维受到刺激时，可将疼痛的兴奋扩散至终止处的感觉细胞，从而导致在相应节段所投射的皮肤分布区发生疼痛。

除疼痛外，还发现有感觉过敏，此种现象有时对内脏疾病的诊断有一定意义。内脏疾病与

NOTE

发生疼痛的相应节段的关系如图 4-10 与表 4-2 所示。

表 4-2   内脏疾病与发生疼痛的相应节段的关系

内脏	发生疼痛和感觉过敏的节段
心脏	胸$_{1\sim3}$
胃	胸$_{6\sim9}$
肠	胸$_{9\sim12}$
肝脏和胆囊	胸$_{7\sim10}$
肾脏和输尿管	胸$_{11}\sim$腰$_1$
膀胱	
①膀胱颈黏膜的刺激	骶$_{2\sim4}$
②过度充盈时膀胱壁的剧烈扩张	胸$_{11}\sim$腰$_1$
睾丸、卵巢	胸$_{10}$
子宫	
①体部	胸$_{10}\sim$腰$_1$
②颈部	骶$_{1\sim4}$

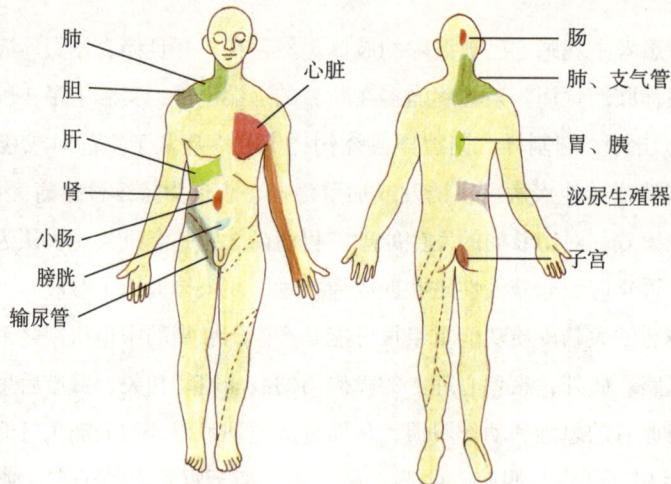

图 4-10   牵扯性疼痛示意图

二、抑制性症状

当感觉传导通路受到破坏或者功能受到限制时将出现抑制性感觉症状，临床上常见的有感觉消失、感觉减退和感觉分离等。

（一）感觉消失

该类患者在意识清楚的情况下对任何强度的刺激均不能引起感觉。根据感觉消失的程度与类型，临床上可分为完全性感觉消失，痛、温觉消失，触觉消失与深部感觉消失。完全性感觉缺失患者在同一部位各种感觉都缺失；在同一部位内某些感觉缺失而另一些感觉正常者，称为分离性感觉障碍；一般感觉正常，在无视觉参加的情况下，对刺激部位、物体形状、重量等不能辨别者，则为皮质感觉缺失。

（二）感觉减退

该类患者感觉的敏感度降低，对刺激感觉迟钝，但并未完全消失。当某一神经分布区有自发痛，同时在此神经痛分布区内痛觉又减退者，称痛性痛觉减退或痛性麻痹，可见于三叉神经损伤或单一脊神经损伤。临床上可分全部感觉减退，痛、温觉减退，触觉减退及深部感觉减退。

（三）感觉分离

感觉分离表现为某一区域内的某种感觉单独受侵，即某种感觉消失，其余感觉存在。感觉分离现象有助于神经系统疾病定位，如深感觉与识别性触觉障碍而痛、温觉和原始触觉良好时，提示后索的损伤；脊髓空洞症时，痛、温觉障碍，而触觉正常；脊髓痨时，深部感觉障碍，而浅感觉正常。

第三节 定位诊断

临床上感觉障碍可分为周围型、中枢型与特殊型三大类。医生在进行感觉系统病变的定位诊断时，应当围绕以下几点进行：一是感觉障碍的范围；二是感觉障碍的种类及其程度；三是除皮肤感觉障碍外有无疼痛及感觉异常。

一、周围型感觉障碍

周围型感觉障碍指周围神经系统，即与脑相连的 12 对脑神经和与脊髓相连的 31 对脊神经发生病变，导致其支配的皮肤区域内出现各种感觉障碍。临床上常见的有末梢型、神经干型、神经丛型与后根型感觉障碍。

（一）末梢型

末梢型感觉障碍多见于末梢神经炎、多发性神经炎、酒精中毒、糖尿病性周围神经炎、维生素 B_1 缺乏性周围神经炎等病变。其临床主要表现有以下几点（图 4-11）。

1. 双侧对称性、四肢末梢为主的手套及袜套型感觉障碍。

2. 受损区域内各种感觉皆有障碍，但感觉障碍的程度不同，有的感觉消失，有的感觉减退，或末梢端消失而近端减退。

3. 越末梢端越重，往往下肢重于上肢。

4. 常在感觉障碍区内出现感觉异常、疼痛、自主神经障碍等症状。

5. 可出现受损区域的不同程度的瘫痪、肌萎缩及腱反射减弱或消失等。

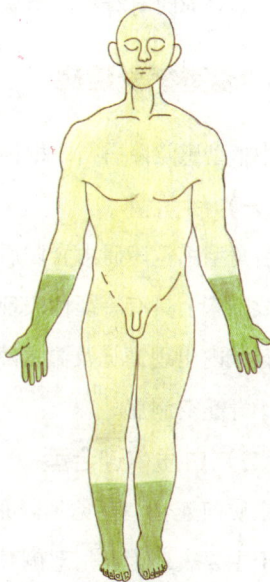

图 4-11 末梢型感觉障碍示意图

NOTE

（二）神经干型

神经干型感觉障碍又称为"单一周围型感觉障碍"，此种感觉障碍的范围与周围神经支配的皮肤区域相吻合，多见于桡神经麻痹、尺神经麻痹、腓总神经麻痹、股外侧皮神经炎等单神经病。其临床主要表现有以下几点：

1.受损神经干的分布区域内各种感觉都发生障碍。

2.感觉障碍的区域内常伴有疼痛或感觉异常。

3.还可出现运动障碍、反射障碍及自主神经功能障碍。

同时需要注意：①每条周围神经中感觉纤维可能包含来自几个脊髓根的纤维，一个脊髓根的纤维可能包含几个脊髓节段的纤维，故周围神经干损伤时，其感觉障碍的类型既不呈根型，也不呈节段型。②周围神经所支配的感觉区边缘多与其附近的周围神经互相重叠，故在其病变时，感觉障碍区常较支配区略小，并且感觉障碍的程度不一致，病区中心部为感觉消失带，周边部为感觉迟钝带。

（三）神经丛型

神经丛可分为颈丛、臂丛、腰丛及骶丛四大丛。当神经丛发生损伤时，该神经丛支配区内可出现各种感觉减弱或消失，还多伴有麻木、疼痛、肌力减弱、肌肉萎缩、肌张力减低、腱反射减弱或消失及自主神经功能障碍等表现。

（四）后根型

后根型感觉障碍受损部位见于神经后根脊神经节，主要由炎性病变及压迫性病变导致。单一的后根损伤常不产生感觉障碍，后根损伤时常伴有后根性疼痛。常见于椎间盘脱出、脊髓外肿瘤、脊髓空洞症及外伤等情况，其主要临床表现有：

1.感觉障碍呈节段分布，可出现感觉减退或感觉消失，但无感觉分离现象。

2.常伴有根性疼痛，感觉障碍的分布区域不一样，在躯干呈环状，在四肢呈带状。如病变在胸段，可出现"束带样感"。

3.如果同时有脊神经节病毒感染时，则在相应的皮肤节段内出现带状疱疹。

二、中枢型感觉障碍

中枢型感觉障碍指中枢神经系统，即脑和脊髓发生病变所导致的感觉障碍。

（一）后角型

后角型感觉障碍由脊髓后角病变所引起，因部分触觉纤维及深感觉纤维绕后角进入脊髓后索，故临床上具有特征性表现。其主要特点是：病灶同侧出现节段性、分离性感觉障碍，其所支配区域内出现痛觉及温觉障碍，但触觉大致正常，深感觉仍保存（图4-12）。此型感觉障碍多见于脊髓空洞症。

（二）白质前连合型

白质前连合型感觉障碍亦称"浅感觉分离现象"，由已交叉的脊髓丘脑侧束受损引起。其临床上主要表现为：呈双侧对称性、节段性的痛觉及温觉障碍，而触觉大致正常，深感觉完全正常（图4-13）。多见于脊髓空洞症（中央管型）与脊髓内肿瘤等。

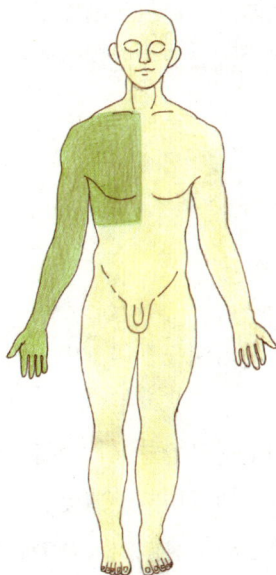

图 4-12 后角型感觉障碍示意图　　　图 4-13 白质前连合型感觉障碍示意图

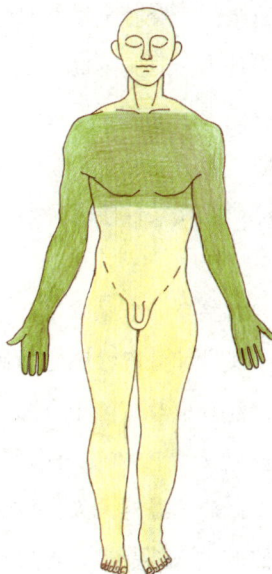

（三）传导束型

当传导束发生病变时可产生传导束型感觉障碍，临床上常见的有脊髓后索损伤、侧索损伤、脊髓半离断与脊髓全横断等损伤。

1. 脊髓后索损伤　即薄束及楔束的纤维受损。临床上主要表现为：病变侧病变平面以下出现深感觉和精细触觉障碍（减退或消失）。当深感觉障碍时，先出现振动觉障碍，再出现位置觉障碍，还可出现感觉性共济失调。

2. 脊髓侧索损伤　主要侵及脊髓丘脑侧束（痛、温觉传导束），在病变平面以下对侧发生痛觉及温觉障碍而触觉、深感觉正常（分离性感觉障碍）。因浅感觉纤维进入脊髓后先在同侧上升 1~2 节段后再交叉到对侧，所以痛温觉障碍的上界常较脊髓病变的实际上界低 1~2 节段。

3. 脊髓半离断损伤（Brown-Sequard 综合征）　脊髓半离断多损伤薄束、楔束、锥体束以及脊髓丘脑侧束，多发生在脊髓压迫症早期及脊髓外伤。主要临床症状为：同侧病变平面以下出现中枢性瘫痪及深感觉障碍，对侧病变平面以下则出现痛、温觉障碍；触觉障碍不明显。（图 4-14）

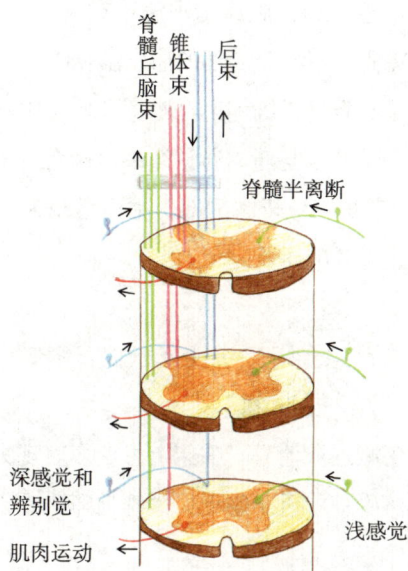

图 4-14 脊髓半离断损伤

4. 脊髓全横断损伤　脊髓全横断时薄束、楔束、锥体束、脊髓丘脑侧束、交感纤维、副交感纤维均受损。表现为：病变平面以下的一切感觉皆消失，双侧中枢性瘫痪，并伴有大小便机能障碍。常见于脊髓炎、脊髓压迫症与脊髓外伤。

（四）脑干型

脑干型感觉障碍为交叉性感觉障碍。

1. 延髓型

（1）延髓各部位病变的感觉障碍

①容易出现交叉性和分离性感觉障碍。刚交叉过来的内侧丘系居于中央，脊髓丘脑侧束则居于外侧，三叉神经脊束及核位于脊髓丘脑侧束后外侧。

②位于内侧丘系交叉上方的一侧延髓有病变时，因未交叉的三叉神经脊束核受累，可出现同侧三叉神经分布区痛、温觉消失与对侧上、下肢及躯干的一切感觉消失。

③若延髓一侧的中心部受损，可出现深浅感觉分离障碍（对侧深感觉障碍）。

④若延髓一侧的外侧部受损（多见于小脑后下动脉血栓形成），可出现交叉性痛、温觉障碍，表现为同侧三叉神经支配区与对侧上、下肢及躯干的痛、温觉障碍。

（2）小脑后下动脉供应区病变的感觉障碍　因小脑后下动脉供应往往略有变异，病变时累及的组织略有不同，故可能出现以下几种类型的感觉障碍：

①交叉型痛、温觉障碍：病变位于延髓一侧的外侧部，因累及脊髓丘脑侧束及三叉神经脊束及核，出现病灶同侧面部痛、温觉障碍及对侧上、下肢及躯干之痛、温觉障碍。

②半身型痛、温觉障碍：病变位于延髓上部靠内侧，累及脊髓丘脑侧束及传导面区痛、温觉的三叉神经二级纤维。表现为病灶对侧的面部及上、下肢出现痛、温觉障碍。

③双侧面区及一侧上、下肢和躯干的痛、温觉障碍：病变范围稍大，亦位于延髓一侧的外侧部，累及脊髓丘脑侧束、同侧三叉神经脊束及核和传导对侧面区痛、温觉的二级纤维。临床出现双侧面区痛、温觉障碍及病灶对侧上、下肢及躯干之痛、温觉障碍。

④一侧上、下肢及躯干的痛、温觉障碍：病变范围稍小，位于延髓一侧的前内侧部或后内侧部，累及脊髓丘脑侧束与薄、楔束核。临床出现病灶对侧上、下肢及躯干的痛、温觉障碍，同侧上、下肢及躯干的深感觉障碍，不出现面部的痛、温觉障碍。

2. 脑桥、中脑型　内侧丘系与脊髓丘脑侧束在脑桥开始至中脑一段内两者彼此靠近，自内向外排列次序为深感觉纤维、触觉纤维与痛、温觉纤维。病变位于内侧丘系附近时，可表现为对侧肢体某1~2种感觉障碍；若病变位于内侧部，主要表现为对侧半身的深感觉障碍；若病变位于外侧部，则主要出现痛、温觉障碍。

（五）丘脑型

丘脑受损伤时，可产生"丘脑综合征"，常见于脑血管病变、肿瘤、癫痫等情况，其主要表现有：

1. 对侧半身各种感觉皆出现减退或消失。临床上患者多表现为：上肢症状重于下肢，肢体远侧端的症状重于近侧端，肢体的症状重于躯干，深感觉障碍重于浅感觉障碍，还可出现感觉性共济失调。

2. 病灶对侧半身出现自发性剧痛，又称"丘脑痛"或"中枢性疼痛"，是一种痛苦难忍的、异常不适的、定位不确切的、性质难以形容的强烈灼热感或疼痛。检查病灶对侧半身感觉时，常可发现感觉过敏。

3.对侧半身感觉过度。用痛、冷、热、触等刺激施于患者病灶对侧半身时，皆可出现感觉过度，有时还可伴发感觉倒错（以冷为热、以触为痛等）。

4.当病变累及视放射纤维时，可出现同向性偏盲。

5.若病变侵及丘脑与纹状体联系时，则出现各种不自主运动，但症状的表现程度不如基底节病变时明显。以舞蹈症及手足徐动症较为常见。

6.还可出现对侧半身（尤其是肢体）的水肿。

（六）内囊型

内囊由上、下行的传导束密集而成，可分为三部：前肢、后肢和膝部。在内囊后肢的后1/3通过丘脑皮质束，此处受损，则出现对侧半身的感觉减退或消失。内囊感觉障碍的特点：四肢重于躯干，肢体远端重于近端，深感觉重于痛、温觉。常见于脑血管病变、肿瘤等情况。

内囊病变常侵及运动、感觉和视觉纤维，常出现偏瘫、偏身感觉障碍及偏盲，即所谓的"三偏"症候群。

（七）皮质型

皮质型感觉障碍主要由刺激性病变与破坏性病变所致。

1.刺激性病变　主要引起贾克森（Jackson）感觉性癫痫发作，其临床表现为病灶对侧某一肢体或半身从某一局部（如拇指）开始，逐渐扩散至单一肢体或半身出现感觉异常。若向皮质邻近的区域扩散则可引起全面性发作。

2.破坏性病变　大脑的感觉皮质区发生破坏性病变时可出现复杂感觉（实体觉、图形觉、皮肤定位觉）的障碍，这是由于其处于感觉分析综合最高级的地位所决定的。

因感觉区皮质面积较大，故有破坏性病变时，常出现身体某一部位的感觉障碍。病变位于中部时，出现上肢感觉障碍。出现对侧半身感觉障碍者比较罕见，若出现也具有四肢重于躯体、肢体远端重于近端的特点。

人体各部位感觉在大脑皮质感觉区的投射有一定规律，其表现为：①纵的方向排列，即下肢在上，躯干与上肢依次在下；②横的方向排列，如上肢感觉区内，来自桡侧的在前（在后中央回前部），而尺侧在后（在后中央回后部）。如发生小病灶的病变时，可出现假性节段性感觉障碍。

三、特殊型感觉障碍

某些感觉障碍或无器质性体征，或同时具有中枢型与周围型感觉障碍的特点，临床上应注意将其与中枢型或周围型感觉障碍相区别。此类疾病较为典型的是癔症性感觉障碍。

癔症性感觉障碍有以下几个特点：

1.常发病于青年女性。

2.患者有精神刺激史。

3.患者一般不伴有神经系统的器质性体征。

4.其感觉障碍具有特异性表现：感觉障碍的分布不符合解剖生理支配的区域；感觉障碍呈多样性，浅深感觉同时全部减低或消失；感觉障碍的范围变化性大；感觉障碍的范围及程度易随暗示而变化，或经暗示治疗而很快治愈；感觉障碍在治疗后易复发。

5. 患者具有其他癔症特点。

各种感觉障碍的分布见图 4-15。

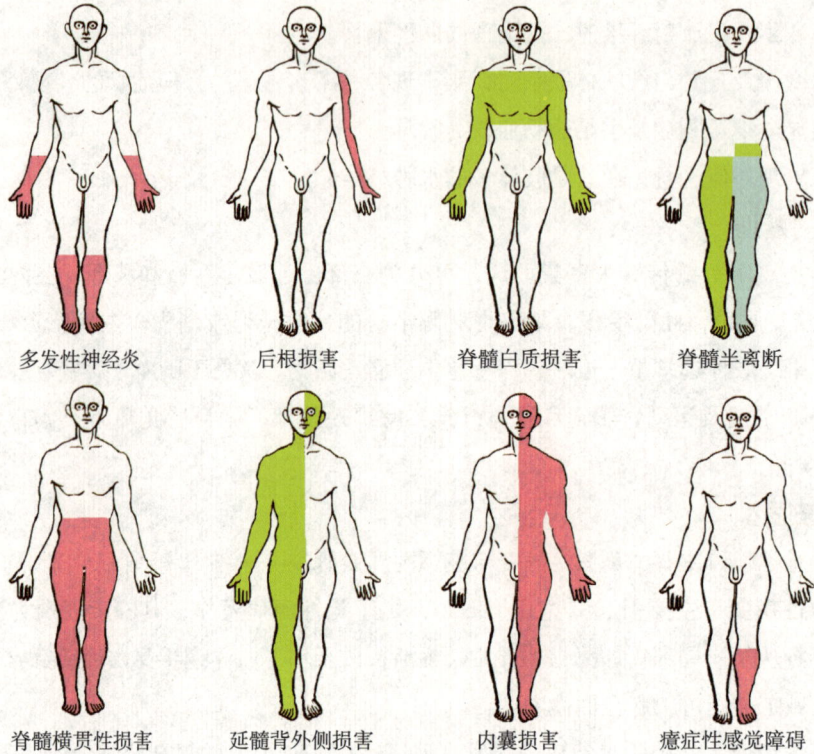

| 多发性神经炎 | 后根损害 | 脊髓白质损害 | 脊髓半离断 |

| 脊髓横贯性损害 | 延髓背外侧损害 | 内囊损害 | 癔症性感觉障碍 |

图 4-15 各种感觉障碍的分布

■ 各种感觉均障碍　　■ 浅感觉障碍　　■ 深感觉障碍

第五章　运动系统病变

人体的运动系统在大脑皮质的控制下，通过锥体系统、锥体外系统和小脑系统共同完成各种复杂运动功能，主要发挥运动、支持、保护三大作用。锥体系统管理骨骼肌的随意运动，而锥体外系统和小脑系统的主要功能是维持随意运动时的体态姿势，调节肌肉张力与肌肉运动和共济协调，以保证复杂运动机能的顺利进行。本章将分为锥体系统、锥体外系统两个部分，围绕解剖生理与临床表现展开运动系统病变定位诊断的阐述。

第一节　锥体系统

一、解剖生理基础

锥体系统是指大脑皮质及其发出的锥体束，经延髓锥体交叉下行到脊髓的神经联系路径，是完全置于人的意识控制下的运动传导系统，中枢通过此系统调节和控制人体骨骼肌产生各种随意运动。

（一）锥体系统的两极神经元

椎体系统的功能是将随意运动冲动从大脑运动皮质传递到骨骼肌效应器，由上、下两极神经元组成。

1. 上运动神经元　又称"上运动神经单位"，由位于大脑皮质运动区（中央前回、额上回、额中回的后部和旁中央小叶）的胞体及其发出的轴突组成的下行锥体束共同组成。

在中央前回和旁中央小叶区（Brodmann 分区的 4、6 区）存在大量的锥体细胞，主要由这些细胞发出轴突，加上顶叶中央后回（1、2、3 区）与顶叶感觉联络区（5、7 区）的少量轴突，从皮质向半球作辐射冠，形成皮质脊髓束与皮质脑干束两个传导束，分别终止于脊髓前角细胞和脑干的脑神经运动核。在 4 区内侧分布有大量的巨大贝兹细胞（Betz 细胞，直径达 120μm），但是由这些细胞发出的锥体束纤维较少，绝大多数锥体纤维都是由较小的锥体细胞发出的。

2. 下运动神经元　脑神经的运动核、脊髓的前角细胞及由它们发出的神经纤维，称为下运动神经元，或称"下运动神经单位"。

下运动神经元的主要功能是将冲动传至随意肌，支配肌肉运动，维持肌肉张力和反射活动。其对于传送神经营养、维持肌肉正常代谢亦有重要意义。

（二）锥体束的传导

1. 皮质脑干束　又称"皮质延髓束""皮质核束"，其大致传导通路如图 5-1 所示。

NOTE

```
┌──────────────┐    ┌──────────┐    ┌──────────────┐    ┌──────────────────┐    ┌──────────────────────┐
│ 中央前回下1/3 │ →  │ 内囊膝部  │ →  │ 中脑、大脑脚底 │ →  │ 中脑、脑桥、延髓   │ →  │ 支配眼外肌、咀嚼肌、  │
│              │    │          │    │              │    │ 脑神经运动核      │    │ 表情肌、咽喉肌、舌肌  │
└──────────────┘    └──────────┘    └──────────────┘    └──────────────────┘    └──────────────────────┘
```

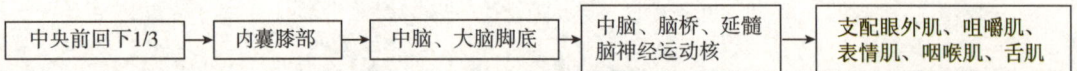

图 5-1　皮质脑干束传导通路

（1）皮质脑干束起于中央前回下部的锥体细胞。

（2）下行纤维经内囊膝部下降至大脑脚底中 3/5。锥体束在经过内囊时的排列由前向后依次为支配头面、上肢、躯干与下肢的纤维，在大脑脚底的中 3/5 处锥体束的排列由内向外依次为支配对侧头面、上肢、躯干和下肢的纤维。此部分的内侧 1/5 是由额叶皮质到脑桥核的纤维，称为"额桥纤维"；其外侧 1/5 部分是由颞、顶、枕叶皮质到脑桥核的纤维，分别称为"颞桥纤维""顶桥纤维"与"枕桥纤维"；位于中央的 3/5 部分为皮质脊髓束与皮质脑干束，后者的一部分纤维终止于中脑的眼球运动神经核，其余部分与皮质脊髓束继续下行至脑桥。

（3）大部分纤维终止于双侧脑神经运动核。皮质脑干束在进入脑干后分别到达同侧与对侧的脑神经运动核（包括动眼神经核、滑车神经核、外展神经核、三叉神经运动核、面神经核的上核与疑核），支配双侧眼外肌、咀嚼肌、面部肌、咽喉肌、胸锁乳突肌与斜方肌。

（4）小部分纤维终止于对侧面神经核的下核和舌下神经核，支配对侧的面下部表情肌与颏舌肌。

2. 皮质脊髓束　其大致传导通路如图 5-2 与图 5-3 所示。

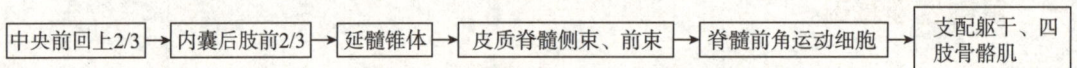

```
┌──────────────┐  ┌────────────┐  ┌────────┐  ┌──────────────────┐  ┌──────────────┐  ┌──────────┐
│ 中央前回上2/3 │→│ 内囊后肢前2/3 │→│ 延髓锥体 │→│ 皮质脊髓侧束、前束 │→│ 脊髓前角运动细胞 │→│ 支配躯干、四 │
│              │  │            │  │        │  │                  │  │              │  │ 肢骨骼肌  │
└──────────────┘  └────────────┘  └────────┘  └──────────────────┘  └──────────────┘  └──────────┘
```

图 5-2　皮质脊髓束传导通路

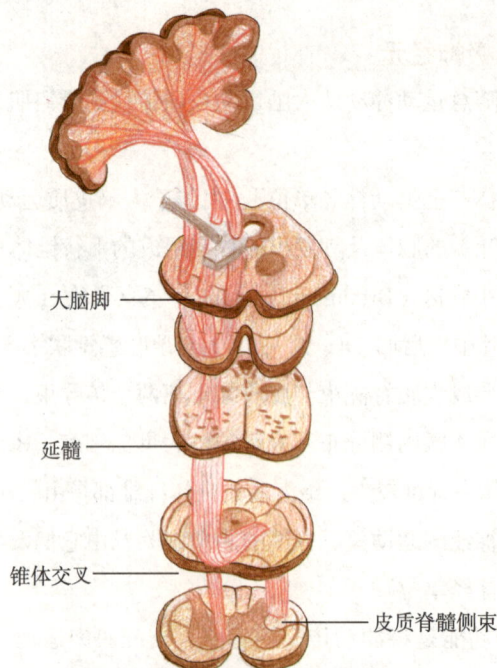

大脑脚

延髓

锥体交叉

皮质脊髓侧束

图 5-3　锥体束纤维在中枢神经内的排列

（1）皮质脊髓束起于中央前回上、中部和旁中央小叶前部的锥体细胞。

（2）下行纤维经内囊后肢前 2/3、大脑脚底中 3/5、脑桥的基底部下行至延髓的锥体。下行运动纤维，经过辐射冠逐渐集中到内囊，再通过内囊后肢的前 2/3（支配上肢的纤维通过内囊后肢的前 1/3，支配下肢的纤维通过内囊后肢的中 1/3），下降到中脑时位于大脑脚底的中间 3/5，继续下行至脑桥。

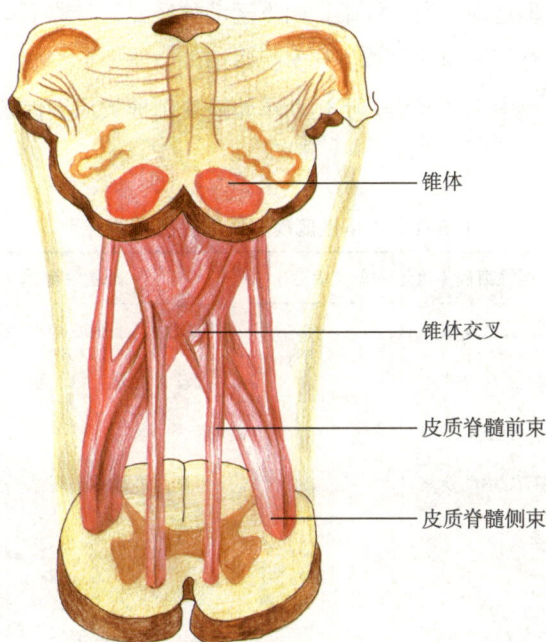

图 5-4　锥体交叉

（3）皮质脊髓束下降至延髓下端时，进行不完全的交叉（图 5-4）。大部分的纤维交叉，称为"锥体交叉"。85%～90% 的纤维在锥体交叉处交叉至对侧，形成皮质脊髓侧束，行于脊髓外侧索中，终于脊髓前角，支配四肢肌。在进行锥体交叉时，支配上肢的纤维先交叉，支配下肢的纤维后交叉。皮质脊髓侧束下行于脊髓侧索中，逐渐分出纤维终止于每节脊髓的前角细胞。皮质脊髓束在脊髓内的神经纤维排列亦有一定的顺序，由内向外是自上而下的支配关系（即支配颈部的在最内侧，支配上肢的在稍外侧，支配下肢者在最外侧）。少部分的纤维不交叉，直接下行于同侧脊髓前索中，称为皮质脊髓前束。其大部分纤维通过白质前连合交叉终止于对侧前角细胞，小部分纤维终止于同侧的前角细胞。皮质脊髓前束至脊髓下胸段就终止了，主要支配颈部及躯干部的横纹肌。

3. 锥体束传导的特点

（1）面神经核的下核及舌下神经核只接受来自对侧大脑皮质的纤维支配，其他脑神经的运动神经核接受双侧大脑皮质支配。

（2）一侧锥体束病变时有些肌群可不发生运动障碍。虽然说运动的支配是交叉性的，右侧大脑半球支配左侧半身，左侧大脑半球支配右侧半身，当一侧运动传导束病变时，单独受这一侧大脑半球支配的肌群（如四肢肌、舌肌和面下部表情肌等）出现瘫痪，对侧半身出现运动障碍，但并非对侧所有的肌肉都发生运动障碍，尚有许多受双侧大脑皮质支配的肌群（如眼肌、咀嚼肌、面上部表情肌、咽肌、喉肌、颈肌、躯干肌和会阴肌等）不受损伤。

（3）皮质脑干束在脑干内位于皮质脊髓束的背内侧。

NOTE

二、定位诊断

锥体系由两级神经元组成，一是大脑皮质运动细胞及其发出的走向脑神经运动核或脊髓前角细胞的纤维，叫上运动神经元，又称上运动神经单位或中枢神经单位；二是脑神经运动核和脊髓前角细胞及其发出走向肌肉的纤维，叫下运动神经元，又称下运动神经单位或周围神经单位。上运动神经单位对下运动神经单位有支配作用。

上运动单位病变导致中枢性瘫痪，下运动单位病变则导致周围性瘫痪。中枢性瘫痪与周围性瘫痪的鉴别见表 5-1。

表 5-1　中枢性瘫痪与周围性瘫痪的鉴别

	中枢性瘫痪（上运动单位病变）	周围性瘫痪（下运动单位病变）
损伤部位	皮质运动区或锥体束	脊髓前角细胞或脑神经运动核或两者的纤维
瘫痪范围	较广泛，常以肢体为主	常较为局限，以个别肌肉或肌群为主
肌张力	增高，常呈折刀样	减低
肌萎缩	无或有失用性萎缩	明显，早期即出现
肌纤维颤动	无	可有
联带运动	有	无
反射	腱反射亢进	腱反射减弱或消失
病理反射	有	无

锥体系的损伤表现为瘫痪。因损伤的部位不同，其症状及体征各异。

（一）上运动神经单位病变的定位诊断

上运动神经单位病变，是指大脑皮质躯体运动中枢、锥体束损伤。这种病变导致中枢性瘫痪，其特点是腱反射亢进，肌张力增高，出现病理反射。

1. 皮质型　大脑皮质发生刺激性病变或破坏性病变时，会导致不同的运动障碍。

（1）刺激性病变　临床上主要表现为局限性癫痫，多从一个肢体的某一局部开始痉挛发作。因病变累及不同的皮质部位，其痉挛发作的分布亦不同。若中央前回上部发生病变，则引起对侧下肢局限性癫痫发作；若中央前回中部病变，则引起对侧上肢局限性癫痫发作。如果癫痫兴奋波逐渐扩散，局限性癫痫可由某一肢体发展至半身或全身。若癫痫兴奋波扩散至额中回后部，则在局限性癫痫发作的同时可出现双眼向病灶对侧转动。若一天中局限性癫痫多次发作，则称为"连续性局限性癫痫"；若局限性癫痫一次接一次地急速发作伴有意识丧失，则称为"局限性癫痫持续状态"。如果局限性癫痫反复多次出现，可以导致发生癫痫的肢体暂时性轻瘫，这种情况称为"陶德（Todd）瘫痪"。

（2）破坏性病变　临床主要表现为单瘫。发生单瘫的肢体具有上运动神经单位瘫痪的特点，并常伴有感觉障碍。

2. 内囊型　内囊为锥体束集中的地方，该处病变多见于脑血管病、脑肿瘤及脑脓肿等疾病，若内囊病变发生在主侧半球则可出现失语症。

（1）内囊完全损伤　临床上内囊完全损伤时多出现"三偏"症候群：①对侧中枢性舌、面瘫及上、下肢瘫痪，且大多表现为均等性瘫，但也有肢体远端重于近端、上肢重于下肢者。

②常伴有病灶对侧半身感觉障碍。③病灶对侧同向性偏盲。

（2）内囊部分损伤　内囊的不同部位、不同程度的损伤可单独或合并出现偏瘫、偏身感觉障碍、偏盲及一侧中枢性面、舌瘫等。这是由通过内囊前肢、膝部、内囊后肢的传导束不同所决定的。

3. 脑干型　在解剖生理上皮质脑干束先于皮质脊髓束交叉，脑干一侧病变时一般出现病灶同侧脑神经周围性瘫痪，病灶对侧的中枢性上、下肢偏瘫，伴或不伴有对侧脑神经中枢性瘫痪，称为"交叉性瘫痪"。脑干病变时的症状及体征取决于病灶位于脑干的不同部位，大体上可分为中脑病变、脑桥病变、延髓病变。

（1）中脑病变

1）韦伯尔（Weber）综合征：即动眼神经交叉瘫，又称"大脑脚综合征"。病变位于中脑的基底部，侵及大脑脚及动眼神经。主要表现为病灶同侧动眼神经周围性瘫痪，病灶对侧面神经、舌下神经及上、下肢中枢性瘫痪。临床上患者多眼睑下垂，瞳孔散大，伸舌偏向肢体瘫痪侧（图5-5）。

2）班内迪克（Benedikt）综合征：又称"红核综合征"。病变位于中脑被盖部，侵及红核、动眼神经及内侧丘系。主要表现为病灶同侧动眼神经周围性瘫痪，对侧上、下肢运动过度（中脑被盖部病变主要影响锥体外系，出现震颤、舞蹈、手足徐动等症状）及小脑性共济失调（红核与小脑广泛联系），并有对侧半身感觉障碍（图5-6）。

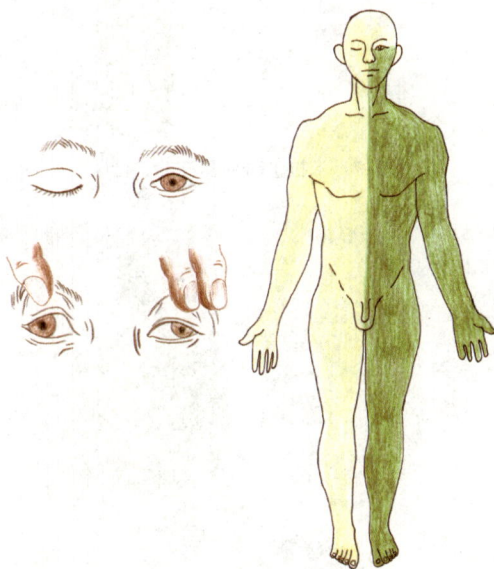

图 5-5　韦伯尔综合征

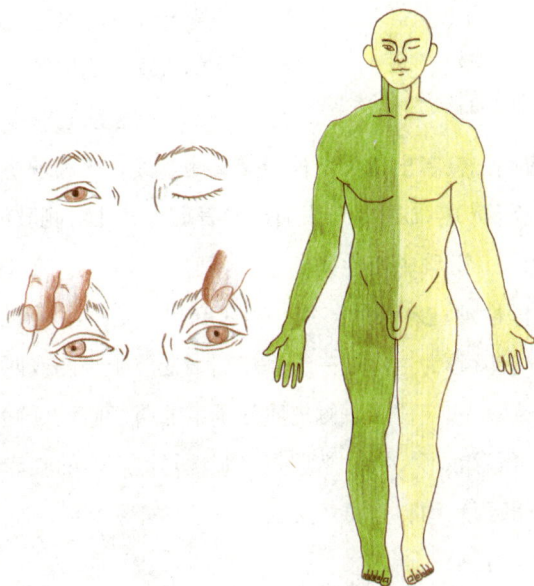

图 5-6　班内迪克综合征

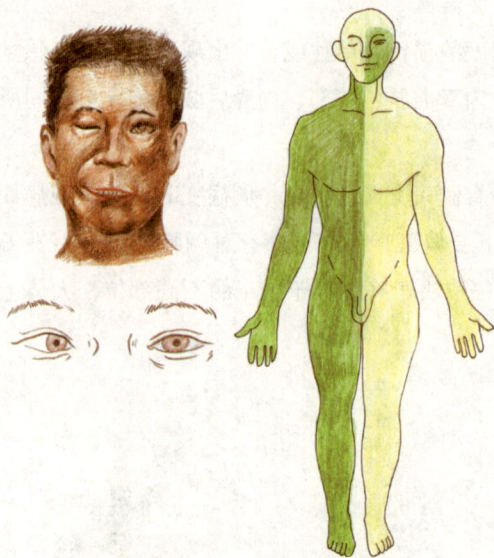

图 5-7　米拉尔德 – 葛布勒综合征

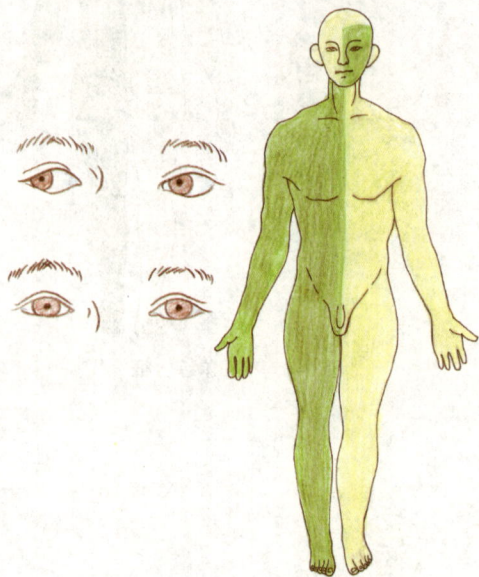

图 5-8　富威尔综合征

（2）脑桥病变

1）米拉尔德 – 葛布勒（Millard-Gubler）综合征：即面神经性交叉瘫，又称"脑桥腹外侧综合征"。病变位于脑桥腹侧部，累及锥体束、面神经和外展神经纤维。主要表现为病灶同侧面神经及外展神经的周围性瘫，对侧舌及上、下肢中枢性瘫痪（图 5-7）。常由脑出血、脑梗死与脑肿瘤引起。

2）富威尔（Foville）综合征：病变向背侧扩展，侵及后束和副外展神经核，也侵及锥体束和面神经核。主要表现为病灶同侧的侧视瘫痪（两眼注视瘫痪侧），同侧面神经周围性瘫，对侧舌及上、下肢中枢性瘫（图 5-8）。

（3）延髓病变

1）延髓背外侧（Wallenberg）综合征：病变位于延髓上段外侧部，多由小脑后下动脉或椎动脉血栓导致。其临床表现主要有：①前庭神经核损伤的表现（眩晕、垂直性眼震、恶心、呕吐等）；②交感神经下行纤维损伤的表现（Horner 综合征）；③疑核、舌咽和迷走神经损伤的表现（病侧软腭、咽喉肌瘫痪，吞咽困难，构音障碍等）；④三叉神经脊束和三叉神经脊束核损伤的表现（病侧面部痛、温、触觉障碍）；⑤脊髓丘脑束损伤的表现（病灶对侧肢体及躯干的痛、温、触觉障碍）；⑥小脑下脚损伤的表现（病侧肢体共济失调）。

2）延髓旁正中综合征：又称 Dejerine 综合征。病变位于延髓中腹侧，患者出现舌下神经交叉瘫。其临床表现主要有：①舌下神经损伤的表现（病侧舌肌瘫痪及萎缩）；②内侧丘系损伤的表现（病灶对侧肢体深感觉障碍）；③锥体束损伤的表现（病灶对侧上、下肢中枢性瘫痪）。

3）真性延髓麻痹与假性延髓麻痹的鉴别：延髓麻痹，是指由延髓或大脑等病变引起的以吞咽困难、饮水反呛、发音障碍为主症的一组病症。病变位于一侧或两侧疑核、舌咽神经、迷走神经的属于真性延髓麻痹，病变位于双侧皮质脑干束的属于假性延髓麻痹。真、假性延髓麻痹的临床症状有所不同，预后亦不一样，掌握真、假性延髓麻痹的临床特征及两者之间的鉴别要点，对于定位诊断及判断预后均有重要意义。

4. 脊髓病变型（图 5-9）

（1）高位颈髓病变（颈 $_{1\sim4}$）　若一侧高位颈髓半离断，则出现病灶同侧上、下肢中枢性瘫痪，病灶同侧病变水平以下深部感觉障碍，病灶对侧病变水平以下痛、温觉障碍，双侧病灶水平以下触觉轻度减退或正常，临床上称"脊髓半离断综合征"。

若为横断性损伤，则出现四肢中枢性瘫痪，病灶水平以下所有感觉均消失，并且有大小便障碍。

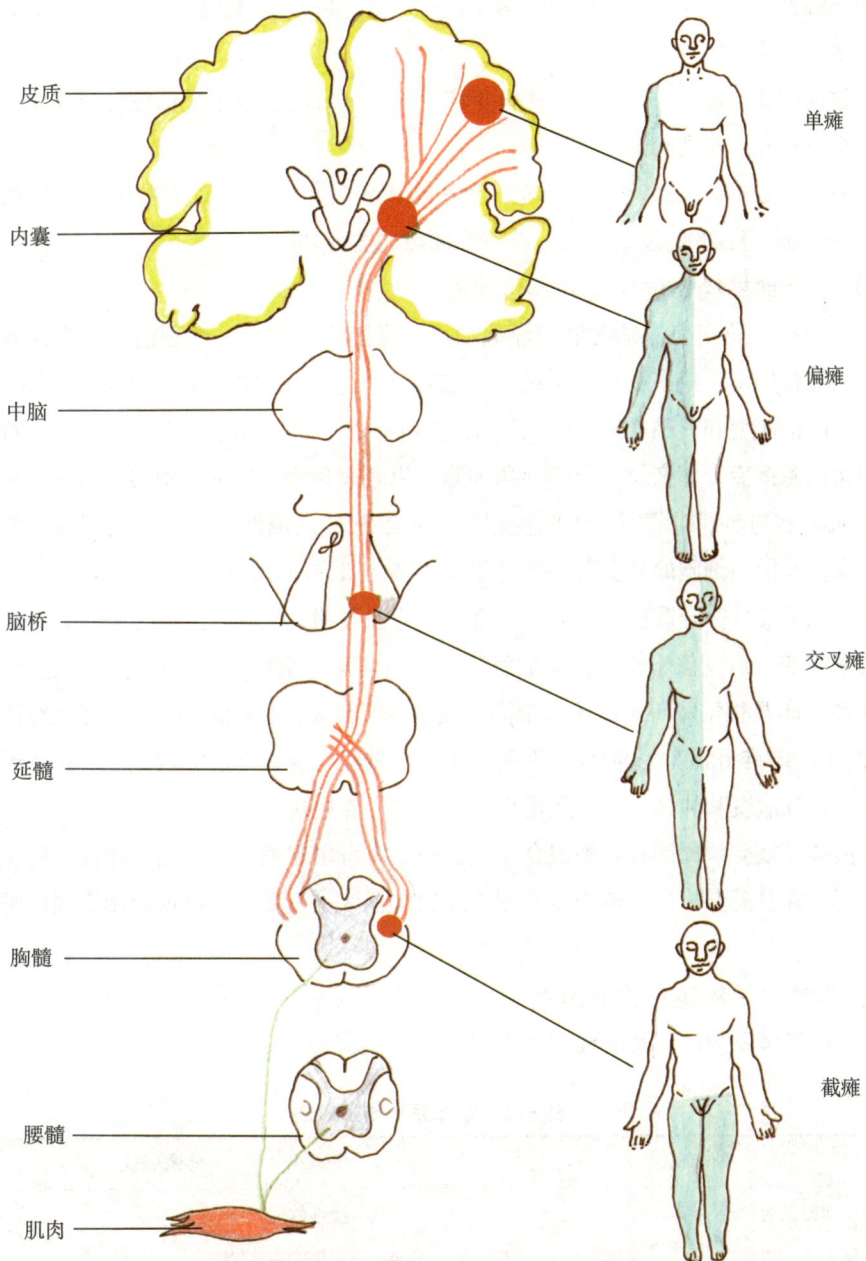

图 5-9　锥体束受损的常见部位与瘫痪的分布

若病位较高并涉及枕骨大孔区，则可出现后颅窝症状（如眩晕、眼球震颤等）；若病位在颈$_{2\sim3}$，则多在枕部或耳后出现根痛；若病变涉及颈$_4$，则出现膈肌麻痹或刺激现象。

（2）颈膨大处病变（颈$_5\sim$胸$_1$）　若一侧颈膨大处半离断，则出现病灶同侧上肢周围性瘫痪、下肢中枢性瘫痪，同侧病灶水平以下深部感觉障碍，对侧病灶水平以下痛、温觉障碍，双侧病灶水平以下触觉减退或正常。若支配扩瞳的交感神经发生障碍，还可出现 Horner 征，表现为瞳孔缩小、眼裂变小与眼球内陷。

NOTE

颈膨大处横断性损伤，则出现双上肢周围性瘫痪，双下肢中枢性瘫痪，病灶水平以下深浅感觉及大小便障碍。

（3）胸髓病变　临床上该部位的病变最常见，多为横贯性病变，产生中枢性截瘫。多见于脊髓炎和胸椎结核。若为完全性横贯性损伤，则产生痉挛性截瘫；若为不完全性横贯性损伤，则产生屈曲性截瘫。临床对于伸肌张力增高患者，应重视屈曲锻炼；对于屈肌张力增高患者，则应重视站立锻炼。

（4）腰髓病变（腰$_2$～骶$_2$）　腰髓病变较少见，患者出现双下肢周围性瘫痪，以及病灶以下各种感觉障碍及大小便障碍。

（5）马尾、圆锥综合征（腰$_5$～尾$_1$）　其临床表现主要为：双下肢弛缓性瘫痪，马鞍区（会阴部）感觉障碍，肛门反射消失，并有二便障碍与性功能障碍。

（二）下运动神经单位病变的定位诊断

下运动神经单位病变，是指脑神经运动核、脊髓周围神经、脊髓前根、脊髓前角细胞病变。其病变导致周围性瘫痪，特点是腱反射减弱或消失，肌张力减退以及肌萎缩等。现将前角细胞病变、前根病变和周围神经病变三类介绍如下，脑神经运动核病变详见第十一章。

1. 前角细胞病变　病变位于脊髓前角细胞，患者表现为节段性、弛缓性瘫痪，慢性病程患者多伴有肌萎缩与肌纤维震颤。若病变侵及前角细胞的内侧群，则身体近侧端的肌肉出现症状；若病变侵及前角细胞的外侧群，则身体远侧端的肌肉出现症状。

前角细胞病变常由脊髓前角灰质炎、进行性脊肌萎缩、脊髓空洞症等引起。

2. 前根病变　病变位于前根，其症状和体征与前角细胞损伤时相似，此外还有三个特点：①常有根性疼痛及感觉障碍（由于后根同时受损伤导致）。②受刺激时常出现肌纤维束性震颤（因前根的运动纤维密集）。③前根病变一般由脊髓神经根炎、脊髓蛛网膜炎、椎管肿瘤、脊柱结核等导致，其病变和体征是临床上椎管内病变的主要症状之一。

3. 周围神经病变　周围神经为混合神经，病变时可出现弛缓性瘫痪、疼痛、感觉障碍与自主神经障碍，并且感觉障碍的范围与周围神经的支配区是一致的，可据此做出周围神经病变的定位诊断。

（三）锥体系统的定位诊断要点

1. 常见的锥体系损伤以及表现　见表5-2。

表5-2　锥体系损伤及表现

损伤部位	临床表现
脊髓前角、前根及脊神经	同侧节段性软瘫
脊髓外侧索	同侧损伤平面以下硬瘫
延髓锥体交叉处	双侧上、下肢硬瘫
锥体束交叉以上、脑桥基底部、大脑脚、内囊后肢	对侧上、下肢硬瘫
大脑皮质	对侧相应支配区硬瘫
面神经核、面神经根、面神经	同侧面肌软瘫
舌下神经核、舌下神经根、舌下神经	同侧舌肌软下瘫
大脑脚、内囊膝部、中央前回下部	对侧面、舌肌中枢性瘫

2. 锥体束与内囊的位置　见图 5-10。

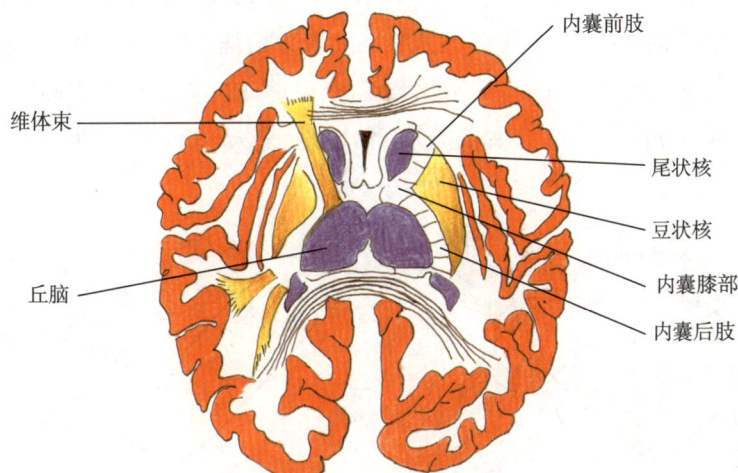

图 5-10　锥体束与内囊的位置关系

第二节　锥体外系统

一、解剖生理基础

锥体外系统是锥体系统以外的所有运动神经核和运动传导束的总称，是运动系统的组成部分，属于多神经元结构，其主要结构是基底节，还包括丘脑底核、黑质、红核、网状结构、丘脑、小脑的齿状核、前庭神经核及延髓的橄榄核等。

（一）锥体外皮质

锥体外皮质在种系发生上比较古老，在人体除锥体皮质外，凡能引起躯体运动的皮质均属锥体外皮质，但主要是第六区，又称运动前区或大脑皮质的锥体外系区。

（二）基底节

基底节又称基底核，包括：纹状体、屏状核及杏仁核。

（三）与锥体外系统活动有关的径路

1. 锥体外系统与大脑皮质的联系　包括：①皮质与纹状体纤维；②皮质脑桥小脑束；③皮质丘脑束。

2. 通过脊髓的主要锥体外传导束　包括：①红核脊髓束；②网状脊髓束；③前庭脊髓束；④四叠体脊髓束。

二、定位诊断

在大脑皮质尚不发达的动物，锥体外系统是调节其运动（如跳、跑、游泳等）的中枢。随着动物的进化，锥体外系逐渐成为保证锥体束发挥正常运动机能的结构，主要调节肌张力、肌肉的运动和平衡，使锥体束所完成的运动行为又稳又准。若该系统发生损伤，机体可出现肌张力障碍和不自主运动的改变，分为两类临床综合征。

NOTE

（一）肌张力增强－运动减少综合征

肌张力增强－运动减少综合征病变位于纹状体、黑质系统与苍白球。其临床表现特点有：

1. 肌张力增强（图 5-11）　锥体外系病变时肌张力增强，呈"铅管样"或"齿轮样"强直，需要与中枢性瘫痪的"折刀样"肌张力增强相区别。前者呈"蜡样强硬"，其抵抗力自始至终保持一致；后者如同"折刀"，其抵抗力开始增大，运动终了时却大为减少。

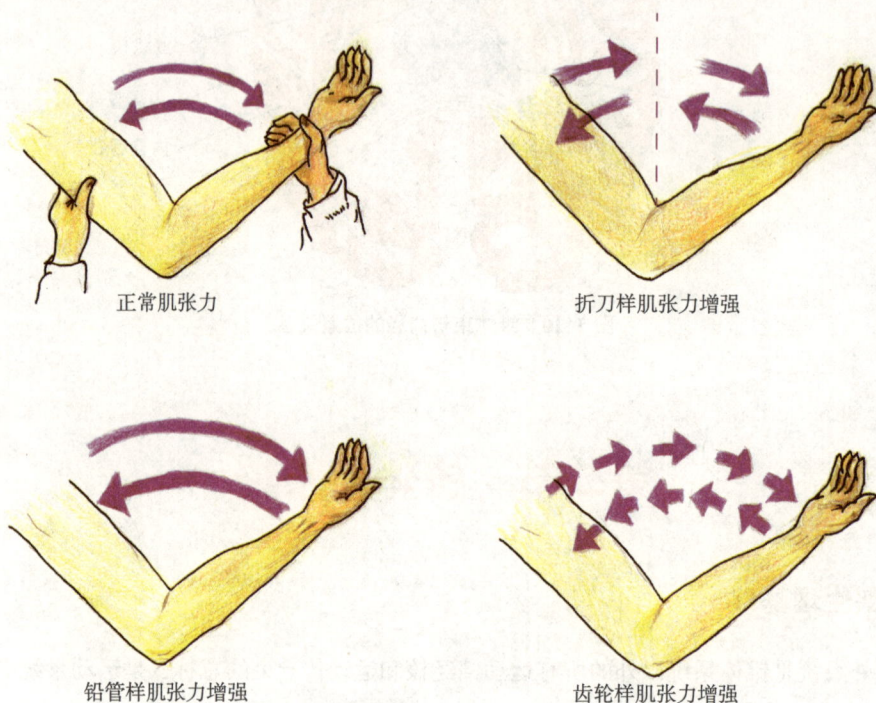

正常肌张力　　　　折刀样肌张力增强

铅管样肌张力增强　　　　齿轮样肌张力增强

图 5-11　肌张力增强的几种情况

2. 运动减少或少动症　表现为运动的主动性显著减少，患者难以从静止转向活动。临床上虽然患者采取的姿势不舒适，但也"僵"住不动。

3. 姿势与表情　患者全身呈屈曲状态，躯干及肢体均屈曲，头弯向胸前，屈背，上肢屈曲而内收，肘、腕部屈曲，掌指关节屈曲，膝关节屈曲（屈曲姿势）。外观上患者似乎比以前更为矮小。

患者颜面呈"假面具"状，表情贫乏，眨眼动作减少，呈"雕像样"外观。临床上还表现为情感易冲动，易哭泣。

4. 步态与言语　患者呈"慌张步态"，起步困难，起步身体向前倾倒，跨步很小，疾步前行，听令后不能立刻止步。患者声音低哑、单调。联带运动消失。

5. 震颤　苍白球损伤时，出现特殊的"静止性震颤"（此需要与小脑的"意向性震颤"相区别）。此种震颤在静止时出现，在情绪激动时加重；在执行随意运动时减弱或消失，睡眠中消失。多发生于手、足及头部。震颤的频率为 6 ~ 10 次 / 秒。

6. 写字过小征　可与小脑病变时的"写字过大征"相鉴别。

7. 自主神经障碍　可伴有唾液、泪、鼻涕的分泌障碍，并有四肢浮肿等自主神经障碍的症状。

8. 联合运动障碍　患者联合运动障碍，起立、坐下、行走均不自然。

1 ~ 8 项表现多见于帕金森病或帕金森综合征。

（二）肌张力减低－运动增多综合征

当纹状体损伤时，可有肌张力减低－运动增多综合征，其临床表现为：肌张力减低，同时发生各种各样的不自主运动。基底神经节各结构病变表现：①壳核：手足徐动和运动增多。②尾状核：舞蹈样运动和手足徐动。③苍白球：肌张力增高和运动减少。④黑质：肌张力增高、运动减少和静止性震颤。⑤红核：舞蹈样运动、手足徐动和意向性震颤。⑥丘脑底核：投掷运动。其他有助于定位诊断的特征：黑质病变引起的震颤频率比较恒定，为每秒 5 ~ 6 次，皮质性震颤则为每秒 10 ~ 12 次。

临床上常见的锥体外系统病变所致运动增多有以下几种：

1. 舞蹈症 临床表现为肢体及头面部迅速的、粗大的、无目的的、不规律的不自主运动。常伴有肌张力低下，于进行随意运动及情绪激动时加重，于安静时减轻，睡眠时消失。可累及各部肌肉，也可只限于半身肢体，称"半身舞蹈症"。多见于风湿性舞蹈病、遗传性舞蹈病和妊娠性舞蹈病。

2. 手足徐动症 常见于肢体远侧端，为缓慢的手指与足趾之伸屈与分散的运动（图 5-12），有时亦可累及躯干和咽、面部肌肉。患者可见有间歇性的、缓慢的、弯弯曲曲的蚯蚓样运动，在间歇期身体呈不自然的姿势。于情绪紧张时加重，睡眠时消失。

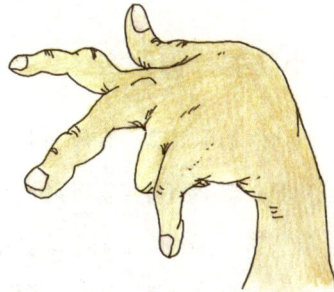

图 5-12 手足徐动症的手部姿势

3. 扭转痉挛 病位较广泛，可累及纹状体、红核、黑质、丘脑底核和小脑齿状核，是肢体或躯干以肢体长轴为中心的徐缓的扭曲转动。其特点为躯干肌、颈肌及四肢肌（以近端为主）呈有力的收缩，因而产生各式各样的扭曲状态（图 5-13）。如头部后仰或过度前屈，躯干扭转，休息时减轻，睡眠时消失，情绪激动及随意运动时加重。本症可单独出现或与手足徐动症同时出现。

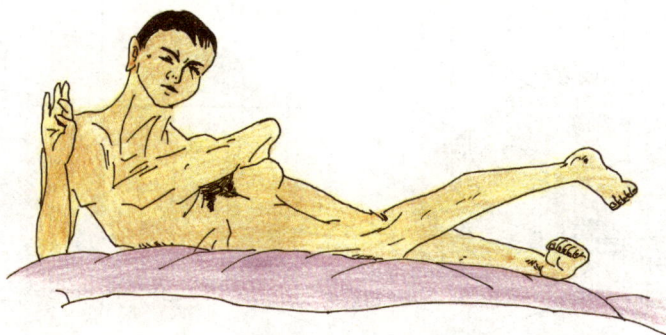

图 5-13 扭转痉挛

4. 肌阵挛 见于小脑齿状核、下橄榄核与中央被盖束之病变。临床表现为一块或一组肌肉的突然而迅速的有规律的阵挛收缩，呈间歇性发生，不产生肢体运动，如有之亦甚轻微。本病肌张力多无障碍，亦无肌萎缩及肌纤维震颤。

5. 半身跳跃 多见于丘脑底核病变，其症状较半身舞蹈症为重。临床表现为半身痉挛发作，呈大幅度的跳跃样运动。常局限于身体一侧，其运动甚为有力，以躯干及肢体近端为主。

6. 痉挛性斜颈 患者由于颈部肌肉的阵挛性或强直性收缩，表现为头部的旋转性姿势。

NOTE

第六章　小脑病变

第一节　解剖生理基础

一、小脑的外部结构

小脑位于颅后窝，在脑桥和延髓的背侧。小脑有上、下两面，上面较平坦，下面有明显的隆凸。上面借小脑幕与枕叶底面相邻，下面借硬脑膜填充枕骨的小脑窝。从下面观，中央部分为小脑蚓部，两侧为小脑半球。小脑的前、后缘均向内凹陷形成切迹，称为小脑前切迹和小脑后切迹，前切迹较浅，后切迹深而狭窄。习惯上将小脑分为三部分，即蚓部与两个小脑半球。

依据小脑的进化和纤维联系，小脑又可分为古小脑、旧小脑和新小脑三部分。①古小脑：即绒球小结叶，是小脑进化上最古老的部分，其功能与前庭系统有关。②旧小脑：包括前叶和下蚓部的蚓锥、蚓垂和小脑扁桃体，主要接受来自脊髓的信息传入。③新小脑：包括小脑半球、蚓部的山坡、蚓小叶、蚓结节，它接受大脑皮质广泛区域的传入，特别是第4、6运动区的冲动，与运动的协调有关。（图6-1）

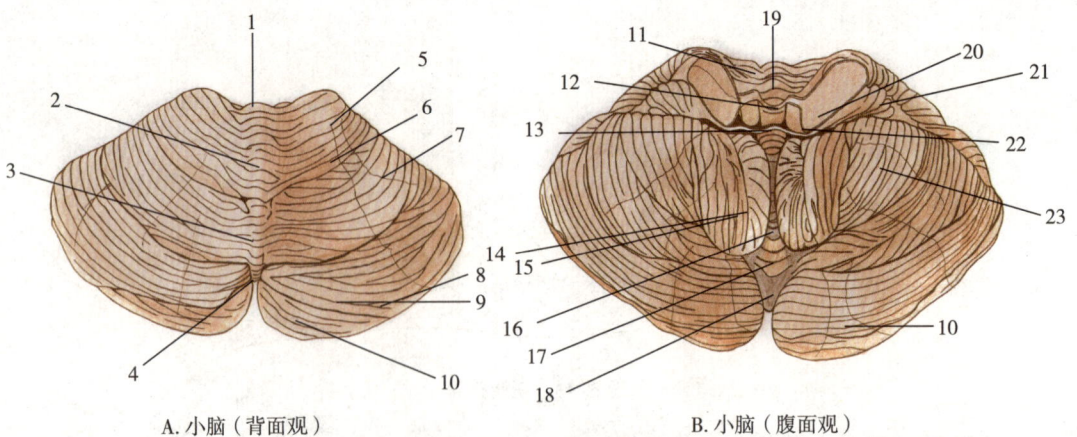

A. 小脑（背面观）　　　　　　　　　　B. 小脑（腹面观）

图6-1　小脑图示

1. 中央小叶　2. 山顶　3. 山坡　4. 蚓叶　5. 方形小叶前部　6. 原裂　7. 方形小叶后部　8. 上半月小叶　9. 水平裂　10. 下半月小叶　11. 中央小叶翼　12. 前髓帆　13. 后髓帆　14. 小结　15. 小脑扁桃体　16. 蚓垂　17. 蚓锥体　18. 蚓结节　19. 中央小叶　20. 小脑中脚　21. 绒球　22. 小脑上脚　23. 二腹小叶

小脑脚：小脑白质与脑干白质相连续，连接部分形成小脑的三个脚。小脑脚是小脑传入和传出纤维的通路（图6-2）。

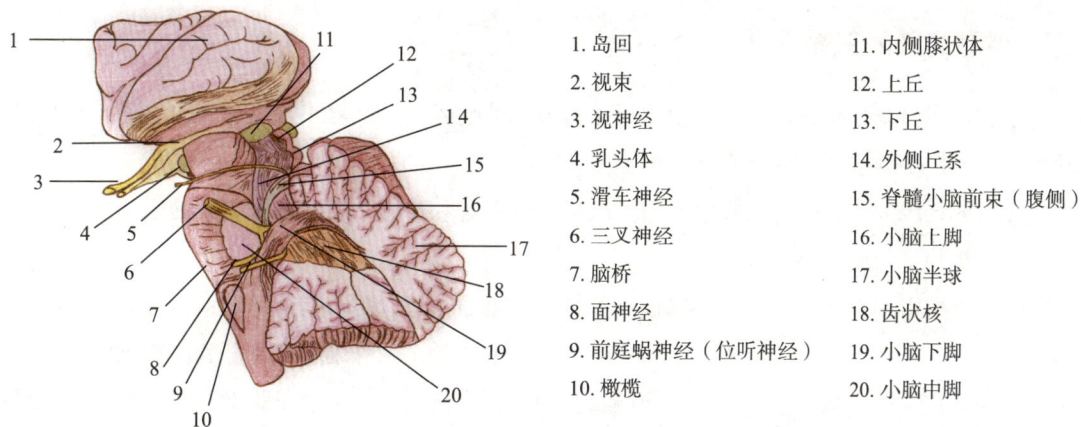

1. 岛回
2. 视束
3. 视神经
4. 乳头体
5. 滑车神经
6. 三叉神经
7. 脑桥
8. 面神经
9. 前庭蜗神经（位听神经）
10. 橄榄
11. 内侧膝状体
12. 上丘
13. 下丘
14. 外侧丘系
15. 脊髓小脑前束（腹侧）
16. 小脑上脚
17. 小脑半球
18. 齿状核
19. 小脑下脚
20. 小脑中脚

图 6-2　小脑脚及外侧丘系

1. 小脑上脚　又称结合臂，位于中脑水平，传入纤维主要有脊髓小脑前束，经此脚分布到原裂以前的旧小脑皮质；传出纤维从小脑中央核发出，经此脚到达对侧红核、丘脑。

2. 小脑中脚　又称桥臂，位于脑桥水平，为皮质 – 脑桥 – 小脑束的通路，纤维终于小脑后叶的新皮质部分。

3. 小脑下脚　又称绳状体，位于延髓水平，下脚由几种传入纤维组成并进入小脑的不同区域。其中，脊髓小脑后束到达前叶和后叶中的旧小脑，前庭小脑束到达绒球小结叶，橄榄小脑束到达小脑皮质各部分，也有顶核发出的到达前庭核的纤维。

二、小脑的内部结构

小脑表面有薄层灰质，称为小脑皮质；内部为白质，在白质深部藏有核团称为小脑核。

1. 小脑皮质　可分三层，最浅为分子层，中层为梨状神经元层（或 Purkinjce 细胞层），最深为粒层（图 6-3）。

2. 小脑核　包括 4 对核团，从内侧向外侧依次为：①顶核：位于第四脑室顶部，靠近正中面，主要接受来自蚓部皮质的纤维，其次接受前庭神经及前庭神经核的纤维。②球状核：位于顶核外侧，呈球形，主要接受旧小脑皮质传来的纤维。③栓状核：是楔形灰质团块，位于齿状核内侧，主要接受新、旧小脑皮质的纤维。④齿状核：位于最外侧，呈皱襞囊袋状，袋口向内侧，接受来自小脑新皮质的纤维。

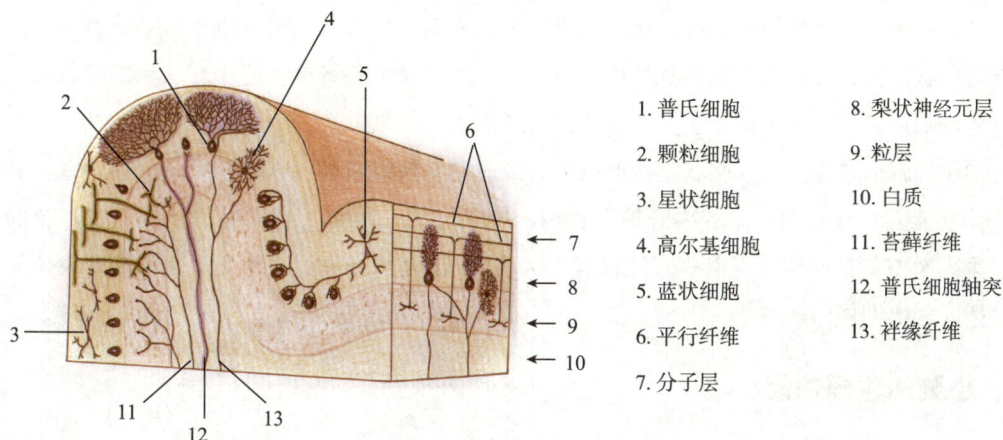

1. 普氏细胞
2. 颗粒细胞
3. 星状细胞
4. 高尔基细胞
5. 蓝状细胞
6. 平行纤维
7. 分子层
8. 梨状神经元层
9. 粒层
10. 白质
11. 苔藓纤维
12. 普氏细胞轴突
13. 袢缘纤维

图 6-3　小脑皮质结构模式图

NOTE

三、小脑的纤维联系

小脑白质由纤维组成，其中有投射到小脑皮质的传入纤维、自小脑皮质发出的传出纤维以及少量的连接小脑不同部分的联络纤维。

1. 传入纤维　小脑的传入纤维来自大脑皮质、脑干和脊髓，组成了脊髓小脑束、前庭小脑束、橄榄小脑束与脑桥小脑束。

（1）脊髓小脑束　分为脊髓小脑前束和脊髓小脑后束。脊髓小脑前、后束传导的冲动起自脊柱和肢体的肌肉与关节，特别是下肢。绝大部分的脊髓小脑纤维起自腰髓和胸髓细胞。脊髓小脑前束的传导束在脑干中先向上行至脑桥上端，再向后走行，通过小脑上脚进入小脑，纤维分布于小脑前叶的中间部分。脊髓小脑后束经绳状体进入上蚓部和下蚓部。

（2）前庭小脑束　起自前庭器官的神经冲动，经前庭神经向内传入，多数经绳状体进入小脑。

（3）顶盖小脑束　位于顶盖中部，经结合臂到达小脑。向上可追溯至中脑水平，向下可至橄榄下核的后外侧方。

（4）橄榄小脑束　是组成绳状体的主要成分。此纤维起自对侧的橄榄下核，然后在绳状体中上行，弥散地终止于小脑皮质中。

（5）脑桥小脑束　桥核接受来自同侧大脑额叶和颞叶的皮质纤维及小部分来自同侧顶叶和枕叶的纤维。发自额叶的纤维终止于桥核头端，发自颞叶的纤维终于桥核尾端。

2. 传出纤维　小脑传出的冲动，经过某些中间神经元（前庭外侧核、红核、脑干的网状质和丘脑的核团）到达脑干的脑神经核和脊髓的前角细胞，调节肌肉的收缩。传出纤维主要发自小脑深部核团，经小脑上脚离开小脑。

（1）由顶核发出顶核延髓纤维，进入各前庭核，特别是前庭外侧核，也到达延髓的网状结构。这些传出纤维把小脑的冲动传经各前庭核和网状结构以至肌肉，特别是眼肌、颈肌和体表肌肉。

（2）起自齿状核、栓状核，部分起自球状核的纤维，是小脑最重要的传出纤维体系。纤维穿出齿状核以后，成为第四脑室上部的后外侧壁，进入脑桥被盖部，在下丘水平基本全部交叉到对侧。其中，多数纤维终于对侧的红核，构成齿状红核束；一部分纤维从齿状核的前外侧部发出，至丘脑的下外侧核，称为齿状丘脑纤维，中继后纤维上行投射到大脑皮质，主要是 4 区和 6 区；还有一部分纤维发自齿状核的后内侧部，在结合臂交叉以前和以上自结合臂分出，下行进入网状结构，称作齿状核网状纤维，兼有交叉和不交叉的纤维。起于球状核的少数纤维直接进入动眼神经核、滑车神经核、后连合核，或加入内侧纵束。

（3）小脑通过与红核和网状结构的联系，经过红核脊髓束和网状脊髓束，间接地调节脊髓的运动功能。在这一调节系统中纤维经过两次交叉，第一次交叉是从齿状核到对侧红核的交叉，第二次交叉是红核脊髓束离开红核后不久在 Forel 区的交叉。这些交叉使小脑对躯体的活动发挥同侧协调作用。

四、小脑的生理功能

小脑主要维持躯体平衡，控制姿势和步态，调节肌张力和协调随意运动的准确性。小脑的传出纤维在传导过程中交叉两次，因此对躯体活动发挥同侧协调作用。小脑半球协调四肢的随意运动，其上半部分控制上肢，下半部分控制下肢，蚓部则维持躯干的平衡。

第二节 病变的主要症状体征

一、共济失调

共济失调是小脑病变体征的金标准，是由于主动肌与拮抗肌序列收缩的同步性受损，使自主运动在速度、范围、力度及同步方面出现障碍，表现为无法流畅地执行自主运动。共济失调在临床常见以下随意运动控制异常：

1. 协调运动障碍 协调运动为执行稳定身体重心动作时的辅助运动，是人体活动时必不可少的，如站立时把头向后仰，必须微屈膝及踝关节以协同之，方能稳定身体的重心。在小脑病变时做此动作因缺乏协同动作而向后倾倒。再如健康人从站立位到坐在椅子上，必须同时屈其髋及膝关节而行动自如地坐在椅子上。但在协调动作发生障碍时则先屈其髋关节，以后再屈膝关节，似用力将臀部投入椅中。协同运动障碍者，在走路时两臂不会自然摆动。协同运动障碍多见于蚓部病变。

2. 辨距不良 可分别通过指鼻试验和跟膝胫试验检查上、下肢，通过上述检查方法可发现动作范围、力量及轨迹异常，导致动作完成困难甚至不能完成。

3. 轮替性快复动作失调 如迅速摇手、迅速地手拍桌面或迅速一反一正的手翻转运动等，均能检查出这些轮替快复动作受损。

4. 言语障碍 多由于小脑蚓部病变所致，是发音和构音器官肌肉共济失调的表现。患者言语缓慢，发音不清，忽高忽低，断续而涩滞，有时出现吟诗样语言或暴发性语言（发音猛烈冲撞）。

5. 意向性震颤 主动运动时出现粗大而不规则的震颤，并随手足接近目的物时震颤越加明显，肢体静止时消失。

二、平衡及步态障碍

小脑病变可导致平衡及步态障碍（蹒跚步态），表现为两脚完全并拢站立时患者的身体即摇摆不定，睁眼或闭眼对此种平衡障碍不发生影响，多伴有眼球震颤。行走时两腿分开，步基宽大，蹒跚摇摆，向一侧偏斜或倾倒。

三、眼球震颤

小脑病变时出现的眼球震颤有水平性、垂直性及旋转性三种，以水平性较多见。此种眼球震颤于向病变侧注视时最为明显。眼球震颤的发生是由于侵及前庭与小脑间的联系所致。

四、肌张力减低

肌张力减低多见于小脑半球急性病变。表现为病灶同侧肌张力减低，被动运动过程中关节

NOTE

伸屈过度，下肢肌张力降低时可出现钟摆样摆动，小脑病变时四肢腱反射多正常，肌张力减低明显时亦可出现腱反射减低，但腱反射消失者甚为罕见。

五、反击征

嘱患者用力屈肘，检查者紧握患者的前臂用力牵拉时，在两力互相对抗之下，检查者突然放松。在正常人因拮抗肌（前臂伸肌）兴奋，会很快地发挥作用防止冲击自己的身体。在小脑病变时由于缺乏拮抗肌的兴奋，前臂立即缩回反击自己的身体（胸前和肩部），此称"反击征"。

六、低估重量

小脑病变患者往往不能正确估计手中所持物体的重量，亦在病灶同侧出现。

七、书写障碍

书写障碍表现为字迹不整齐，直线写成锯齿状，有时出现写字过大症，是因为动作性共济失调及动作性震颤的结果。

八、肌阵挛

肌阵挛可出现于齿状核、下橄榄核或红核病变时。小脑齿状核病变时可发生肌阵挛，偶尔也可出现肌张力过高。

九、小脑认知性情感综合征

小脑认知性情感综合征特点是执行功能受损、人格改变、伴反应迟钝或失控的不适当行为、视空间解体、视空间记忆受损、轻度的命名不能、语法缺失及言语声律障碍。

第三节　定位诊断

一、小脑病变的定位诊断

小脑病变主要表现为共济失调，但不同部位的损伤产生的症状不尽相同。

（一）

小脑蚓部损伤出现躯干共济失调，即轴性平衡障碍。表现为躯干不能保持直立姿势，站立不稳，向前或向后倾倒及闭目难立征阳性。行走时两脚分开、步态蹒跚、左右摇晃，呈醉酒步态。睁眼并不能改善此种共济失调，这与深感觉障碍性共济失调不同。但肢体共济失调及眼震很轻或不明显，肌张力常正常，言语障碍常不明显。多见于儿童小脑蚓部的髓母细胞瘤等。

（二）小脑半球损伤

一侧小脑半球病变时表现为同侧肢体共济失调，上肢比下肢重，远端比近端重，精细动作比粗略动作重，指鼻试验、跟膝胫试验、轮替试验笨拙，常有水平性（也可为旋转性）眼球震颤，眼球向病灶侧注视时震颤更加粗大，往往出现小脑性语言。多见于小脑脓肿、肿瘤、脑血管病、遗传变性疾病等。

（三）小脑慢性弥漫损伤

小脑弥漫性病变时，蚓部和小脑半球虽同样受损，但临床上多只表现躯干性和言语的共济失调，四肢共济失调不明显，这是由于新小脑的代偿作用所致。急性病变则缺少这种代偿作用，故可出现明显的四肢共济失调。

二、小脑病变的综合征

（一）脑桥角综合征

脑桥角综合征又称异侧小脑综合征，系内耳孔与脑桥之间即小脑脑桥角病变所产生的各种神经症状，多由听神经瘤引起。Cashing 于 1917 年首先报道。

临床表现：根据 Cushing 的意见，听神经瘤症状出现的顺序为：①耳蜗神经和前庭神经症状；②枕额部疼痛伴有枕下部不适感；③共济失调；④邻近脑神经症状；⑤颅内压增高症状；⑥构音困难，吞咽障碍；⑦小脑危象和呼吸困难。

（二）小脑中线综合征

小脑中线综合征于 1925 年由 Bailey 和 Cushing 首先报告并描述，因此称为 Bailey-Cushing 综合征，也称绒球小结叶综合征、原发性小脑综合征、蚓部综合征。多见于小脑蚓部髓母细胞瘤，其他肿瘤以及血管病变较少见，男性多于女性。

临床表现：头与躯干平衡障碍，小脑蚓部肿瘤进展迅速，早期出现颅内压升高；站立不稳，闭目直立试验不稳定，可有眼球震颤；脑脊液检查示蛋白升高；血管疾患引起者以共济失调为主。

（三）小脑上动脉综合征

小脑上动脉综合征为脑桥病变中较少见的综合征，其特点为同侧小脑症状和对侧痛温觉障碍，病因为小脑上动脉闭塞。

临床表现：①发病年龄为 30～60 岁。血栓形成多见于高龄。②早期症状常有恶心、呕吐、眩晕，亦可有头痛、复视、耳鸣、轻度意识障碍。③小脑症状表现为患侧辨距不良，协调障碍，意向性震颤，肌张力降低，步行时向患侧倾倒以及言语障碍等。④感觉障碍，对侧痛温觉障碍，由脊髓丘脑束受损引起，触觉和深感觉无障碍。⑤不自主运动，同侧肢体特别是上肢安静状态下出现缓慢的、无节律性的、小振幅的不自主运动。这种震颤与齿状核、红核、小脑上脚损伤有关。亦可出现舞蹈徐动样运动、软腭阵挛等。⑥面部表情肌运动麻痹。⑦中枢性感觉性耳聋，为下丘及外侧丘系障碍所致。⑧ Horner 征。

（四）小脑中、下脚综合征

小脑中、下脚综合征为供应中、下小脑脚的血管发生意外，引起小脑中、下脚完全损伤，造成小脑中、下脚的联系纤维中断而发病，但不影响其他脑干径路和神经核，以后可引起小脑变性，且可继续发展。

临床表现：在脑血管意外后，同侧手臂轻度运动失调、共济失调，周围性面瘫，第Ⅶ对脑神经功能减退。走路尚无困难，但隔一段时间后，出现进行性小脑病变症状，持续 1～2 年，终致完全不能走路和有倒向患侧的现象，病灶对侧有轻度感觉障碍。

（五）红核下综合征

红核下综合征又称眼肌麻痹、小脑共济失调综合征、动眼神经麻痹、诺特纳格（Nothnagel）综合征。

本征最早由 Nothnagel 提出，为四叠体、中脑导水管周围和小脑蚓部受损，以动眼神经麻痹和小脑共济失调为主要表现的一组临床综合征。因血管性病变、炎症、肿瘤等侵犯小脑上脚、红核及眼运动神经纤维所致。

临床表现：单侧眼病变，同侧动眼神经麻痹，常有注视麻痹，尤其是向上注视麻痹，病灶同侧出现小脑性共济失调，也可有对侧肢体震颤，步态及上肢运动不协调，可合并有嗜睡等。由于病灶累及的范围和部位存在一定差异，因此临床上症状亦并非完全一致。

（六）小脑下脚综合征

小脑下脚综合征又称小脑后下动脉综合征、延髓背外侧综合征或 Wallenberg 综合征，详见第五章第一节中延髓病变部分。

第七章　大脑病变

　　大脑又称端脑，是中枢神经系统的最高级中枢，由左右两个大脑半球构成。人类的大脑高度发达，是神经系统的解剖结构中最大的部分。由于其高度发达，故遮盖了间脑和中脑，并把小脑推向了后下方。

　　人类大脑功能极其复杂，两个半球功能的不对称性是其重要特征之一。通常语言功能、逻辑思维、分析、运用以及计算功能等主要决定于左侧半球，又称为优势半球；空间结构、形状识别、音乐、美术、综合能力、形象思维等主要依赖于右侧半球。但大脑半球功能也有对称的部分，局限性病变可产生相应的临床综合征。大脑半球病变的定位诊断，就是根据其不同部位功能特点和受损后的特征建立起来的。

第一节　解剖生理基础

　　大脑被纵行的大脑纵裂分成左右两个半球，大脑纵裂底部有连接两侧半球的胼胝体。每侧大脑半球可分为位于外表面的额叶、顶叶、颞叶、枕叶及位于大脑外侧沟深部的岛叶。大脑半球表面由灰质覆盖，又称大脑皮质，由神经元胞体、神经纤维和神经胶质构成，是人类各种功能活动的高级中枢。大脑皮质下面为白质，又称大脑髓质，主要由大量神经纤维构成，其主要作用是联络和协调中枢神经各部分间的功能。髓质内埋有灰质核团，称基底核。大脑半球内还有左右对称的腔隙，称侧脑室，内有脑脊液。

一、大脑半球的外部形态

　　大脑呈卵圆形，其前后径为长径。由于大脑的各部分发育速度不均，所以其表面凹凸不平，凹陷处称为沟或裂，沟与沟之间形成的长短不一的隆起，称为脑回（图7-1）。

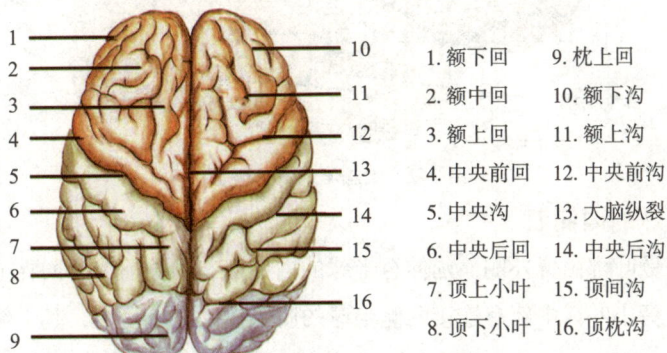

1. 额下回	9. 枕上回
2. 额中回	10. 额下沟
3. 额上回	11. 额上沟
4. 中央前回	12. 中央前沟
5. 中央沟	13. 大脑纵裂
6. 中央后回	14. 中央后沟
7. 顶上小叶	15. 顶间沟
8. 顶下小叶	16. 顶枕沟

图7-1　大脑半球的沟、回、裂（上面观）

NOTE

两侧大脑半球中间有纵行的大脑纵裂，大脑纵裂底部有连接两侧半球的胼胝体，大脑和小脑之间由大脑横裂相间隔。每侧半球可分为三个面，即背外侧面、内侧面和底面。每侧半球有三条位置恒定的沟裂，即中央沟、外侧沟和顶枕沟，将每侧大脑半球分为五个叶，即额叶、顶叶、枕叶、颞叶和岛叶。其中，中央沟位于半球的背外侧面，起于半球上缘中点稍后方，斜向前下方，下端与外侧沟隔一脑回，上端延伸至半球内侧面，将额叶与顶叶分开；外侧沟为背外侧面最明显的沟裂，起于半球下面，由前下方向后上方斜行，将颞叶与额叶和顶叶分开，其深处隐藏着岛叶；顶枕沟位于半球内侧面后部，自距状沟起，由下向上并转至大脑半球的背外侧面，将顶叶与颞叶和枕叶分开。

1. 额叶   在外侧沟上方和中央沟以前的部分。

2. 顶叶   在中央沟后方，外侧沟上方，枕叶以前的部分。

3. 枕叶   位于半球后部，其前界在内侧面为顶枕沟，在背外侧面的界限是顶枕沟至枕前切迹（在枕叶后端前方约4cm处）的连线。

4. 颞叶   在外侧沟以下的部分。

5. 岛叶   又称脑岛，呈三角形岛状，位于外侧沟深面，被额、顶、颞叶掩盖。

（一）大脑半球的背外侧面

大脑半球的背外侧面略向外隆起，与颅骨平行，可见额叶、顶叶、枕叶和颞叶。在中央沟前方有与其平行的中央前沟，两沟之间的隆起为中央前回。中央前沟前有两条与大脑上缘近乎平行的脑沟，即额上沟和额下沟。额上沟和额下沟将中央前回前的额叶分成额上回、额中回、额下回，额下回又被外侧沟的升支和水平支分为眶部、三角部和盖部。中央沟的后方有与其平行的中央后沟，两沟之间的隆起为中央后回。中央后沟的后方有与半球上缘平行的顶间沟，顶间沟的上方为顶上小叶，下方为顶下小叶。顶下小叶又分为包绕外侧沟后端的缘上回和围绕颞上沟末端的角回。在外侧沟的下方，有与其平行的颞上沟和颞下沟，颞上沟和颞下沟将颞叶分为颞上回、颞中回和颞下回，颞上回转入外侧沟深部的2~3条横行脑回为颞横回。（图7-1、图7-2）

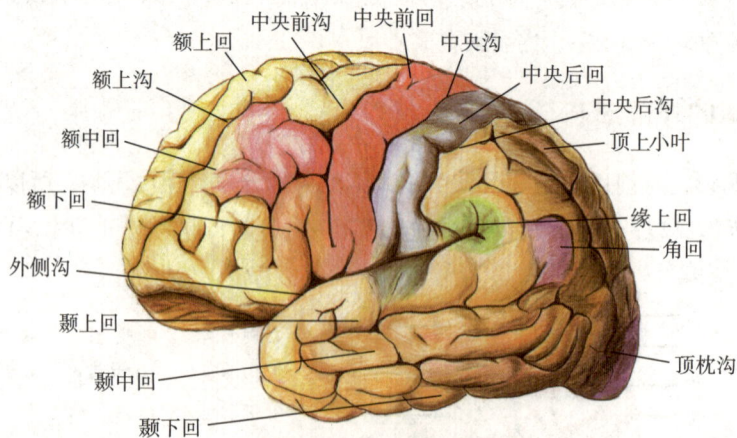

图7-2   大脑半球背外侧面

（二）大脑半球的内侧面

额、顶、枕、颞叶都由背外侧面延伸至半球的内侧面。中央前、后回在上部延伸到大脑内侧面的部分称中央旁小叶。中部有连接两侧半球的胼胝体，略呈弓形，其上缘有胼胝体沟。扣带回起始于胼胝体的下方，位于扣带沟与胼胝体沟之间。在胼胝体后方有呈弓形的距状沟，距状沟向后至枕叶后端，其中部与顶枕沟相连，距状沟与顶枕沟之间为楔叶，距状沟下方为舌回。此外，在大脑半球的内侧面可见围绕胼胝体边缘的弧形结构，称为边缘叶。（图 7-3）

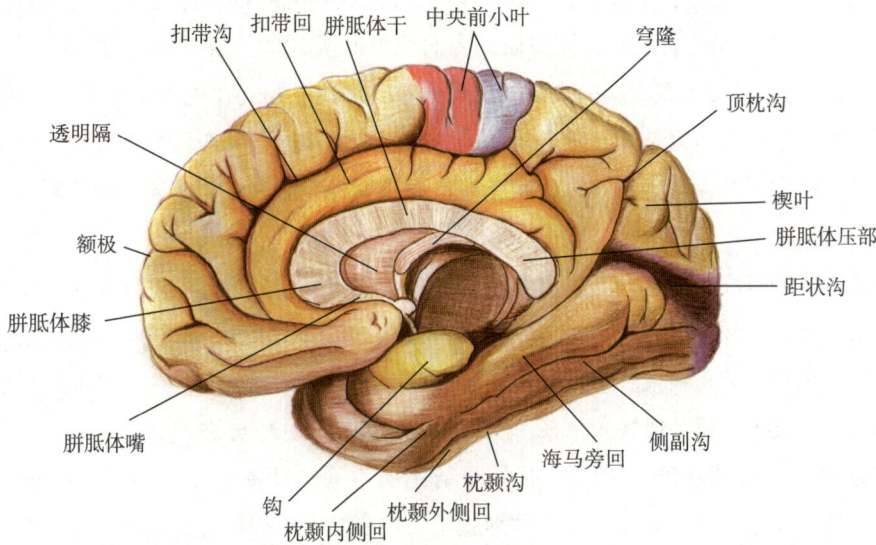

图 7-3　大脑半球内侧面

（三）大脑半球底面

大脑半球底面为额叶、颞叶和枕叶的下面。前部为大脑半球额叶的眶面，可见膨大的嗅球，与嗅神经相连。嗅球后延续为纵行的嗅束，其内侧为直回。嗅束向后形成嗅三角，嗅三角与视束之间为前穿质。后部位于小脑幕和颅中窝上方，可见平行于半球下缘的枕颞沟和位于其内侧的侧副沟，二者介于枕颞内侧回和枕颞外侧回之间。侧副沟的内侧为海马旁回（又称海马回），其末端向后内侧弯曲成钩状，称为钩。海马旁回的内侧为海马沟，其上方有呈锯齿状的齿状回。在齿状回的外侧，侧脑室下角底壁上有一弓形隆起，称海马。海马和齿状回构成海马结构。（图 7-4）

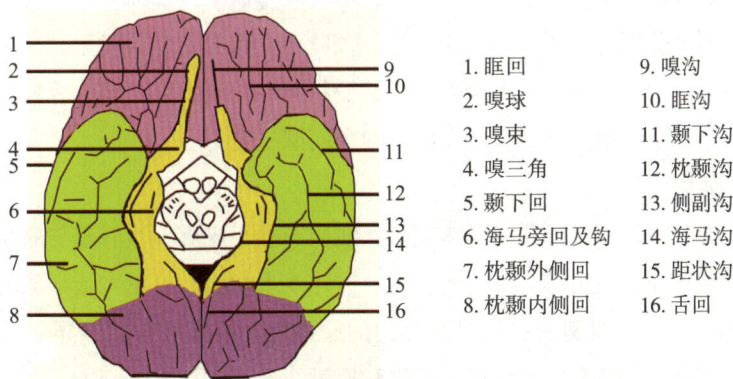

1. 眶回	9. 嗅沟
2. 嗅球	10. 眶沟
3. 嗅束	11. 颞下沟
4. 嗅三角	12. 枕颞沟
5. 颞下回	13. 侧副沟
6. 海马旁回及钩	14. 海马沟
7. 枕颞外侧回	15. 距状沟
8. 枕颞内侧回	16. 舌回

图 7-4　大脑半球底面

二、大脑半球的内部结构

大脑表面覆盖以薄层灰质，即大脑皮质。大脑皮质深部的白质纤维，即大脑髓质；在髓质内，埋有一些灰质核团，称为基底节（基底核）。此外，大脑半球内还有左右对称的腔隙，即侧脑室。

NOTE

（一）大脑皮质

大脑皮质是神经系统发育最复杂和最完善的部位，是高级神经活动的物质基础，机体的各种功能活动在大脑皮质都有定位，大脑皮质内执行特定功能的脑区称为中枢。大脑皮质体积约 300cm³，由于大脑表面有沟回，使皮质的表面积扩大至 2200～2850cm²，且只有 1/3 露于表面，2/3 深藏在沟裂的底或壁上。中央前回皮质最厚，约达 4.5mm，视皮质最薄，仅约 1.5mm。大脑皮质的组织结构相当复杂，且随着皮质的分区而有所不同，一般可分为 6 层。组成大脑皮质的神经细胞基本上分为两种：锥体细胞（兴奋性投射神经元）和非锥体细胞（颗粒细胞、梭形细胞）。

1. 大脑皮质的分层　根据大脑皮质细胞和纤维排列，皮质共分 6 个基本层次，由外向内依次为分子层、外颗粒层、外锥体细胞层、内颗粒层、内锥体细胞层（又称节细胞层）、多形细胞层。这 6 层结构的分布在大脑半球的皮质各区内并不完全相同，在某区内可能某一层特别明显，而另一层则极不明显甚或缺如，某一层可能特别发达，并可分出亚层。

2. 大脑皮质各层的功能　大脑皮质分层结构的不同与功能的不同有关。一般认为，第 Ⅰ～Ⅲ 层（即分子层、外颗粒层、外锥体细胞层）主要是发出和接受联络纤维和连合纤维，具有执行皮质内和皮质间的联络和连合的功能；第 Ⅳ 层（内颗粒层）主要接受特异性丘脑传入纤维，大部分的传入纤维末梢终于此层，故该层在感觉皮质区和视皮质区较为发达，在运动皮质区中缺如。第 Ⅴ、Ⅵ 层的锥体细胞和梭形细胞轴突主要组成皮质传出纤维，故第 Ⅴ 层在运动皮质区较发达，其中巨型锥体细胞（Betz 细胞）的轴突构成皮质脊髓束和皮质脑干束。

3. 大脑皮质的分区　为了研究大脑皮质的功能，许多学者根据皮质细胞的类型、排列和厚度以及纤维的构筑，对大脑皮质进行了功能分区。目前在基础和临床应用最广泛的是布罗德曼（Brodmann）分区法，它将大脑皮质分为 52 个功能区（图 7-5）。

另外，大脑皮质还存在着广泛的脑区，它们不局限于某种特定功能，而是对各种信息进行加工、整合，以完成更复杂和高级的神经精神活动，这些脑区称联络区。

4. 大脑皮质的分型　根据细胞类型和层次相对发展的情况，Economo 等将大脑皮质的组织结构分为 5 种亚型，分别为无颗粒型、额叶型、顶叶型、颗粒型和脑极型。其中，第 1 型主要发出传出纤维，故属运动性皮质；第 4 型主要接受特异性丘脑投射纤维，故属感觉性皮质，二者均为异型皮质；其余 3 型主要属联络皮质，均为同型皮质。

（二）大脑髓质

大脑半球内含有大量白质，称为大脑髓质。髓质充盈于皮质、基底节与侧脑室之间，由大量有髓神经纤维和神经胶质组成。如在胼胝体上方作水平切面，可见大脑半球的髓质呈半卵圆形，故称半卵圆中心，此为髓质放射投至各回的起始处。根据纤维的传导路径和联系部位不同，可将其分为 3 类，即联络纤维、连合纤维和投射纤维。

1. 联络纤维　联络纤维是白质的主要部分，具有连接同侧半球的邻近脑回和远处的皮质区的功能（图 7-6）。联络纤维包括短纤维束和长纤维束。

（1）短纤维束　位于皮质下较浅部位，为联络相邻脑回的短纤维，呈弓形，故又称弓状纤维。

（2）长纤维束　位于髓质深部，为联系相隔较远的皮质区的长纤维。主要包括：①钩束：连接额叶前部的眶回、额中回、额下回和颞叶前部皮质；②上纵束：呈前后方向分布于豆状核与岛叶的上方，连接额叶与大部分的顶叶、枕叶、颞叶皮质，其中包括运动性中枢和听感觉性语言中枢；③下纵束：沿侧脑室下角和后角的外侧壁走行，连接枕叶和颞叶皮质；④扣带束：位于扣带回和海马旁回深部，连接边缘叶的各部。

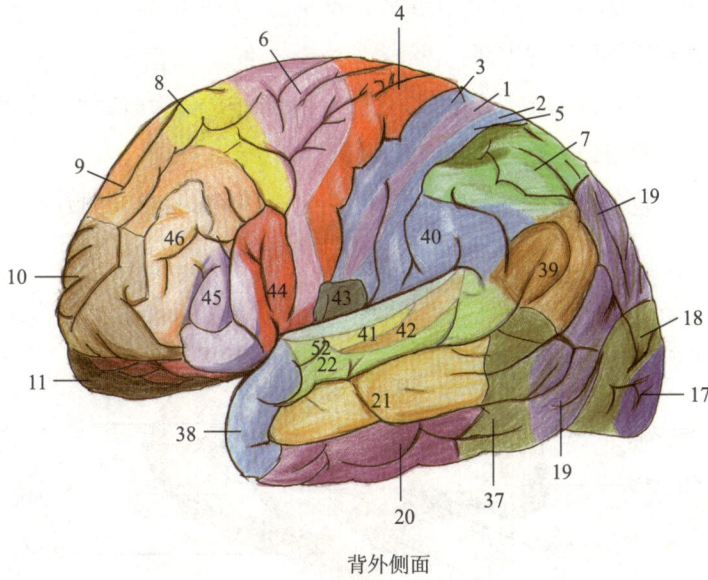

背外侧面

内侧面

图 7-5 大脑皮质的分区

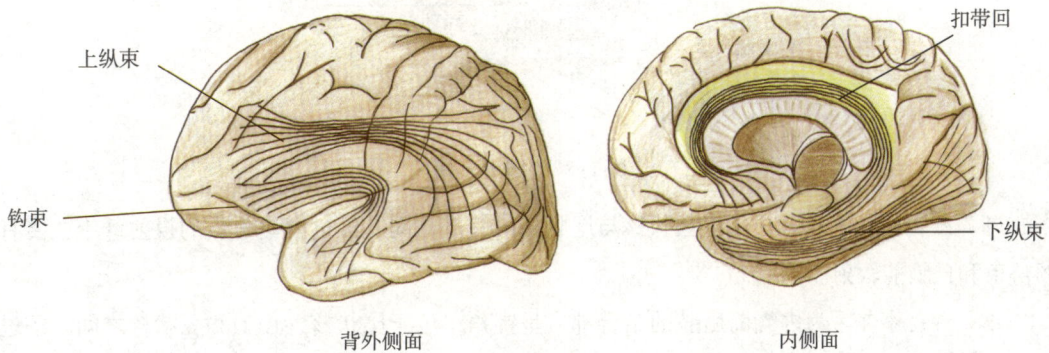

背外侧面   内侧面

图 7-6 联络纤维

NOTE

2. 连合纤维　连合纤维是连接两侧大脑半球皮质的横行纤维（图 7-7），包括胼胝体、前连合和穹隆连合等。

（1）胼胝体　是最大的连合纤维，为大脑半球间纵裂底的一条宽的纤维板，呈弓形，连接两侧大脑半球相对应的皮质。胼胝体分嘴部、膝部、干部和压部，广泛联系额、顶、颞、枕叶。胼胝体的下面构成侧脑室的顶部。

（2）前连合　位于穹隆前方，是横过中线的一束纤维，分为前后两个纤维束。前部较小，连接两侧嗅球；后部较粗，主要连接两侧颞叶海马旁回等。

（3）穹隆连合　也称海马连合，是穹隆中的一部分纤维，连接两侧海马。

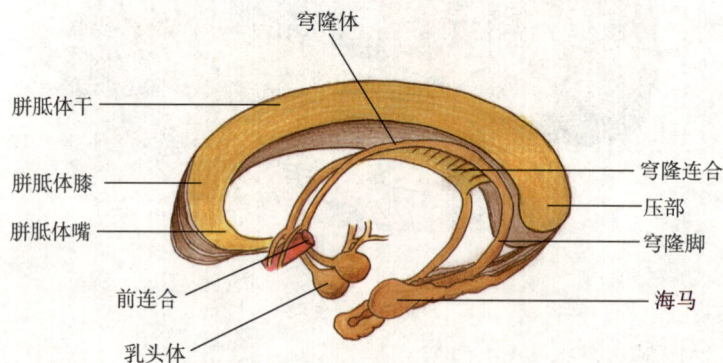

图 7-7　连合纤维

3. 投射纤维　投射纤维是连接皮质与皮质下中枢（间脑、脑干、脊髓、基底节等）的上、下行纤维束。其中，穿行于背侧丘脑、尾状核和豆状核间的投射纤维，称为内囊，由内囊到大脑皮层间的放射状纤维白质，称为放射冠。

内囊上连大脑皮质各部，下通中脑，是上下行纤维束在大脑内的集中部位。内囊位于豆状核的内侧、丘脑与尾状核的外侧，在背侧丘脑处的水平切面上呈"<"形，分为内囊前肢、内囊膝部和内囊后肢三部分（图 7-8）。

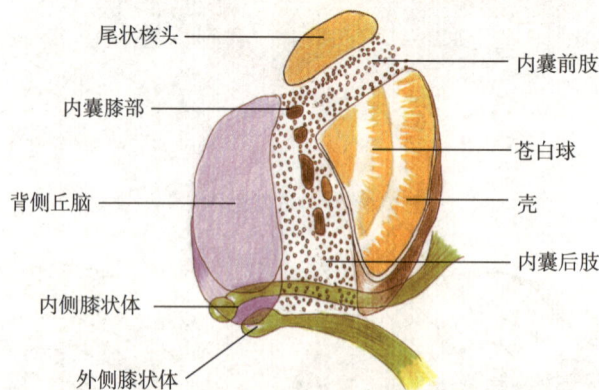

图 7-8　内囊模拟图

（1）内囊前肢　较短，位于豆状核与尾状核的头部之间。经过内囊前肢的投射纤维主要有额桥束和丘脑前辐射。

（2）内囊膝部　为内囊前后肢的结合部，呈钝角，位于尾状核、丘脑和豆状核之间。经过内囊膝部的投射纤维有皮质核束。

（3）内囊后肢 较长，位于豆状核与丘脑之间。经过内囊后肢的投射纤维主要有皮质脊髓束、皮质红核束、丘脑中央辐射、枕桥束、顶桥束、颞桥束、顶枕桥束、视辐射和听辐射等。

在内囊区内，有大量的上、下行纤维通过，是大脑半球内的重要结构。因此，当内囊损伤时，患者会出现偏身感觉障碍（丘脑中央辐射受损）、对侧偏瘫（皮质脊髓束、皮质核束受损）和双眼视野同向偏盲（视辐射受损）的"三偏"症状。

（三）基底节

位于大脑白质内的灰质团块，因其位置靠近大脑半球底部，故称基底节，又称基底核（图7-9），包括纹状体、屏状核和杏仁体等。

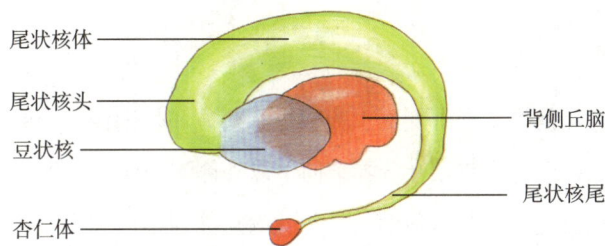

图 7-9 基底节

1. 纹状体 由尾状核和豆状核组成，是锥体外系的重要组成部分和皮质下重要的运动整合中枢之一。

（1）尾状核 位于丘脑背外侧，与侧脑室相邻，为由前向后弯曲的圆柱体，可分为头、体、尾三部分。其前端膨大，称尾状核头，突入侧脑室前角内，构成侧脑室前角的外侧壁；头部向后逐渐变细，称尾状核体，沿丘脑的背侧缘延伸，位于侧脑室顶部；尾状核后端更细，向腹侧弯曲，称尾状核尾，沿侧脑室下角的顶部前行，终端止于杏仁体。尾状核参与躯体运动的调节。

（2）豆状核 位于大脑岛叶深部，借内囊与内侧的尾状核和丘脑分开。豆状核在水平切面上呈三角形，尖向内侧，并被内、外两个白质板分隔成三部分，外侧部最大，色稍灰，称壳，内侧两部分新鲜时色稍苍白，故称苍白球。

在种系发生上，尾状核和壳核为较新的结构，合称新纹状体；苍白球为较原始的结构，称旧纹状体（图7-10）。

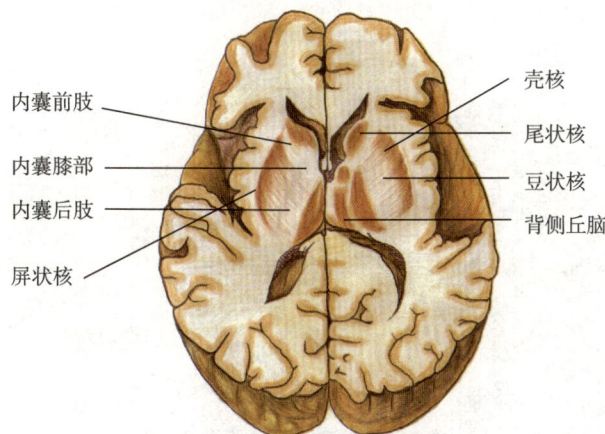

图 7-10 大脑横断面

2.屏状核　是一薄层灰质，位于岛叶皮质与壳核之间。屏状核与壳核之间的白质称外囊，屏状核与岛叶皮质之间的白质称最外囊。屏状核的功能尚不清楚。

3.杏仁体　位于侧脑室下角尖的前方，海马旁回钩的深面，尾侧与尾状核相连，属边缘系统。主要参与内脏及内分泌活动的调节，参与情绪活动。

第二节　额　叶

一、解剖生理基础

额叶位于大脑半球最前端，在外侧面上为中央沟前方和外侧沟上方的部分，内侧面上为扣带沟上方的部分，向后以中央沟与顶叶分界，向下以外侧沟与颞叶分界。

大脑额叶的皮质最发达，尤其是前额区。额叶的功能与躯体和头眼运动、发音、语言、智力、情感及高级思维活动有关。此外，对自主神经调节及小脑共济运动的控制也起一定作用。主要功能区包括：

（一）皮质运动区

皮质运动区位于中央前回和旁中央小叶前部，相当于 Brodmann 分区的 4 区，是锥体束的主要发源地，具有管理对侧半身随意运动的功能（图 7-11、图 7-12）。具有如下特点：

1.交叉性支配，即一侧运动中枢支配对侧肢体的运动，主要是骨骼肌由对侧皮质控制。但一些与联合运动有关的肌肉受两侧运动中枢支配，多数为头部肌和中轴肌，如眼外肌、咽喉肌、咀嚼肌等。

2.身体各部位的代表区在此区均有对应的位置，犹如一个脚在上、头在下的倒立人形，呈头足倒置关系，但头面部的投影仍然是正的。即中央前回最上部和旁中央小叶前部支配下肢肌；中央前回中部支配躯干和上肢肌；中央前回下部自上而下支配面、舌、咽、喉肌。

3.身体各部位在皮质代表区的大小与其功能的重要性和运动的复杂精细程度成正比，而与形体大小无关。

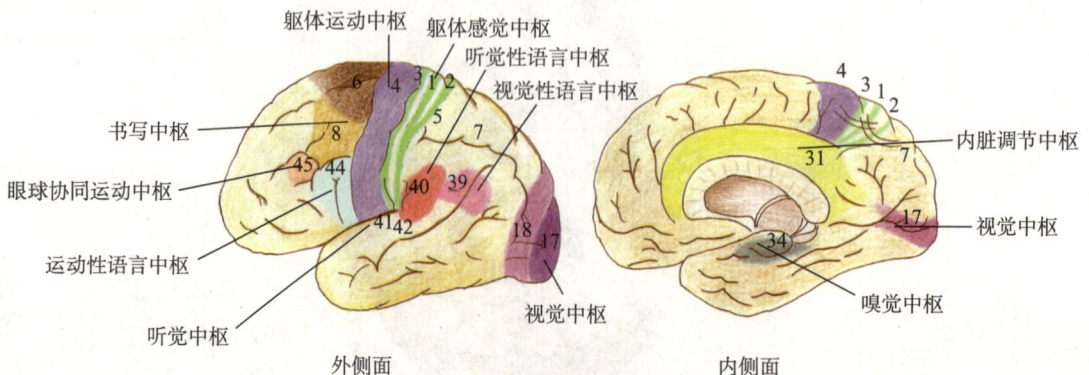

图 7-11　大脑皮质中枢图示

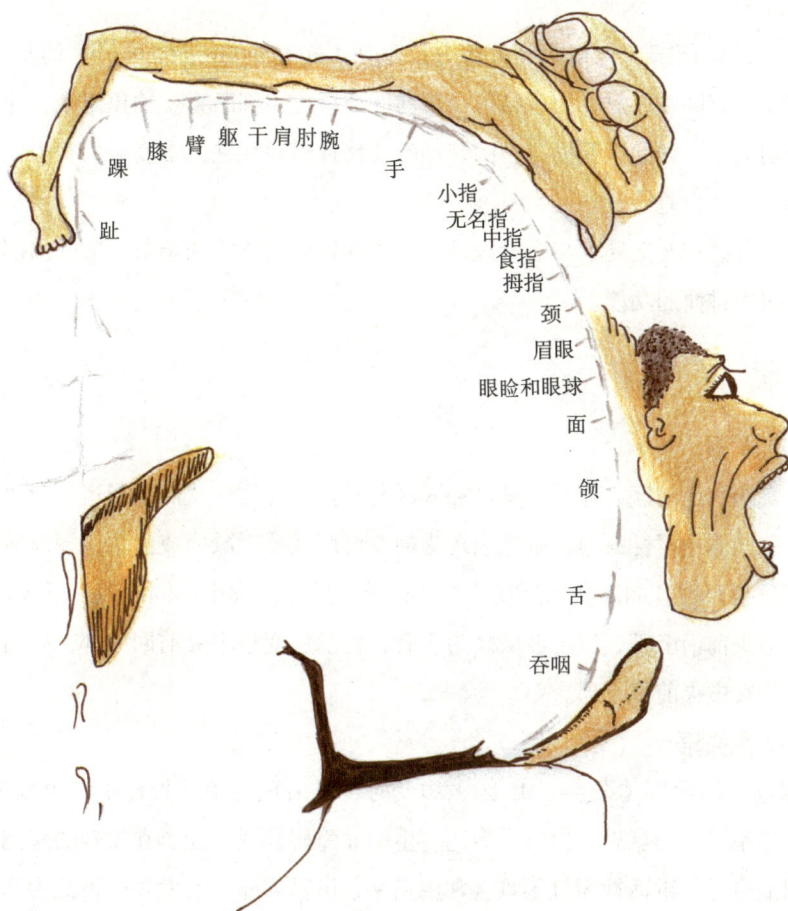

膝 臂 躯 干 肩 肘 腕

踝

趾

手

小指
无名指
中指
食指
拇指

颈
眉眼
眼睑和眼球
面

颌

舌

吞咽

图 7-12 大脑皮质功能定位

（二）运动前区

运动前区位于中央前回皮质运动区前方，相当于 Brodmann 分区的 6 区（图 7-11）。此区为锥体外系的皮质区，是躯体运动的重要起点之一，发出纤维到丘脑、基底神经核和红核等，与联合运动和姿势调节有关。与共济运动有关的额 - 桥 - 小脑束亦起源于此。

运动前区和皮质运动区共同构成规划和控制运动的一个功能系统。

（三）皮质侧视中枢

皮质侧视中枢位于 6 区前，即额中回后部，相当于 Brodmann 分区的 8 区（图 7-11），控制双眼向同侧运动，为眼球同向侧视中枢。刺激性病灶时，可见头眼转向病灶对侧；破坏性病灶时，可见头眼转向病灶侧。

（四）书写中枢

书写中枢位于优势半球的额中回的后部，相当于 Brodmann 分区的 8 区，在皮质侧视中枢的后上方，与中央前回的手肌运动代表区相邻（图 7-11）。若此中枢损伤，虽然手部运动功能仍然保存，但写字、绘图等精细动作发生障碍，称为失写症。

（五）运动性语言中枢

运动性语言中枢位于优势半球的额下回后部，相当于 Brodmann 分区的 44、45 区，又称 Broca 区，为管理语言运动的中枢（图 7-11）。若此中枢受损，则产生运动性失语症，即患者与发音有关的肌肉并不瘫痪，也能够理解语言，但丧失了说话能力。

NOTE

（六）额前区

额前区位于额叶前部，包括额叶大部分及眶回，相当于 Brodmann 分区的 9、10、11 区。此区与各叶皮质均有联系，故称为联络区。额前区与智力、判断力、抽象思维、冲动控制和精神活动等有密切关系。如此区受损，会引起额叶性精神障碍症状，常表现为智力减退、性格改变、情感减退、判断力差等。

此外，额叶 6 区和 8 区还参与血管运动、汗腺和胃肠功能等的调节；额叶内侧面的旁中央小叶有管理排尿、排便的功能。

二、定位诊断

（一）运动障碍

脑部病变常损伤运动区，即涉及 4 区和 6 区及其传出纤维，从而引起运动障碍，产生病灶对侧的面、舌和肢体中枢性瘫痪。临床表现为病变对侧浅反射减弱或消失，腱反射亢进，肌张力增高，病理反射阳性。如病变靠近皮质，往往上下肢瘫痪程度不同。若以下肢瘫痪为主者，提示病变位于中央前回上部；以上肢瘫痪为主者，提示病变在中央前回中部；以面及舌瘫为主者，则提示病变在中央前回下部。

（二）运动性失语

优势半球额下回后部（即 44、45 区）病变时，可出现运动性失语症，也称 Broca 失语。患者基本上能理解语言的意思，但言语表达产生明显障碍甚或不能。在较轻的病例中，患者可以说话，但词汇贫乏，讲话慢而且困难，常用错字，讲错后能马上发现，称此为不完全性运动性失语。在更轻的病例中，患者能运用较多的词汇，但说话时常表现断断续续的口吃现象，较难诊断。

运动性失语与舌肌麻痹造成的构音障碍不同，运动性失语患者能自由运动口唇和舌，但丧失了语言运动的技巧，患者说出的某些字词可能是正确的，但构不成句子，因而不能表达思维。构音障碍者多有口唇和舌运动障碍，发出的词音不正常。运动性失语的同时多伴有书写不能，而构音障碍者则可用书面表达。

（三）失写症

书写中枢受损时，患者会丧失书写能力，或写出的内容存在语法、词汇及语义等方面的错误，即失写症。失写症患者通常保留有其余的语言功能，即能表达语言、阅读及理解语言内容，也保留抄写能力。临床上孤立的书写不能而不伴有偏瘫及阅读障碍和失语的病例极为少见。

（四）原始反射

运动前区皮质病变时，由于对随意运动失去控制，可产生对侧上肢的摸索反射和强握反射。摸索反射是指当病变对侧手掌碰触到物体时，该肢体向各方向摸索；强握反射是指以物体接触病变对侧手掌时，患者常紧握住该物而不放松。有学者认为如果强握反射和摸索反射同时存在，而且发生在同一侧，是诊断额叶病变的重要指征。另外，和强握反射相似的还有猬犬反射，即当放置物体于患者齿间时，患者会不自主地咬住。当运动前区或双侧额叶病变时，还可出现吸吮反射或噘嘴反射，即当叩击患者上下唇时，出现吸吮或噘嘴动作。

（五）刺激性运动体征

刺激性运动体征，包括部分性运动性癫痫、头眼旋转发作、全面性癫痫发作以及麻痹发作等。

1. 部分性运动性癫痫发作　癫痫时从病灶对侧身体某一个部位开始（踇趾或拇指，或口角），之后再向整个肢体发展扩延直至全身，称 Jackson 癫痫。多为一侧发作，且不伴有意识丧失。部分性运动性癫痫通常表示 4 区有病灶，发作的起点常指明病灶的具体部位，发作后该侧肢体常有短暂性瘫痪（Todd 麻痹）。

2. 头眼旋转发作　病变侵及 8 区或 6 区，发作时头、眼转向病灶对侧（即双眼向病灶对侧同向凝视，或向病灶侧同向凝视麻痹），无意识丧失。

3. 全面性癫痫发作　额叶病变引起的全面性癫痫发作，发作前常出现提示性先兆症状。如发作前出现头眼旋转者，提示病灶在 6 区或 8 区；发作前出现头、身同侧扭转者，提示病灶在 6 区；发作前出现头眼旋转且伴有意识障碍的全面性癫痫发作，提示病灶在额叶前部。

（六）额叶性共济失调

额叶性共济失调主要表现为病灶对侧下肢运动笨拙，步态不稳，多无眼球震颤、辨距不良等现象。额叶性共济失调常提示 6 区及额桥小脑束受损。若为一侧受损，表现为病变对侧下肢出现显著的笨拙，走路时脚常过度地向外踏下；当两侧受损时，表现为步态蹒跚。临床上，额叶性共济失调有两个特点：一是症状表现没有小脑性或前庭性共济失调明显；二是多伴有其他额叶受损的症状。

（七）膀胱、直肠功能障碍

中央旁小叶是外侧面中央前回和中央后回在内侧面的延伸，位于额叶内侧面后部，该区为排尿、排便中枢。故当病变累及额叶内侧面时，患者除有下肢瘫痪外，还可伴有排尿、排便异常等膀胱、直肠功能障碍的症状。

（八）精神症状

精神障碍是额极损伤的早期表现，且出现率最高，当病变侵害双侧额极或优势半球额极时更明显。早期表现为近记忆力减退，生活懒散，易被忽略。随着病情的加重，远近记忆均发生障碍，出现注意力不集中，甚至对周围事物丧失注意力，自知力和自我判断力丧失，定向力尤其是时间地点的定向力出现明显障碍。患者逐渐变为痴呆，计算力明显障碍，表现为失算症。

若病变损伤额叶底面，则出现智能障碍，表现为智力低下，行为幼稚，性格改变，近记忆力减退或丧失，无动性缄默；或出现情感障碍，表现为极度兴奋和欣快，强哭强笑，行为粗鲁，马马虎虎，衣着不整，有时表现为狂怒发作，如毛发竖立、血压升高、瞳孔散大及攻击行为等。

额叶病损的精神症状，一般多发展缓慢，尤其病变初期精神症状表现轻微，而其他症状不突出，容易被忽视，需要详细询问患者亲属时方可发现。

（九）脑神经症状

额叶底部的病变常损伤嗅神经和视神经。若占位病变压迫嗅神经或其传导通路，可出现嗅觉障碍，为额叶底部病变最常见的症状；若累及视神经，可出现视力减退或消失，早期先有视野改变，如出现中心暗点，晚期常出现视神经萎缩。额极病变如向额叶底部发展，亦可引起嗅神经和视神经同时损伤，出现相应的临床症状。

NOTE

（十）自主神经症状

由于额叶底部与下丘脑具有广泛联系，故额叶底部病变时常常出现自主神经功能障碍症状，可以表现为心率、血压变化，体温调节障碍及胃肠功能紊乱，如食欲亢进，胃肠蠕动减弱。偏瘫侧肢体出现血管功能障碍、皮肤温度改变甚至肢体远端水肿。

（十一）木僵状态（紧张症）

额叶病变时，部分患者可出现木僵状态，表现为主动运动几乎完全消失，身体长时间静止不动，处于僵卧状态，可持续数日、数周或数月；受到内外界刺激时，颜面部无任何反应，刺激皮肤亦无疼痛表情或防御反应。

（十二）常见综合征

1.额叶前部损伤综合征　由于脑血管病、肿瘤和脑外伤等原因，使额前部（外侧面额回前2/3）双侧受损时，可表现为情感淡漠，反应迟钝，对周围环境和事物缺乏兴趣，记忆力减退，不注意仪表，主动性严重障碍。有的患者持续数小时看报纸而实际并没有阅读，或长时间注视窗外而实际什么也没看到。

2.额叶底面综合征　如蝶骨嵴或嗅沟脑膜瘤等额底部的占位性病变，致使病灶侧嗅神经和视神经受压，可出现病灶侧嗅觉障碍和原发性视神经萎缩，并见病灶对侧视盘水肿或继发性视神经萎缩。

第三节　顶　叶

一、解剖生理基础

顶叶位于大脑半球中部，在外侧面上为中央沟后方和外侧沟上方的部分，前面以中央沟与额叶分开，后面以顶枕沟及枕前切迹与枕叶分开。顶叶皮质以中央后沟和顶间沟为界，分为三个区，即中央后回、顶上小叶和顶下小叶。其中，顶下小叶内有围绕外侧沟后端的缘上回及围绕颞上沟后端的角回。

顶叶的生理功能较复杂，主要是分析、整合各种感觉冲动，进而分辨和确定刺激的部位和性质，主要功能区包括：

（一）皮质感觉区

皮质感觉区主要位于中央后回和中央旁小叶后部，相当于 Brodmann 分区的 1、2、3 区（图7-11、图 7-13），主要管理肢体的浅感觉和深感觉，接受背侧丘脑腹后核的传入纤维，且这些纤维大部分终止于此区。其中，浅感觉主要投射于对侧大脑皮质感觉区，但也有部分纤维投射于同侧皮质感觉区；深感觉与实体感觉则仅投射于对侧皮质感觉区。因此，一侧皮质感觉区损伤时，浅感觉障碍表现较轻，而深感觉和实体感觉障碍表现明显。

身体各部在皮质感觉区的投影和皮质运动区相似，其投射具有如下特点：

1.一侧皮质感觉区主要接受来自对侧半身的感觉冲动。

2.身体各部位的代表区在此中枢的投影上下颠倒，形成倒立人形，但头面部的投影仍然是正的。

3.身体各部位在该区投射范围的大小取决于该部位感觉的敏感程度，例如手指和唇的感受器最密，在感觉中枢的投射范围也最大。

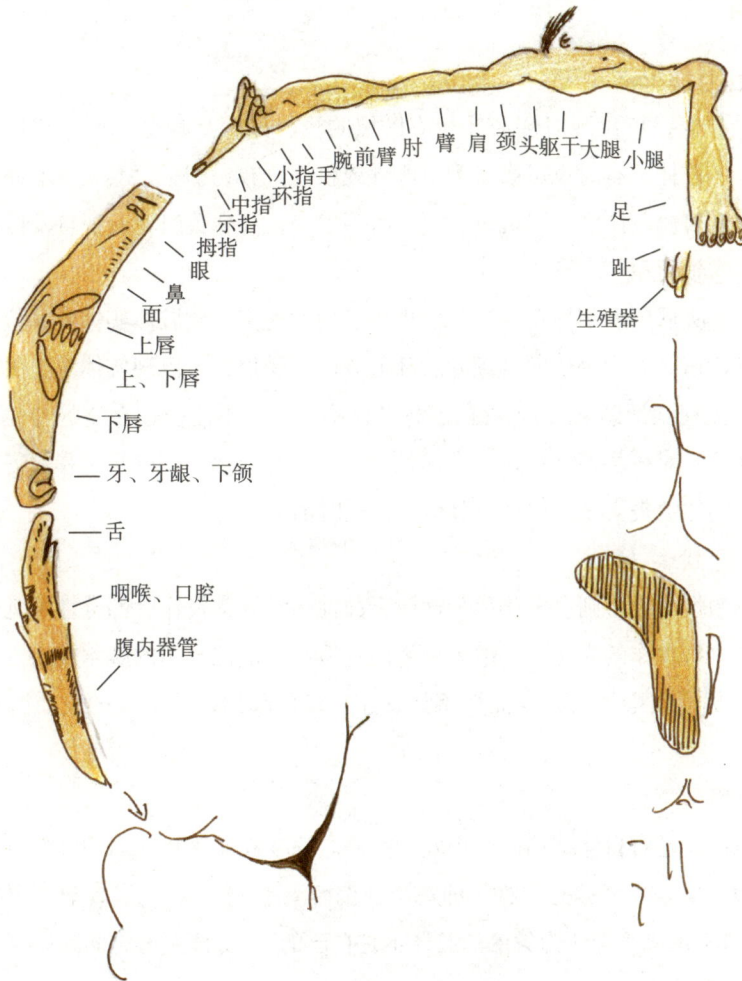

图 7-13　皮质感觉区

（二）触觉认识区

触觉认识区主要位于外侧面的顶上小叶和中央后回后部，大致相当于 Brodmann 分区的 5、7 区（图 7-11），管理触摸识别物体的实体感觉（形体觉），是与上下肢精巧活动有关的皮质区。如此区损伤，患者只能描述某种物体的形状，而无法通过触摸来认识该物体。

（三）视觉性语言中枢

视觉性语言中枢又称阅读中枢，位于优势半球的角回，相当于 Brodmann 分区的 39 区（图 7-11），靠近视觉中枢，其功能为理解看到的文字和符号的意义。此中枢受损时，虽然患者视觉无障碍，但不能理解文字和符号的含义，称为失读症。

（四）运用中枢

运用中枢位于优势半球的缘上回，相当于 Brodmann 分区的 40 区（图 7-11），其功能与复杂动作和劳动技巧有关。

（五）味觉区

皮质味觉区尚未完全确定，可能在中央后回下方及岛叶皮质，相当于 Brodmann 分区的 43 区。

NOTE

此外，优势半球的顶下小叶与阅读、书写、计算、辨别方向、辨别手指顺序和技巧运动有关；非优势半球的顶下小叶与感知对侧半身的存在、方向感有关。

二、定位诊断

（一）一般感觉障碍

中央后回受损时，可出现对侧肢体相应区域的浅、深感觉减退，且深感觉障碍重于浅感觉，多局限于某一肢体，有时也可表现为节段性或根性分布，即呈手套或袜套状分布。病变广泛时，患者可出现对侧肢体麻木、沉重、欠灵活等症状，极少数患者出现自发性疼痛。

（二）皮质感觉障碍

顶上小叶及中央后回后部出现病变时，主要表现为病变对侧肢体实体觉、位置觉、两点辨距觉和图形觉等障碍。如中央后回及顶叶后部上方广泛受损，可出现实体觉丧失，表现为置物于患者手中（在无视觉帮助下），患者虽能感到该物体，但不能描述该物的特性，如重量、大小、形状、质地等，对该物不能辨认。实体觉作为一种复杂感觉，感受过程中需要其他躯体感觉的配合，故而实体觉丧失，往往伴有其他感觉同时消失。

（三）刺激症状

顶叶如有刺激性病灶，则会发生部分性或全面性感觉异常发作，部分性感觉异常发作或为单独出现，或为全身发作的先兆。一般表现为由身体某一部位开始的麻木或感觉迟钝，并向邻近部位扩散，如扩散至全身则为全面性感觉发作。发作起始部位对应的皮质区即为病灶所在之处。

（四）体象障碍

所谓体象障碍就是对自体结构的认识发生障碍。病变在非优势半球顶叶邻近角回处，特别是有急性病变时，常表现为偏瘫忽视（即对半身偏瘫漠不关心）、幻肢现象（可表现为幻失肢或幻多肢）、偏瘫不识症（即认为偏瘫的肢体不是自己的）、身体左右定向障碍等。

（五）失用症

失用症病变部位在优势半球缘上回，典型表现为患者虽无感觉运动障碍或共济失调，但不能做日常熟练的动作，如不能自己穿衣服、系纽扣，动作的秩序发生混乱，对日常工具的使用亦发生障碍，甚至不能完成任何有目的的动作，临床上称为失用症。

（六）结构失用症

结构失用症是指丧失对多维空间结构的认识或辨别能力，通常是由角回和枕叶之间的联合纤维受损所致，可见于任何一侧半球损伤，但以非优势半球受损时症状更为明显。临床检查时，可要求患者画一间房子，会发现虽然各个构成部分都存在，但患者可能会将门画在房顶上或地板上，或上下左右颠倒，缺乏立体布局能力。双侧顶叶病变时，结构失用症表现很严重，但因多会伴有痴呆，故而较难评价。

优势半球顶叶的角回、缘上回以及顶叶向枕叶移行部位损伤时，可出现 Gerstmann 综合征，主要表现为"四失"症状，即身体左右失定向症、手指失认症、失写症和失算症。其中，临床上最为多见的是手指失认症，多表现为双侧。此综合征既含视觉认识不能，又含失用症。

（七）失读症

失读症病变部位在优势半球的角回，常表现为患者虽没有视觉障碍，但不能理解文字和符号的意义，临床上称为失读症。失读症很少单独出现，常伴有一定程度的失语或书写能力障碍。

（八）肌萎缩

肌萎缩可能是由顶叶病变继发的营养障碍所致。常表现为病变对侧肢体的肌萎缩，多见于上肢的近端，偶见于上肢远端，常伴有其他营养障碍如手的青紫、皮肤变薄、局部发凉、排汗障碍、骨关节病变等。

（九）顶叶病变综合征

1. 优势半球顶叶病变综合征　又称失语－失用－失读综合征，为顶叶部分或全部损伤时所出现的一组综合征。病因多为血管病、肿瘤、外伤等。表现为感觉性失语、失用、失读，病灶对侧半身感觉障碍，相应的手、足触觉认识不能（实体觉丧失），一过性轻偏瘫。

2. 非优势半球顶叶病变综合征　又称失用－失认综合征，是由血管病、肿瘤或脑外科手术等损伤非优势半球的缘上回、角回和颞上回后部所致。表现为：①患者否认自己左侧偏瘫，常因不认为其左侧偏瘫自行下地而摔伤；②穿衣失用，即不能辨认衣服与身体之间的关系，尤其是左右不能辨认，如穿左侧衣袖常发生困难；③图形构成不能，如不能画三角形或复杂图形；④单侧空间认识障碍，患者不能辨认方向，如总是朝右方走；⑤计算力障碍，如完不成"100减7再减7"的连续计算；⑥视－前庭功能障碍：有眩晕感，看垂直线和水平线都是歪斜的。

第四节　颞　叶

一、解剖生理基础

颞叶位于外侧沟下方，借外侧沟与额叶、顶叶分开，前端为颞极，后面借枕前切迹与枕叶分开。在外侧面上，颞叶被颞上沟和颞下沟分为三部分，即颞上回、颞中回和颞下回，其中，颞上回有一部分掩盖在外侧沟中，称为颞横回；在底面上，侧副沟内侧可见海马旁回，其末端弯曲，称为钩。

颞叶的功能主要与听觉、言语、知觉和记忆有关。主要功能区包括：

（一）听觉中枢

听觉中枢位于颞横回，相当于 Brodmann 分区的 41、42 区（图 7-11），接受双侧内侧膝状体传来的纤维。因此，一侧听觉皮质损伤时，引起的听力障碍较轻微。

（二）听觉性语言中枢

听觉性语言中枢在优势半球颞横回听觉皮质区及颞上回的后方，相当于 Brodmann 分区的 22 区（图 7-11），又称 Wernicke 区，其功能为调整自己的语言和听取、理解别人的语言。此中枢受损后，患者虽能听到别人讲话，但不理解讲话的意思，同样也不能理解自己讲话的意思，故不能正确回答问题，称为感觉性失语症。

（三）平衡觉中枢

平衡觉中枢有关平衡区的位置存有争议，一般认为在颞上回，听觉中枢前方的大脑皮质。

NOTE

刺激此区有眩晕和平衡失调的感觉。

二、定位诊断

（一）感觉性失语

感觉性失语病变部位在优势半球颞上回后部（Wernicke 区，感觉性语言中枢）。临床表现为患者虽然能听到声音，但丧失理解语言的能力；虽然能够流利讲话，但同样不能理解自己讲的话，在发音、用词方面均有错误，甚至他人无法理解。模仿语言的能力减退，抄写能力相对保留。感觉性失语是诊断颞叶病变最可靠的症状之一。

（二）遗忘性失语

遗忘性失语又称命名性失语，病变部位在优势半球颞叶后部、顶叶下部的语言形成区。临床表现为患者丧失对人名以及物品的命名能力，对于一件物品，能正确构成词句，描述其特征及用途，但无法说出它的名称。当别人把这个物品名称告诉他时，患者能复述并能辨别正误，但之后会再次忘记。

（三）癫痫发作

颞叶病变出现的癫痫多表现为精神运动性发作，其发作以一种特殊的意识混乱突然发生，常可持续数小时或长达数天，又突然消失，事后患者对发作的情况不能回忆为特点，发作时可伴有神志恍惚、言语错乱、定向障碍、情绪紊乱、幻觉、错觉、记忆缺损、精神运动性兴奋等。发作性的记忆障碍常为基本症状，表现为远、近记忆力障碍，时间、地点、人物的定向力障碍。

癫痫发作多有先兆症状，这些先兆症状对于定位诊断有一定的参考价值。例如先有嗅幻觉，说明病灶在海马沟回；先有咀嚼运动或咳嗽或上消化道症状，表示病灶接近岛叶。也有的患者全身发作前有听幻觉，或以眩晕耳鸣开始。

（四）听觉与平衡障碍

一侧听觉中枢受损时，仅有轻度双侧听力障碍，但不易判断声音的来源；双侧破坏时可导致皮质性全聋。在颞上回听觉中枢前方有前庭的皮质中枢，病变时可出现眩晕和平衡障碍。

（五）记忆障碍

颞叶双侧海马出现病变时，可出现记忆障碍，临床表现为特殊的器质性记忆障碍，即近记忆丧失，较久远的记忆及一般智力尚保留，同时还可有定向障碍。

（六）视野缺损

象限偏盲有时是颞叶病损的早期症状之一，是由于颞叶深部病变影响或破坏视束或视放射纤维所致。初期即可出现对侧同向性上象限视野缺损，当病变逐渐发展时，象限缺损可逐步变为同向偏盲。

（七）运动障碍

当颞叶病变侵及额叶运动区时，可出现对侧中枢性面瘫、上肢瘫或偏瘫。优势半球病变，尤其是颞极病变易累及 Broca 区，引起运动性失语。

（八）颞叶病变综合征

1. Kluver–Bucy 综合征　多因颞叶肿瘤或癫痫等疾病而行双侧颞叶前部切除术（切除双侧颞叶前部、海马沟、海马前部、杏仁体等），导致钩回和海马等边缘系统受损。表现为对人物的认识丧失，包括不认识最亲近的人，恐惧与愤怒反应丧失，记忆力显著减退，同时还会出现食欲过盛、性欲亢进、同性恋倾向等症状。

2. 先天性阅读障碍综合征　又称原发性阅读障碍症、先天性字盲症。主要特点为原发性阅读不能，智力正常或较一般儿童稍差，有轻度顶叶功能低下，如空间、时间及左右定向障碍。为大脑半球颞、顶叶神经功能障碍所致的先天性病变，多见于男性儿童。

第五节　枕　叶

一、解剖生理基础

枕叶位于大脑半球后部，顶枕沟和枕前切迹连线的后方，大部分在内侧面，由距状沟分为舌回和楔叶。

枕叶是视觉的皮质中枢，包括 Brodmann 分区的 17、18、19 区（图 7-5）。枕叶的结构及功能较其他大脑各叶更为单纯，主要与视觉有关。主要功能区如下：

（一）第一视觉中枢

第一视觉中枢又称纹状区，相当于 Brodmann 分区的 17 区，围绕枕叶的距状沟两侧，包括楔回和舌回，接受来自外侧膝状体的视辐射纤维，为视觉的中心区。一侧视觉中枢接受双眼同侧半视网膜传来的冲动，损伤一侧视觉中枢可引起双眼对侧视野同向性偏盲。

（二）第二和第三视觉中枢

第二、三视觉中枢在半球内侧面和外侧面，围绕第一视觉中枢，相当于 Brodmann 分区的18、19 区。其中，第二视觉中枢为 18 区，又称纹状旁区；第三视觉中枢为 19 区，又称纹周区。第二和第三视觉中枢对感知、整合视觉信息起重要的作用，被称为视联络区。

二、定位诊断

（一）视野缺损

一侧距状沟上面的楔回病变，出现双眼视野对侧下象限盲；一侧距状沟下面的舌回病变，出现双眼视野对侧上象限盲；一侧楔回、舌回同时损伤，出现双眼对侧视野同向性偏盲；双侧病变会出现全盲或水平型上半盲或下半盲。一侧视中枢损伤引起的偏盲，保留中心（黄斑回避）视野，对光反射不消失，这可能是由于黄斑纤维投射受双侧枕叶管理，或是因该纤维居于枕叶深部不易损及之故。若双侧枕叶及丘脑之间的视觉纤维受损，则出现全盲，但患者并不感到失明，称为 Anton 综合征。

概括起来外侧膝状体之后视觉通路损伤所产生的中枢性同向性盲有如下特点：①常为象限盲；②若为偏盲则有黄斑回避现象；③瞳孔对光反射存在；④由于中心视野存在，患者常感觉不到偏盲；⑤不发生视神经萎缩。如果双侧枕叶损伤可引起双眼失明，称为皮质盲，其特点是瞳孔对光反射存在。

（二）枕叶刺激征

当视觉中枢发生刺激性病变时，可出现闪光、白光、暗影、色彩、火星等不定型的光幻视，甚至继发全身性癫痫发作。当视中枢附近视觉联络区发生刺激性病变时，可引起成型的幻视发作，如视野中出现人或动物的形象，也可表现为视物变形症，即所看到物体的形状、大小、颜色、方位和距离变形或失真，出现暂时性错觉，可为癫痫局灶性或全身性发作的先兆。枕叶刺激征在临床上并不常见。

（三）视觉失认症

优势半球枕叶病变时可以引起视觉失认，表现为患者虽无视觉障碍，但对于熟悉的物体、面容、颜色等失去辨别能力，需要通过触摸、听或嗅等方式才能识别。

（四）常见综合征

当血管病变致顶、枕、颞叶同时损伤时，可出现 Balint 综合征，临床表现为精神性注视麻痹、视觉失调与视觉注视障碍三个主要症状，自发性与反射性眼球运动保存。一侧皮质损伤所致注视麻痹时间很短，约数小时到 3 天恢复；双侧损伤所致的注视麻痹多为永久性。

第六节　岛　叶

一、解剖生理基础

岛叶又称脑岛，位于外侧沟深面，与外囊紧相邻，表面被额、顶、颞叶所覆盖，切去岛盖部的皮质即可暴露出岛叶，呈三角形（图 7-14）。岛叶皮质包括新皮质和过渡皮质。岛叶皮质以岛中央沟为界，前方为岛短回，相当于 Brodmann 分区的 14 区；后方为岛长回，相当于 Brodmann 分区的 13 区。

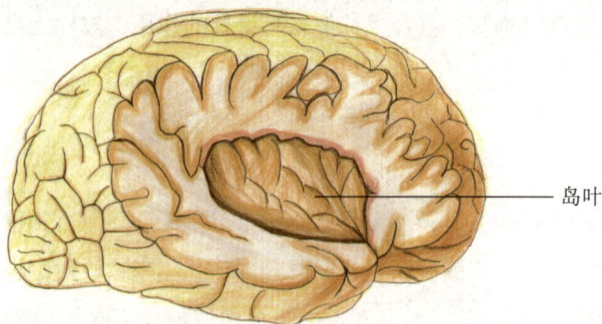

图 7-14　岛叶

二、定位诊断

岛叶的功能与内脏感觉和运动有关，故岛叶受到损伤可引起内脏感觉和活动障碍。例如刺激额盖可引起下颌、舌及咽喉的运动，进而产生咀嚼运动、唾液分泌增加等；刺激颞盖可引发听幻觉；刺激顶盖可产生舌、咽喉及口内的感觉异常。此外，刺激岛叶还可出现打嗝、胃肠蠕动增加、恶心和饱胀感等。

第七节　边缘系统

一、解剖生理基础

边缘系统由边缘叶及与其密切联系的皮质下结构等共同构成。边缘系统与网状结构、大脑皮质有着广泛的联系，对内脏功能影响较大，又广泛参与各种精神活动（情绪、记忆等），故被称为内脏脑和精神脑。

（一）边缘叶及皮质下结构

边缘叶，位于大脑半球内侧面，是胼胝体周围和侧脑室下角壁的一圈弧形皮质结构，由内外两环组成。其中，内环包括胼胝体上回（灰被）、胼胝体下区、海马、齿状回、束状回、终板旁回和斜角带；外环包括扣带回、海马旁回、钩以及扣带回峡。此外，岛叶前部、眶回后部和颞极等也列入边缘叶的范围。

边缘系统的皮质下结构包括杏仁核、隔区、视前区、下丘脑诸核、丘脑前核群、部分丘脑背侧核、上丘脑、中脑被盖内侧区、Broca 嗅区、穹隆峡等。

（二）边缘系统结构的联系

1. 边缘叶各结构的联系　主要通过扣带回连接海马旁回以及邻近的新皮质；通过钩束连接额叶眶回和颞叶前部皮质；通过前连合连接两侧颞叶前部皮质。

2. 边缘叶与皮质下结构的联系　颞极和梨状区的皮质→杏仁体→终纹→隔核、视前区、视上核和室旁核↔前脑内侧束↔其他下丘脑诸核→中脑被盖→脑干的躯体和内脏运动核。

眶回、额前区皮质和穹隆的纤维→隔核→丘脑髓纹→缰核（与中脑顶盖间有往返纤维）→缰脚间束→脚间核→中脑网状核→脑干的躯体和内脏运动核。

3. 边缘系统内的环路　边缘系统的各种结构主要通过帕帕兹（Papez）环路相互联系，具体如下：海马→穹隆→乳头体↔丘脑前核↔扣带回→扣带→海马。

4. 边缘系统和脑的联系　边缘系统与中脑和网状结构主要通过乳头体连接，因此，乳头体在边缘系统中的作用至关重要。

二、定位诊断

（一）情绪和行为改变

情绪和行为改变主要为杏仁体和扣带回受损所致，常表现为恐惧、发怒、欣快、悲伤等情绪异常及攻击、逃避、防御等行为改变。

（二）记忆功能障碍

记忆功能障碍主要为损伤或病变累及海马区、杏仁体、额眶面等结构及其联络通路所致，特别是双侧海马受损。常表现为患者对新内容的记忆功能障碍，及对发病前所保留的数据的回忆障碍，临床上称之为遗忘综合征。此类患者常见的伴发症状是人格改变，而少见其他智能障

NOTE

碍，如逻辑思维、语言、学习处理过程等。

切除双侧颞叶前部时，可出现 Kluver-Bucy 综合征，也属于边缘系统受损的表现，具体见本章第四节。

（三）睡眠和饮食习惯异常

睡眠和饮食习惯异常常见以下 3 种情况：①Klein-Levin 综合征：常见于青年男性，表现为长时间睡眠，可持续数日或数周，觉醒后暴饮暴食或厌食；②发作性睡病：表现为发作性嗜睡、幻觉及猝倒症状；③厌食症：常见于女性，可完全无食欲，月经失调，且多伴有神经症表现，性格改变。

（四）痴呆

边缘系统受损时，可引起痴呆。起病多隐袭，呈缓慢进展，病程长。早期表现为近记忆障碍，随病情发展逐渐出现认知、语言、理解、判断、计算等障碍。

（五）颞叶癫痫

见本章第四节。

第八节　内　囊

一、解剖生理基础

内囊是宽厚的白质层，位于豆状核（壳核和苍白球）、尾状核和丘脑之间。如在丘脑部水平切面上，可见内囊呈 "＞＜" 形，其尖端向内。由前向后分别为内囊前肢、内囊膝部和内囊后肢三部分。

内囊处区域虽然狭窄，却是大脑半球上下行纤维的密集处，上行纤维主要包括丘脑皮质束、视辐射及听辐射；下行纤维主要包括皮质脑干束和皮质脊髓束，故在定位诊断上非常重要。

二、定位诊断

（一）内囊完全性损伤

一侧内囊区完全性损伤，可出现病灶对侧偏瘫、偏身感觉障碍及双眼对侧视野同向性偏盲，称为 "三偏综合征"，多见于内囊出血及梗死。

1. 病灶对侧躯体出现均等性偏瘫，为上运动神经元瘫痪。表现为病灶对侧的舌瘫、下部颜面及上下肢瘫痪，并且上肢与下肢的瘫痪程度相同，均有肌张力增高、腱反射亢进及病理反射阳性。

2. 病灶对侧半身的深浅感觉均发生障碍，包括头、面部，但以肢体远端最为明显。

3. 由于视放射受损，双眼病灶对侧视野出现同向性偏盲。

（二）内囊部分性损伤

由于通过内囊的前肢、膝部、后肢的传导束不同，故不同部位、不同程度的损伤可导致不同的临床症状单独或合并出现，常见症状包括偏瘫、偏身感觉障碍、偏盲、偏身共济失调、单侧中枢性面、舌瘫或运动性失语等。

1.内囊前肢病变 单侧内囊前肢发生病变时，可出现病变对侧肢体的小脑性共济失调，是因累及皮质脑桥束所致。双侧病变时，可出现情绪障碍、强哭、强笑，多见于假性延髓麻痹的患者。

2.内囊膝部病变 单侧内囊膝部发生病变时，可出现病灶对侧面神经及舌下神经中枢性瘫痪，其他脑神经的运动神经不受影响。双侧内囊膝部病变时，可出现脑神经的运动神经双侧性瘫痪及假性延髓麻痹，表现为吞咽困难，饮水反呛，声音嘶哑，强哭强笑，双侧软腭上提无力，咽反射迟钝或消失，下颌反射亢进及口轮匝肌反射、掌颏反射阳性。

3.内囊后肢病变 内囊后肢的前部病变时，可出现病灶对侧的上下肢瘫痪。如病变侵及后肢的后部，则出现对侧半身感觉障碍及对侧同向性偏盲。

第九节 基底节

一、解剖生理基础

基底节，亦称基底核，是大脑白质深部的灰质团块，包括纹状体、屏状核及杏仁核。纹状体包含尾状核和豆状核，豆状核又分为壳核和苍白球两部分。杏仁核是基底节中发生最古老的部分，和屏状核合称为古纹状体；苍白球是种系发育上较古老的核团，被称为旧纹状体；壳核和尾状核组成新纹状体。在大脑冠状切面上，它们是位于内囊外侧和内上方的三个大细胞团块。广义的基底神经节还包括红核、黑质和丘脑底核。

基底节是锥体外系的重要组成部分，各核之间有密切的纤维联系，同时经丘脑上传信息至大脑皮质，下传冲动经丘脑、苍白球，再通过红核、黑质、网状结构等影响脊髓下运动神经元。基底节协同大脑皮质及小脑调节随意运动、肌张力和姿势反射，也参与复杂行为的调节。

1.纹状体的传入纤维 ①大脑皮质纹状体纤维：起于大脑皮质的广泛区域，但主要起于两侧的运动区（特别是运动前区）、感觉区，起于对侧的纤维通过胼胝体，终于新纹状体；②丘脑纹状体纤维：最多，最重要，终于新纹状体；③黑质纹状体纤维。

2.纹状体的传出纤维 ①纹状体苍白球纤维；②纹状体黑质纤维；③苍白球的传出纤维，到达红核前区、丘脑下核、脑桥被盖核、丘脑、红核、黑质等，构成纹状体的重要传出系统。

二、定位诊断

1.肌张力减低－运动过多综合征 由新纹状体、丘脑底核病变引起。如舞蹈样动作见于壳核病变，手足徐动症见于尾状核病变，偏侧投掷运动见于丘脑底核病变等。

2.肌张力增高－运动减少综合征 由旧纹状体、黑质病变引起。黑质－纹状体的多巴胺通路受损时，表现为肌张力增高、运动减少及静止性震颤，见于帕金森病。

NOTE

第八章　脑血管病变

第一节　解剖生理基础

脑重量只占体重的 2% ~ 3%，但脑的代谢非常旺盛，它的耗氧量约占机体总耗氧量的20%，供血量要占心输出量的 15% ~ 20%。脑血液供给减少或中断立即会导致脑缺血、缺氧，出现脑功能障碍，如不及时恢复血流，神经细胞就会肿胀、死亡。脑血液循环是一个整体，指的是大脑半球、间脑、脑干及小脑的血液循环，其中包括动脉系统、毛细血管及静脉系统。

一、脑动脉系统

脑的动脉分为两组，即颈内动脉系统和椎 – 基底动脉系统（图 8-1）。以顶枕沟为界，颈内动脉系统供应大脑半球的前 2/3 和部分间脑的血液；椎 – 基底动脉系统供应大脑半球的后1/3 及部分间脑、脑干和小脑的血液。营养大脑半球的动脉分支可分为皮质支和中央支。皮质支主要分布于大脑的皮质及其下方的髓质。中央支深入脑实质供应基底核、内囊和间脑等。

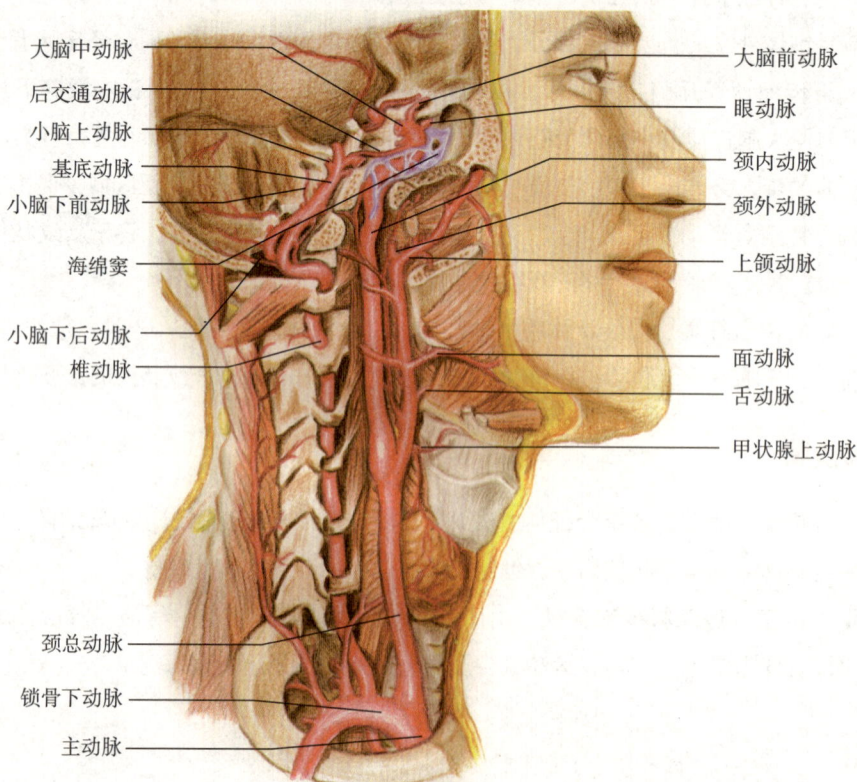

图 8-1　脑动脉系统

大脑中动脉
后交通动脉
小脑上动脉
基底动脉
小脑下前动脉
海绵窦
小脑下后动脉
椎动脉

大脑前动脉
眼动脉
颈内动脉
颈外动脉
上颌动脉
面动脉
舌动脉
甲状腺上动脉

颈总动脉
锁骨下动脉
主动脉

（一）颈内动脉系统

颈内动脉在颈部相当于甲状软骨上缘水平从颈总动脉分出，在颈部上升，无任何分支直达颅底，穿过颞骨岩部的颈动脉管入颅。入颅后的颈内动脉沿蝶鞍外侧的颈动脉沟弯曲通过海绵窦，至蝶骨小翼前床突内侧，到脑的底面发出分支。在行程中颈内动脉可分为四段，即颈部、岩部、海绵窦部和前床突上部。后两段合称虹吸部，常呈"U"或"V"形，是动脉硬化的好发部位。颈内动脉在穿出海绵窦处发出眼动脉，在脑底面前穿质附近分出脉络丛前动脉和后交通动脉后，分为大脑前动脉与大脑中动脉两大终末支（图 8-2）。

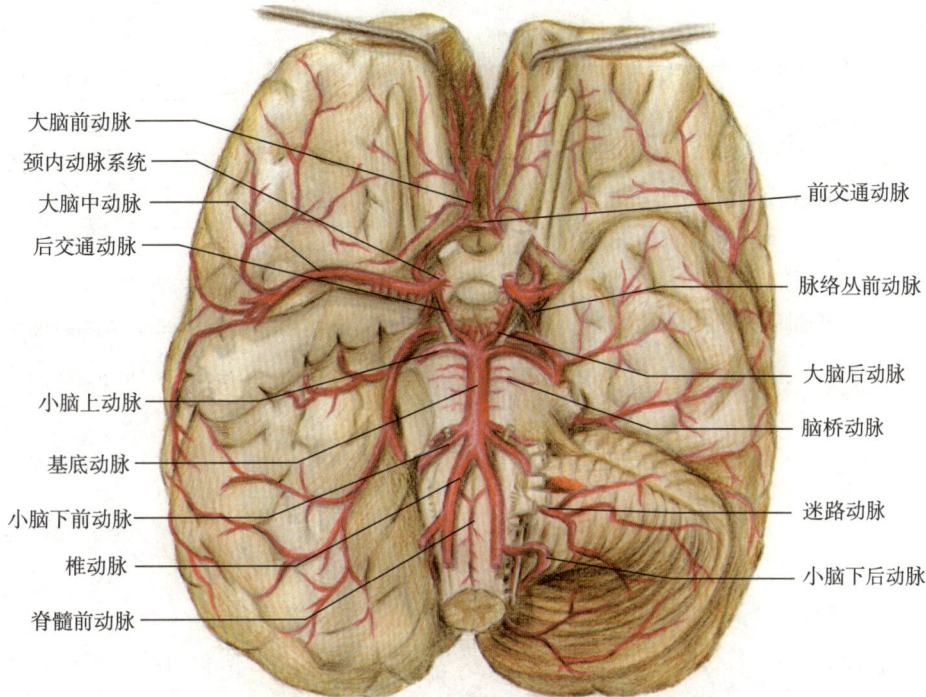

图 8-2 脑底部动脉

1. 大脑前动脉 是颈内动脉较小的终支。在视交叉外侧三角处由颈内动脉分出，经视交叉上方向前内入大脑纵裂贴附于大脑半球内侧面，然后绕胼胝体膝，沿胼胝体背侧向后行，至胼胝体压部的前方向上形成楔前动脉。在视交叉上方借前交通动脉与对侧大脑前动脉相连，以前交通动脉为界将大脑前动脉分为交通前段和交通后段（图 8-2 ~ 图 8-4）。

（1）皮质支 大脑前动脉的皮质支主要分布于额、顶叶的内侧面，两叶外侧面的上边缘部，额叶底面的一部分和扣带回。其分支有眶动脉、额极动脉、额前动脉、额中动脉、额后动脉、旁中央动脉、楔前动脉和胼胝体动脉。

（2）中央支 大脑前动脉中央支是大脑前动脉在前交通动脉之前向脑内发出的一群小的分支，又叫前内侧丘纹动脉，分为内、外侧两组。内侧组是供应基底核重要而恒定的血管，分布于豆状核壳核、尾状核前部及两者之间的内囊前肢和眶面内侧部的皮质；外侧组分布于尾状核前部的内侧面，以及视上核和胼胝体膝等处。

2. 大脑中动脉 是颈内动脉最大的终支，是颈内动脉的直接延续。该动脉从颈内动脉发出后，向外侧横过前穿质并在此发出很多中央支，然后经颞叶和脑底面的深裂隙进入大脑外侧沟，主干在岛叶表面向后上行发出皮质支（图 8-2 ~ 图 8-4）。

NOTE

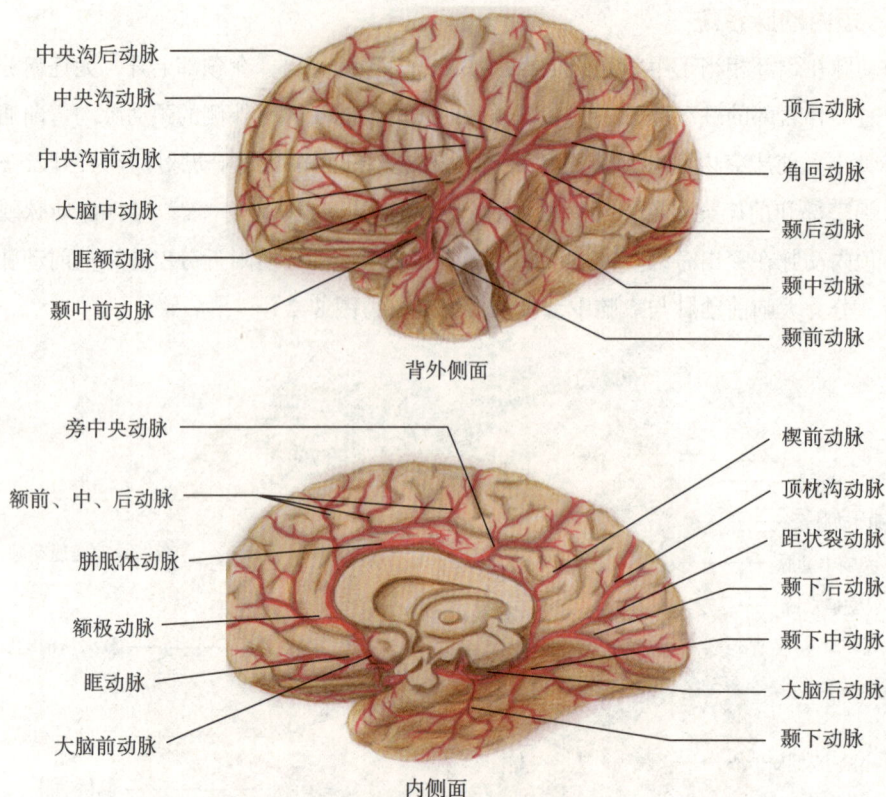

中央沟后动脉
中央沟动脉
中央沟前动脉
大脑中动脉
眶额动脉
颞叶前动脉

顶后动脉
角回动脉
颞后动脉
颞中动脉
颞前动脉

背外侧面

旁中央动脉
额前、中、后动脉
胼胝体动脉
额极动脉
眶动脉
大脑前动脉

楔前动脉
顶枕沟动脉
距状裂动脉
颞下后动脉
颞下中动脉
大脑后动脉
颞下动脉

内侧面

图 8-3　大脑前、中、后动脉

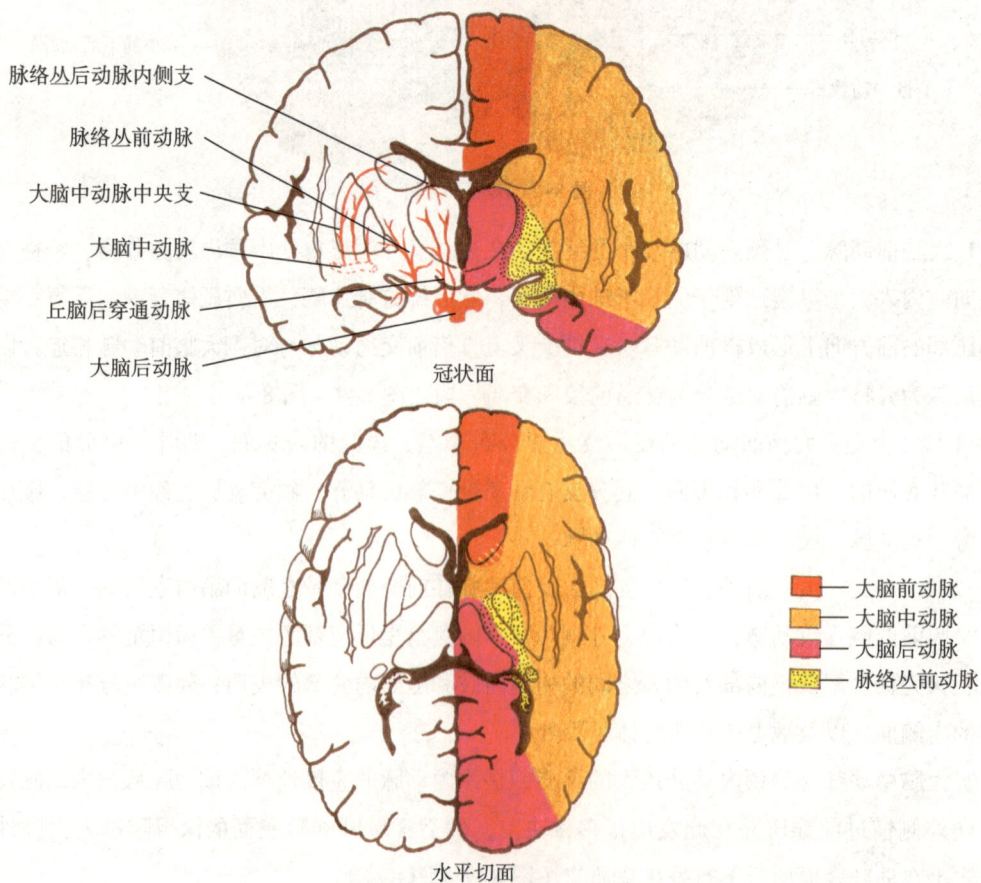

脉络丛后动脉内侧支
脉络丛前动脉
大脑中动脉中央支
大脑中动脉
丘脑后穿通动脉
大脑后动脉

冠状面

■ 大脑前动脉
■ 大脑中动脉
■ 大脑后动脉
▦ 脉络丛前动脉

水平切面

图 8-4　脑内结构的动脉供血

（1）**皮质支** 大脑中动脉的皮质支分为上分支和下分支，上分支发出眶额动脉、中央沟前动脉、中央沟动脉、中央沟后动脉（顶前动脉）和顶后动脉；下分支发出角回动脉、颞后动脉、颞中动脉、颞前动脉和颞极动脉。皮质支主要分布于大脑半球背外侧面的大部分（半球的边缘除外）和顶枕沟以前的岛叶，包括额上回下缘、额中回、额下回、颞横回、颞上回、颞中回、中央前后回的下 4/5、顶上小叶下缘、缘上回与角回、岛叶等。大脑中动脉是最易发生血液循环障碍的动脉，当该动脉出现阻塞或破裂时，会产生严重的机能障碍。

（2）**中央支** 也称前外侧中央动脉或豆纹动脉，分内侧豆纹动脉和外侧豆纹动脉。主要分布于豆状核、尾状核和内囊。此动脉在动脉硬化和高血压等情况下易破裂出血，所以又被称为"出血动脉"。

3. 前交通动脉 是脑底动脉环的重要组成部分，位于视交叉上面的前方，连接双侧大脑前动脉。前交通动脉与大脑前动脉的连接形式非常复杂，变异极多。

4. 后交通动脉 在视交叉的外侧起自颈内动脉的后壁，沿灰结节和乳头体的外侧，在视束下方后行，与大脑后动脉吻合，是颈内动脉系和椎 – 基底动脉系之间重要的交通路径（图 8-2）。后交通动脉在贴脑侧分出 2~8 支细小的中央动脉，垂直进入脑内，供应乳头体、灰结节、丘脑下部、丘脑腹侧、丘脑底核、视束前部、内囊后肢前的下部和大脑脚腹侧。

5. 脉络丛前动脉 自颈内动脉末端、后交通动脉稍上方发出，少数起于后交通动脉、大脑中动脉或大脑前、后动脉的分叉处（图 8-2）。脉络丛前动脉发出后沿视束下面向后行于海马回钩与大脑脚之间，入侧脑室下脚形成脉络丛，并与脉络丛后动脉吻合。沿途发出分支供应外侧膝状体、内囊后肢的后下部、大脑脚底的中 1/3 纹状体、下丘脑、海马等结构。此动脉在蛛网膜下隙行程较长，管径较小，易发生栓塞。

6. 眼动脉 是颈内动脉入颅后在海绵窦内颈内动脉的虹吸弯段发出的第一条重要的较大分支。眼动脉在视神经的外下方经视神经孔出颅后入眶内，供应眼部的血液（图 8-1）。

（二）椎 – 基底动脉系统

椎动脉起于锁骨下动脉，向上穿行于第 6 至第 1 颈椎横突孔，再绕寰椎侧块，经枕骨大孔入颅。入颅后椎动脉由延髓外侧面，逐渐转向前内侧，至脑桥下缘汇合成基底动脉。基底动脉沿脑桥腹侧面的基底沟上行，到脑桥上缘分成左、右大脑后动脉（图 8-1、图 8-2）。

1. 椎动脉的主要分支

（1）脊髓前、后动脉 见脊髓的血管。

（2）小脑下后动脉 为椎动脉的最大分支，多在橄榄体下段附近发出，向后外侧行经延髓和小脑扁桃体之间（图 8-5）。供应小脑底面后部及延髓后外侧部的血液。该动脉行程弯曲，较易发生栓塞。

2. 基底动脉的主要分支

（1）小脑下前动脉 小脑下前动脉自基底动脉下部 1/3 处发出，多向后外行于展神经、面神经和前庭蜗神经的腹侧至小脑下面，供应小脑下面的前外侧部血液（图 8-5）。小脑下前动脉与小脑下后动脉的血液相互补给。

（2）迷路动脉（内听动脉） 迷路动脉细长，多从小脑下前动脉发出，伴面神经和前庭蜗神经入内耳道，分布于内耳，供应内耳迷路的血液（图 8-2）。

（3）脑桥动脉 脑桥动脉是从基底动脉后面或两侧发出，约为十几支长短不一的细小动脉，供应脑桥及邻近结构的血液（图 8-2）。

NOTE

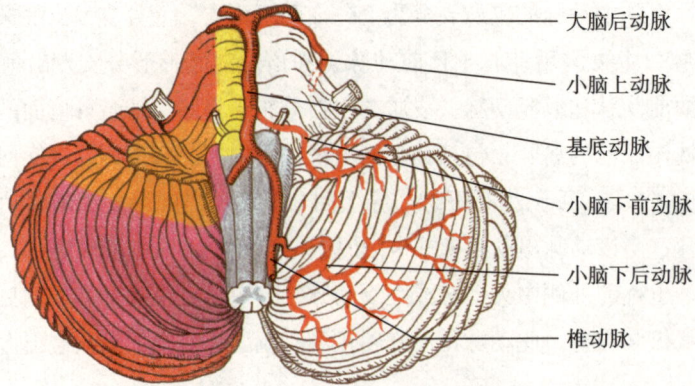

图 8-5　小脑上、下前、下后动脉

（4）小脑上动脉　小脑上动脉在基底动脉尖下方近基底动脉末端处发出，先与大脑后动脉伴行，绕大脑脚向后，至中脑的背侧，行于结合臂上和小脑上面，供应小脑上面、髓质深部和齿状核等，环绕中脑走行时沿途发出的分支供应中脑被盖部的血液（图 8-5）。

（5）大脑后动脉　大脑后动脉为基底动脉的终末支，发出后不久与后交通动脉吻合，形成脑底动脉环的一部分。之后沿脑桥上缘绕大脑脚向后行，越过海马沟向后，再横过海马回后端入距状沟，分为距状沟动脉和顶枕沟动脉两终支（图 8-2、图 8-3）。

1）皮质支：大脑后动脉的皮质支主要有距状沟动脉和顶枕沟动脉，主要供应颞叶的内侧面和底面及枕叶。

2）中央支：大脑后动脉的中央支经脚间窝入脑实质，分布于背侧丘脑、内侧膝状体、外侧膝状体、下丘脑和底丘脑等处（图 8-4）。

（三）大脑动脉环（Willis 环）

大脑动脉环位于大脑底面，蝶鞍上方，环绕在视交叉、灰结节、漏斗和乳头体周围。由前交通动脉、两侧大脑前动脉起始段、两侧颈内动脉末端、两侧大脑后动脉及后交通动脉连通而成（图 8-6）。

大脑动脉环使两侧颈内动脉系和椎 – 基底动脉系得以沟通。在正常情况下，大脑动脉环各血管的血液不混合。当动脉环的某一血管狭窄或阻塞时，血液可经大脑动脉环重新分配。大脑动脉环在一定程度上，可平衡脑内各动脉血压，调节各血管之间的血流，以维持脑的血液供应。

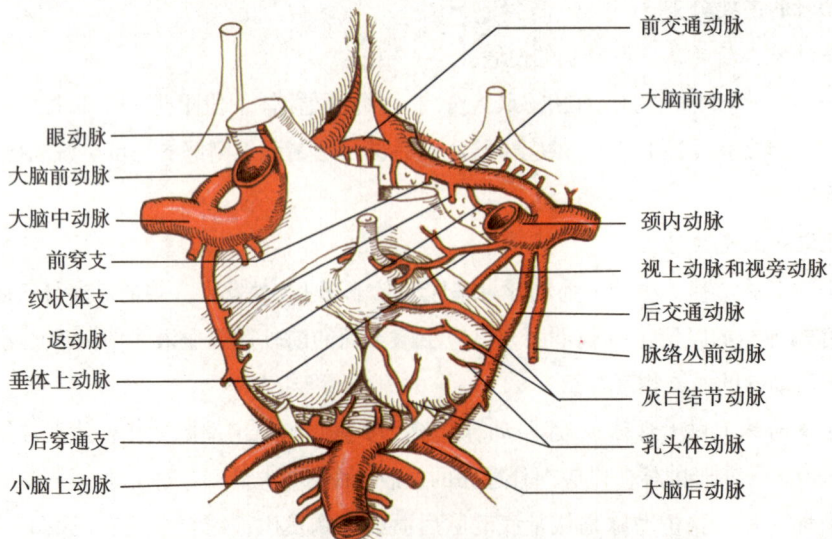

图 8-6　大脑动脉环

二、脑静脉系统

脑的静脉分浅、深两组，在脑表面或髓质内两组静脉间有吻合支。脑的静脉血最后穿过蛛网膜和硬膜内层开口注入硬脑膜窦。脑静脉的特点是管壁较薄，管腔较大，无瓣膜，不与动脉伴行。

（一）大脑浅静脉

大脑浅静脉位于脑表面，主要收集大脑半球的皮质和皮质下髓质的静脉血，从皮质及皮质下穿出的小静脉互相连接，至皮质表面形成软膜静脉网，之后再合并成几条大静脉，分别注入静脉窦。大脑上静脉（外侧沟以上）收集大脑半球外侧面和内侧面的血液，注入上矢状窦；大脑中浅静脉沿外侧沟向前下，注入海绵窦；大脑下静脉（外侧沟以下）收集大脑半球外侧面下部和底面的血液，主要注入横窦和海绵窦。（图8-7）

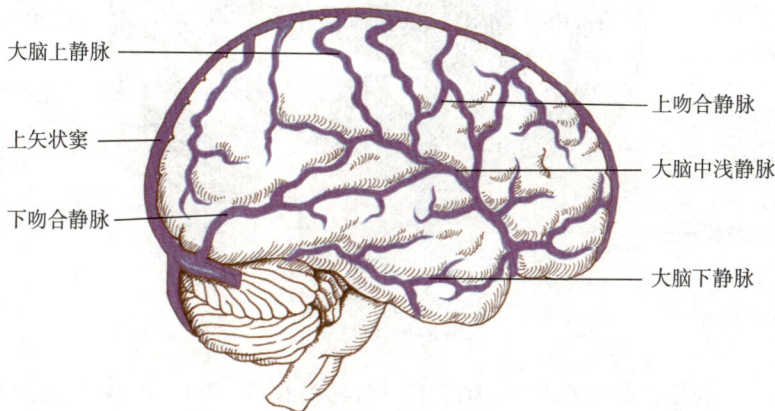

图8-7 大脑浅静脉

（二）大脑深静脉

大脑内静脉由脉络丛静脉和丘纹静脉在室间孔后上缘合成，向后至松果体后方，与对侧的大脑内静脉汇合成一条大脑大静脉。大脑中深静脉与大脑前静脉和纹状体静脉汇合成基底静脉，注入大脑大静脉。大脑大静脉收集半球深部的髓质、基底核、间脑和脉络丛等处的静脉血，在胼胝体压部的后下方向后注入直窦。（图8-8）

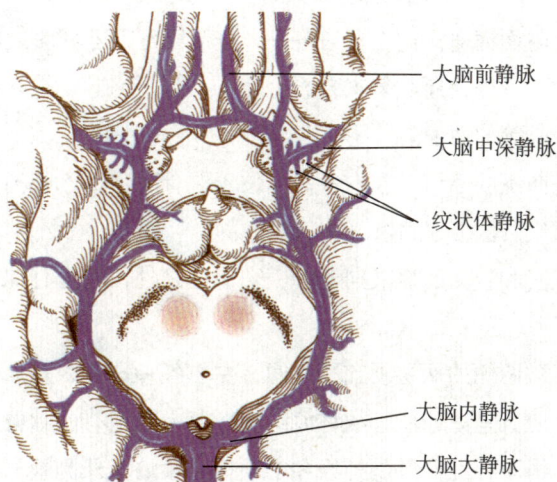

图8-8 大脑深静脉

NOTE

（三）静脉窦

静脉窦也称硬膜窦、硬膜静脉窦，是体内唯一独特的静脉。它是硬脑膜内外两层在某些部位分离形成的管状腔隙，位于颅骨下硬膜的骨膜层和脑膜层之间。其外层是致密的胶原纤维，坚韧而无弹性，无瓣膜；内面为一层内皮细胞。静脉窦收集所有的颅内静脉血，是颅内静脉血的回流通道，各窦回流后，经颈内静脉流入心脏。颅内静脉窦主要包括上矢状窦、下矢状窦、直窦、横窦、乙状窦、窦汇、海绵窦、岩上窦、岩下窦等（图 8-9）。

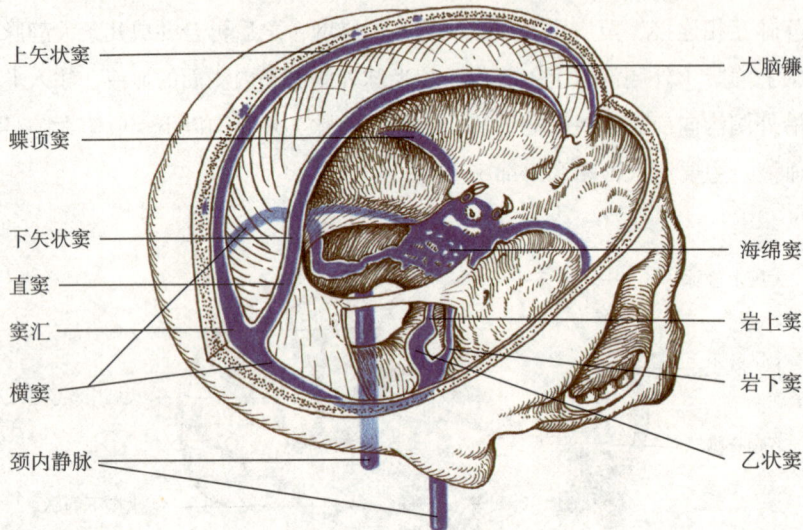

图 8-9 静脉窦

1. 上矢状窦 位于大脑镰的上缘，前起自颅骨的鸡冠部，至枕骨内粗隆处注入窦汇。上矢状窦的前端较细，以后逐渐增粗，横切面呈尖端向下的三角形。主要接受大脑上静脉来的血液和通过蛛网膜绒毛或颗粒回流的脑脊液，并借助颅骨的板障静脉与颈外静脉系统相通，其起始部还与鼻静脉有吻合。

2. 下矢状窦 位于大脑镰下缘后 2/3 处，前端较小，呈向上弓形后行至小脑幕前缘，与大脑大静脉汇合延为直窦。主要收集大脑镰静脉及部分大脑内侧面和胼胝体的静脉血。

3. 直窦 位于大脑镰与小脑幕连接处，由下矢状窦与大脑大静脉汇合而成，向后下行注入窦汇。主要收集大脑大静脉和下矢状窦的血液。

4. 横窦 位于颅骨内面横窦沟内，左右各一，连于窦汇和乙状窦之间，为最大的静脉窦之一。除收集来自窦汇的血液外，还收集来自岩上窦、小脑下静脉、枕叶静脉、大脑下静脉、枕窦、小脑幕窦及板障静脉等的血液。

5. 乙状窦 为横窦向下的延续，左右各一，位于颞骨乳突部乙状沟内，向前于颈静脉孔处续为颈内静脉。主要收集两侧横窦血液，注入颈内静脉。

6. 窦汇 是上矢状窦和直窦的血液向两侧横窦流经之处，此处有枕骨导血管与颅外枕静脉相通。

7. 海绵窦 位于蝶鞍两侧的两层硬脑膜之间，左右各一，其内有众多的结缔组织小梁将其分为若干相互交通的小腔，呈海绵状，故称海绵窦。窦内除了有静脉血外，还有颈内动脉和展神经通过，动眼神经、滑车神经、外展神经和上颌神经紧贴窦外侧壁。海绵窦与颅内外静脉有广泛的吻合，海绵窦以及与其相连的颅内外静脉均无瓣膜，血液可以逆流。

8.岩上窦　位于颞骨岩部上缘岩上沟内，左右各一，起于海绵窦后上部。收集大脑下静脉和小脑上静脉的血液汇入横窦。

9.岩下窦　位于岩枕裂上内，左右各一，起自海绵窦后下部，收集小脑下静脉的血液，汇入颈内静脉。

主要脑静脉窦的血液汇流途径如下：

```
上矢状窦 ──────────────┐
                      ↓
下矢状窦 ──→ 直窦 ──→ 窦汇 ──→ 横窦 ──→ 乙状窦 ──→ 颈内静脉
                             ↑
海绵窦 ──→ 岩上窦 ──────────┘

岩下窦 ──────────────────────────────────────┘
```

第二节　定位诊断

一、颈内动脉梗死

颈内动脉梗死的临床表现复杂多样，主要取决于侧支循环状况。如果脑底动脉环完整，而且眼动脉与颈外动脉吻合良好，可以完全代偿其供血，临床可无任何症状；如果脑底动脉环不健全或有变异，颈内动脉闭塞影响大脑中动脉及大脑前动脉供血区，可引起短暂性脑缺血发作（TIA），也可表现为大脑中动脉及大脑前动脉缺血症状或分水岭梗死，更严重者可造成大脑半球的广泛梗死，导致患者昏迷、癫痫发作等症状。颈内动脉闭塞时的典型临床症状是病变对侧偏瘫、偏身感觉障碍及同向性偏盲，如果累及眼动脉可见病变同侧视觉障碍，优势半球病变可出现失语、失用、失认等神经功能缺损，非优势半球受累可有体象障碍。

颈内动脉梗死的诊断除了以上所述的临床表现外，还有以下具有特征性的临床表现：

1. 病灶侧出现 Horner 征，主要为颈内动脉外壁上的交感神经节后纤维受损所致。

2. 眼动脉交叉瘫，病灶侧出现一过性或持久性的视力障碍，病灶对侧偏瘫，主要是眼动脉受累所致。

3. 患侧颈内动脉搏动减弱或消失，局部可闻及收缩期血管杂音，可见于颈内动脉闭塞高度狭窄时。血管性杂音的检查对于诊断颈动脉血管综合征有其重要意义。

4. 多普勒超声除显示颈内动脉狭窄或闭塞外，还可见颞浅动脉血流呈逆向运动，对诊断本病有较大意义。

二、大脑前动脉梗死

1.主干梗死　分出前交通动脉前主干闭塞，可因对侧动脉的侧支循环代偿不出现症状，但当双侧动脉起源于同一个大脑前动脉主干时，就会造成双侧大脑半球的前、内侧梗死，导致截瘫、二便失禁、意识丧失和额叶人格改变等。

NOTE

2. 中央支梗死　累及内囊前肢使皮质脑桥纤维受损，可出现额叶性共济失调。特点为以腿为重的偏瘫并且伴有同侧上肢为主的共济失调，对侧中枢性面舌瘫，上肢近端轻瘫。

3. 皮质支梗死　病灶对侧肢体的感觉运动障碍，而上肢和肩部的瘫痪轻，面部和手部不受累。感觉障碍的类型为辨别觉和本体觉减退明显，而痛温觉和粗触觉受损相对较轻。主要因为大脑前动脉供应中央回上部皮质所导致。由于旁中央小叶受损，可出现中枢性大小便障碍。对侧出现强握及吸吮反射。

三、大脑中动脉梗死

1. 主干梗死　病变常发生在大脑中动脉的起始处，使大脑中动脉的皮质支和中央支的血液供应均发生障碍，引起大脑半球大面积脑梗死。

（1）严重的对侧肢体偏瘫和偏身感觉障碍，瘫痪以面、舌及上肢尤重，感觉障碍也是以面和上肢明显，疾病早期有肌张力减低。

（2）可出现对侧同向性偏盲或对侧同向性象限盲，为大面积梗死影响视放射所致。

（3）可出现双眼向病灶对侧凝视障碍，在急性期双眼和头向病灶对侧呈一过性强直性偏斜，为皮质的头眼同向运动中枢受累所致。

（4）优势半球病变可见完全性失语症、失读症、失写症等。

（5）非优势半球病变可有体象障碍。

（6）急重患者可出现意识障碍，严重的脑水肿导致脑疝形成。

2. 中央支梗死

（1）病灶对侧均等性偏瘫。因大脑中动脉深支供应内囊后肢前 2/3（锥体束通过处）。

（2）一般无偏盲与偏身感觉障碍。因内囊后肢后 1/3（相当于丘脑中央辐射、视放射通过处）有脉络丛前动脉供应。

3. 皮质支梗死

（1）病灶对侧偏瘫。头面、上肢瘫重于下肢。

（2）病灶对侧半身感觉障碍。上半身重于下半身，并伴有皮质性感觉障碍。

（3）优势大脑半球损伤时可出现失语症、失写症、失读症及失用症。

四、脉络丛前动脉梗死

脉络丛前动脉主要供应外侧膝状体的外侧半、视束的中间部分、内囊后肢的后 2/3、大脑脚底的中 1/3、苍白球的大部分、侧脑室下角的脉络丛及丘脑。损伤时可产生对侧半身轻偏瘫、半身感觉障碍；对侧同向性偏盲和病侧瞳孔扩大及对光反射迟钝；偏瘫和感觉障碍是暂时性的，偏盲则为持久性的。另外丘脑受损往往伴丘脑综合征，而且常有偏瘫肢体的血管运动障碍和水肿。

五、小脑下后动脉梗死

小脑下后动脉梗死可导致 Wallenberg 综合征或延髓背外侧综合征。其表现如下：

1. 突然发生眩晕、恶心、呕吐及出现眼球震颤，由前庭神经核损伤所引起。

2. 吞咽困难、声音嘶哑或失音，病灶侧软腭下垂及咽反射减弱或消失，乃疑核损伤之故。

3. 交叉性感觉障碍，即同侧面部痛、温觉障碍（三叉神经脊束核受损）及病变对侧半身感觉障碍（脊髓丘脑束损伤）。

4. 同侧肢体出现小脑性共济失调的症状及体征，因为损伤绳状体、脊髓小脑后束、橄榄小脑束及小脑而引起。

5. 同侧出现 Horner 征，因为损伤自丘脑下部下降的交感神经纤维之故。

六、基底动脉梗死

基底动脉血栓形成临床上较常见，可发生在主干或分支。基底动脉的分支主要有脑桥支、内听动脉、小脑下前动脉、小脑上动脉及其终末支大脑后动脉。由于基底动脉梗死部位及范围大小不同，临床症状复杂多样。主要表现如下：

1. 眩晕发作　是椎－基底动脉缺血最常见的表现，且往往是首发症状。

2. 眼球震颤　往往与眩晕同时存在，并常合并脑干的症状与体征。

3. 头痛　在椎—基底动脉系缺血时，侧支血管扩张而引起头痛，通常在枕部及颈部。

4. 视力障碍　主要由大脑后动脉的血液供应而引起。可以出现同向偏盲或象限盲伴有黄斑回避，也可以双眼同时失明。

5. 健忘及精神模糊状态　大脑后动脉供应颞叶底面的分支，缺血时最突出的表现为健忘，有若干小时的近记忆丧失。有时伴定向力丧失，特别是对时间、地点的定向力丧失，但行为定向表现完全正常。

6. 复视　主要由侵犯Ⅲ、Ⅳ、Ⅵ对脑神经及内侧纵束而引起。

7. 面部感觉障碍　常有面部感觉障碍，为一侧或双侧。

8. 吞咽困难及构音障碍　由于损伤Ⅸ、Ⅹ、Ⅻ对脑神经，可表现为真性或假性延髓性麻痹。

9. 瘫痪　可表现为交叉瘫（脑干一侧性病变时则病变同侧脑神经损伤，对侧上下肢瘫痪）或四肢瘫（因基底动脉基底部损伤引起的闭锁综合征）。

10. 感觉障碍　多为交叉性感觉障碍，即同侧面部与对侧半身感觉障碍。

11. 共济失调　脑干或小脑损伤均可引起，为一侧或双侧。

12. 跌倒发作　表现为突然性跌倒，患者意识清楚，常能立即站起。与脑干网状结构损伤有关。

13. 意识障碍　如昏迷、意识模糊与嗜睡。

14. Horner 征　一侧或双侧，因损伤眼交感神经纤维而引起。

七、小脑下前动脉梗死

小脑下前动脉梗死甚少见。其临床表现类似小脑下后动脉梗死，但三叉神经脊束核及疑核不受损伤，而是三叉神经感觉主核、面神经核及耳蜗神经核受损伤。由于小脑下前动脉走行变异很大，所以其血管闭塞时所产生的临床表现也各不相同。典型的临床表现如下：

1. 眩晕、呕吐、眼球震颤、肢体小脑性共济失调，由前庭神经核、绳状体受损引起。

2. 同侧周围性面瘫。

3. 同侧神经性耳聋。

NOTE

4.同侧面部触觉障碍，因侵及三叉神经主核之故。对侧上下肢及躯干的痛、温觉障碍，偶尔也可出现面部痛、温觉障碍。

5.同侧 Horner 征。

八、内听动脉梗死

内听动脉主要供应内耳半规管、球囊、椭圆囊及耳蜗的血液。内听动脉实际上是一支终末动脉，而且半规管对缺血非常敏感，血压的下降和血流的减少都会引起临床症状。内听动脉梗死可发生眩晕、呕吐、平衡障碍，并可发生突发性耳聋、耳鸣。内听动脉的症状有时是后循环缺血的首发症状。

九、小脑上动脉梗死

小脑上动脉闭塞时，由于小脑上角和脑桥被盖部损伤而出现的临床表现如下：

1.同侧上下肢出现明显的共济失调，患者起立、步行均不能，由小脑上角损伤所致。

2.同侧面部感觉障碍，对侧躯干和四肢出现痛、温觉障碍，由脑桥被盖部损伤所致。

十、大脑后动脉梗死

1.主干梗死　使枕叶的内侧面及底面、颞叶底面、中脑及丘脑的大部分发生软化，其典型表现为：

（1）对侧同向性偏盲，伴有黄斑回避现象。

（2）对侧半身出现丘脑综合征。

（3）主侧半球病变时还出现失读症及感觉性失语症（角回及颞上回之 Wernicke 区受损）。

（4）双侧大脑后动脉主干梗死时可引起双侧枕叶软化，导致皮质盲，虽双侧瞳孔对光反射存在，但双眼视力消失。

2.中央支梗死

（1）丘脑膝状体动脉梗死，对侧半身出现丘脑综合征。

（2）大脑后动脉供应中脑的分支梗死，出现 Weber 综合征及 Benedikt 综合征等。

（3）后脉络丛动脉梗死，出现对侧同向性下象限盲。

3.皮质支梗死

（1）单侧皮质支梗死时，可引起同向性偏盲，如优势半球病变时，在出现胼胝体压部软化后，使右侧枕叶与语言中枢的联系中断，导致失读症，而不出现失写症。

（2）双侧皮质支梗死时，可引起双侧枕叶软化，导致皮质盲。可出现记忆缺失综合征，因大脑后动脉供应颞叶海马的血液。其记忆缺失的特点为近记忆损伤，即刻回忆与远记忆尚好。

十一、基底动脉尖综合征

基底动脉尖综合征是由以基底动脉顶端为中心，直径 2cm 范围内的左、右大脑后动脉，左、右小脑上动脉和基底动脉顶端交叉部位的血液循环障碍而引起的。主要表现为中脑和丘脑受损的脑干首端梗死和颞叶内侧面、枕叶受损的大脑后动脉区梗死。大部分学者将其临床表现分为两组，即脑干首端梗死和大脑后动脉区梗死。

1. 脑干首端梗死

（1）眼球运动障碍　这是基底动脉尖综合征的主要特征之一，表现为垂直注视麻痹，病灶侧完全性动眼神经麻痹，伴对侧上视障碍或两上睑下垂伴垂直注视障碍。

（2）瞳孔异常　表现为瞳孔散大，对光反射消失。

（3）意识障碍和幻觉　基底动脉尖综合征多引起不同程度、不同性质的意识障碍，患者可有视幻觉，Caplan 称其为"大脑脚幻觉"。患者对幻觉描述生动形象但知其为非真实内容。如果幻觉仅发生于傍晚，则称"黄昏幻觉"。

（4）内脏感觉和运动异常。

2. 大脑后动脉区梗死　主要表现为视觉障碍及行为异常。可表现为视力减退、偏盲或皮质盲，少数为闪光幻觉、视物变形、视觉失认等。行为异常包括 Balint 综合征、记忆减退、人格改变、激越性谵妄等，常由于双侧梗死所致。

十二、静脉窦病变

1. 上矢状窦血栓形成　上矢状窦血栓形成常见于脱水和衰弱的婴儿，也可见于创伤、肿瘤、口服避孕药、妊娠、血液病和免疫系统疾病等。上矢状窦血栓形成主要造成颅内压增高，患者表现为头痛、呕吐、意识障碍等。有时首发症状为癫痫。

合并浅静脉阻塞时的临床症状：①双侧上运动神经元瘫痪，以下肢为重，多表现为截瘫的形式。②双侧感觉障碍，也是以下肢为重。③可出现大小便障碍，由于旁中央小叶受损之故。④可有视盘水肿，前额及眼睑部静脉怒张。

2. 海绵窦血栓形成　海绵窦血栓形成常为眼部和鼻咽部感染的并发症。

（1）首发症状多为眼眶部和鼻根部疼痛、浮肿、眼球突出和视网膜静脉怒张。

（2）Ⅲ、Ⅳ、Ⅵ对脑神经麻痹而引起不同程度的眼球运动障碍。

（3）三叉神经第一支受累而出现面上部感觉障碍。

（4）发病时伴有高热、寒战与白细胞增高等表现。

3. 横窦或乙状窦血栓形成　横窦或乙状窦血栓形成常为急性或慢性化脓性中耳炎引起，也可由乳突炎、颅骨骨髓炎引起。

（1）耳后乳突处红肿热痛，寒战、发热及外周血白细胞增高，头皮及乳突静脉扩张。

（2）舌咽神经、迷走神经和副神经麻痹，出现吞咽困难、饮水反呛及声音嘶哑等。

（3）颅内压增高征，如头痛、呕吐、复视和双侧视盘水肿等。

NOTE

第九章　间脑病变

第一节　解剖生理基础

间脑位于两侧大脑半球之间，连接大脑半球和脑干。由丘脑、上丘脑、下丘脑及底丘脑构成。

一、丘脑

丘脑是卵圆形的灰质复合体，是间脑中最大的组成部分，占间脑的 4/5。其对称地分布于第三脑室两侧，两侧丘脑通过丘脑间连合而连接，其外侧为内囊。丘脑含有许多独立分化的神经细胞群，与其他神经组织的纤维联系极为广泛，它的生理功能非常复杂。丘脑接受身体内、外各种刺激所引起的所有冲动，经中继、整合后，投射到大脑皮质产生感觉和意识，因此丘脑是最大的皮质下接收站和中继站，亦有人称之为皮质下感觉中枢、"意识闸门"。

（一）丘脑的核团

丘脑是由不均质的神经元和神经纤维组成的团块，其前端为丘脑前结节，后端为丘脑枕，其内部灰质被薄层"Y"形白质纤维（内髓板）分隔为前侧、内侧、外侧三大组核群。内髓板内有板内核，丘脑中央有中央中核，丘脑内侧近中线处有正中核，丘脑枕后下方有内侧膝状体和外侧膝状体。丘脑的外界由外髓板构成，其表面覆盖着一薄层神经元即丘脑网状核。（图9-1）

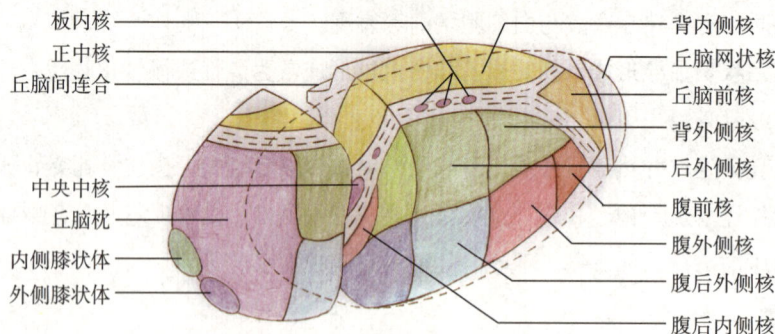

图 9-1　丘脑核示意图

1. 前核群　位于内髓板分叉部的前方，与下丘脑、乳头体及扣带回联系，为边缘系统的中继站，与情绪、记忆、内脏活动有关。

2. 内侧核群　位于内髓板内侧，包括背内侧核和腹内侧核。背内侧核与丘脑其他核团、额叶皮质、海马、纹状体有联系，腹内侧核与海马有联系。内侧核群主要与记忆等认知功能和情感有关。

3. 外侧核群　位于内髓板外侧，分为背侧核群和腹侧核群两部分：

（1）背侧核群　包括背外侧核、后外侧核，主要对感觉、记忆等认知功能起调节作用。

（2）腹侧核群　包括腹前核、腹外侧核、腹后外侧核、腹后内侧核。腹前核和腹外侧核接受小脑齿状核、苍白球、黑质等的传入，与锥体外系的运动协调有关；腹后外侧核接受内侧丘系和脊髓丘脑束的纤维，传导躯体和四肢的感觉；腹后内侧核接受三叉丘系及味觉纤维，传导面部感觉和味觉。

4. 内侧膝状体和外侧膝状体　内侧膝状体接受来自下丘臂听觉传导纤维，传导听觉冲动。外侧膝状体接受来自视束的传入纤维，传导视觉冲动。

5. 板内核、中央中核、正中核、网状核　这些核团称为非特异性丘脑神经核，感受来自中脑网状结构和脊髓丘脑束以及其他感觉通路的投射。非特异性丘脑神经核作为网状激活系统的一部分，发挥维持大脑皮质觉醒的作用。

（二）丘脑的大脑皮质投射系统

丘脑的大脑皮质投射系统包括特异性投射系统和非特异性投射系统（图9-2）。

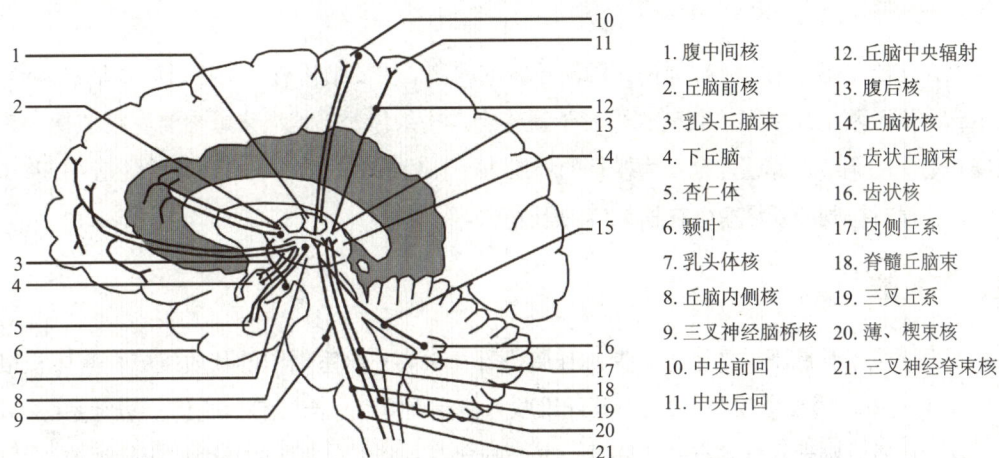

1. 腹中间核	12. 丘脑中央辐射
2. 丘脑前核	13. 腹后核
3. 乳头丘脑束	14. 丘脑枕核
4. 下丘脑	15. 齿状丘脑束
5. 杏仁体	16. 齿状核
6. 颞叶	17. 内侧丘系
7. 乳头体核	18. 脊髓丘脑束
8. 丘脑内侧核	19. 三叉丘系
9. 三叉神经脑桥核	20. 薄、楔束核
10. 中央前回	21. 三叉神经脊束核
11. 中央后回	

图9-2　丘脑的纤维联系

1. 特异性投射系统　特异性投射系统是指身体一定区域的刺激产生的冲动经丘脑投射到大脑皮质相应的区域，即"点对点"的联系。各种感觉冲动（嗅觉除外）都要经过丘脑的特定核团中继，再由特异性投射系统投射到大脑皮质的相应区域。躯体的感觉冲动经腹后外侧核发出纤维形成丘脑中央辐射的大部，终止于顶叶中央后回的感觉中枢。面部的感觉冲动和味觉经腹后内侧核发出的纤维构成丘脑中央辐射的一部分，终止于顶叶中央后回的下部。听觉冲动经内侧膝状体发出听辐射投射到颞叶颞横回的听觉中枢，视觉冲动经外侧膝状体发出的视辐射投射到枕叶距状沟附近的视觉中枢。

2. 非特异性投射系统　非特异性投射系统是指丘脑的非特异性核团广泛地接受各种感觉器官经脑干网状结构传来的冲动，再投射到几乎所有皮质区域的"非点对点"投射联系。非特异性投射系统不引起特定的感觉，其主要功能是激活整个大脑皮质，对维持大脑皮质的觉醒状态非常重要。

因此，刺激丘脑特定核团只激活大脑皮质的某些特定区域，而刺激丘脑非特异性核团能激活整个大脑皮质。

（三）丘脑的动脉供应

丘脑动脉源自后交通动脉和大脑后动脉。后交通动脉发出丘脑结节动脉，大脑后动脉发出

NOTE

丘脑穿通动脉、丘脑膝状体动脉、脉络膜后动脉，共同为丘脑供血（图 9-3）。丘脑各个血管的起源和供血范围由于 Willis 环的解剖变异或发育异常存在个体差异。

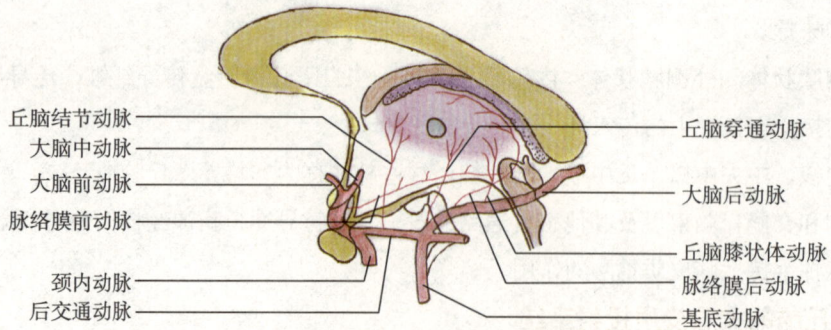

丘脑结节动脉
大脑中动脉
大脑前动脉
脉络膜前动脉
颈内动脉
后交通动脉

丘脑穿通动脉
大脑后动脉
丘脑膝状体动脉
脉络膜后动脉
基底动脉

图 9-3　丘脑的动脉供血

二、上丘脑

上丘脑位于第三脑室顶部周围，两侧丘脑的内侧。主要结构有：①松果体：呈锥体形，长约 1cm，位于两上丘之间，其基底附着于缰连合。松果体分泌褪黑素，参与昼夜节律、睡眠、免疫和老化的调节；②缰连合：为横行的纤维束，在松果体的前方，位于两个上丘中间；③后连合：为横行排列的纤维束，在松果体的下方。

三、下丘脑

下丘脑位于丘脑下沟的下方，又称丘脑下部，由第三脑室周围的灰质组成。其体积很小，重量仅 4g，占全脑重量的 1/300，但其纤维联系广泛而复杂，与丘脑、垂体、边缘系统、基底节、额叶皮质、脑干和脊髓有密切联系。下丘脑含有一些不同功能的核团，包括视前核、视上核、室旁核、腹内侧核、背内侧核、灰结节核、乳头体核和后核等（图 9-4），对体温、摄食、水盐平衡和内分泌活动进行调节，同时也参与情绪活动。下丘脑最主要的功能是通过垂体连接神经系统和内分泌系统，其分泌神经激素（释放激素），刺激或抑制垂体激素的释放，是调节内分泌活动和内脏活动的皮质下中枢。

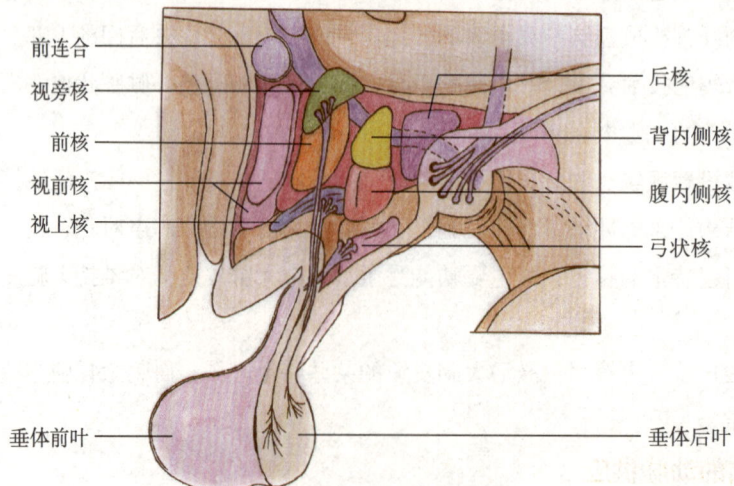

前连合
视旁核
前核
视前核
视上核

后核
背内侧核
腹内侧核
弓状核

垂体前叶

垂体后叶

图 9-4　下丘脑的主要核团

四、底丘脑

底丘脑位于中脑被盖和丘脑之间，内邻下丘脑，外接内囊，红核和黑质的上端也伸入此区。底丘脑的主要结构是丘脑底核，此核团较小，呈椭圆形，属于锥体外系，接受苍白球和额叶运动前区的纤维，发出的纤维到苍白球、黑质、红核和中脑被盖，参与锥体外系的功能。

第二节　定位诊断

一、丘脑的病变表现和定位诊断

（一）觉醒障碍

非特异性丘脑神经核（板内核、中央中核、正中核、网状核）投射到广泛大脑皮质的"非点对点"联系，对维持和改变大脑皮质的觉醒状态非常重要，这些核团病变会导致觉醒障碍。如双侧旁中线的丘脑病变，可出现从嗜睡到昏迷不同程度的觉醒障碍，但多为暂时性的，也可出现无动性缄默；板内核区病变会导致嗜睡。

（二）情感障碍

前核群是边缘系统的中继站，内侧核群和额叶相联系，丘脑病变出现情感障碍主要和这些核群受损有关。临床表现为情绪不稳、无欲、冷漠、对事物丧失兴趣、动力缺乏，也可引起激惹、烦躁不安、急性意识模糊、不适当的愉快伴虚构。

（三）认知障碍

丘脑内侧核群、外侧核群的背侧核群与记忆等认知功能有关，这些核群受损可出现记忆力减退、注意力不集中、定向力障碍，以及计划、组织、概括能力减退。

（四）感觉障碍

丘脑是皮质下感觉中枢，丘脑病变时，感觉障碍表现突出，病变早期以抑制性感觉障碍（感觉减退、丧失）为主，持续时间不长，之后以刺激性感觉障碍（麻木、疼痛）为主，可以是暂时性的或持久性的。

1. 对侧偏身感觉障碍　丘脑外侧核群，特别是腹后核（腹后外侧核、腹后内侧核）受损，可出现各种感觉均缺失，其特点是：①所有感觉皆有障碍；②肢体及躯干的感觉障碍重于面部；③深感觉和精细触觉障碍重于浅感觉；④严重的深感觉障碍可表现为感觉性共济失调；⑤以感觉减退或丧失多见，亦可出现感觉异常、感觉过敏或感觉过度。

2. 对侧偏身自发性疼痛　亦称丘脑痛。其特点是：①疼痛部位弥散不固定，不能准确定位；②多为迟发性疼痛，出现在客观感觉缺失区，故又称"感觉缺失性疼痛"；③发作性或持续性疼痛，程度剧烈，难以忍受；④疼痛性质不定，如灼痛、刺痛、切割样痛、冷痛、钝痛，或难以描述；⑤情绪激动时疼痛可加重，某些刺激如强光、风吹等亦加重疼痛；⑥常伴有自主神经功能障碍，如血压或血糖增高；⑦止痛药常无效，抗癫痫药可能有效。

（五）视听障碍

丘脑外侧膝状体损伤极为少见，一侧损伤出现双眼对侧视野同向偏盲，其中内侧部损伤出现双眼对侧同向下象限盲，外侧部损伤出现双眼对侧同向上象限盲，同时可有对光线不能耐受（中枢性眩光）。丘脑病变累及内侧膝状体，可出现耳鸣和听力下降，但程度相对较轻。

（六）运动障碍

丘脑外侧核群中腹前核和腹外侧核与小脑、锥体外系相联系，这些核群受损，可出现运动失调和锥体外系功能障碍的表现。

1. 丘脑性站立不能　急性丘脑病变可有暂时性不能站立或坐起困难，扶持站立或坐起时，患者易向病变对侧后方倾倒，但肌力检查正常，称丘脑站立不能。

2. 丘脑忽略　非优势丘脑病变时，患者可出现不能运用病变对侧肢体，给人以对侧肢体瘫痪的假象，称为丘脑忽略。

3. 情感性面肌轻瘫　表现为病变对侧面部情感诱发的面部运动轻瘫，如微笑无力、表情呆滞。当指令患者做随意动作时，面肌并无瘫痪表现。

4. 对侧肢体共济失调　表现为动作粗大，伴有动作性震颤、辨距不良、轮替动作障碍，常伴有感觉障碍。

5. 不自主运动　可出现舞蹈样动作或手足徐动样动作，并可因手指的指划运动而呈特殊的姿势——丘脑手，表现为腕及掌指关节屈曲，而指间关节过伸，从第2指至第5指掌指关节屈曲越来越重，第2指呈外展位，拇指或外展或压在手掌上。

（七）言语障碍

优势半球丘脑病损可造成暂时性言语障碍，主要由于皮质语言中枢和丘脑核群之间失联系所致，称为丘脑性失语。其特点为：①不同程度听理解损伤。②自发性言语减少，语言不流畅，语意性错词较多；有明显的命名障碍；复述功能保留。③阅读保留。④自主书写和听写缺陷，但抄写正常。

总之，临床上针对丘脑病损表现和定位诊断时，需注意以下几点：

1. 因丘脑体积很小，病损常同时影响几个核团或邻近的功能区。

2. 丘脑病损常直接或间接地影响邻近组织，特别是中脑和内囊，而丘脑本身症状常常因此被掩盖或难以分辨。

3. 单侧丘脑感觉缺失多是暂时性的。

4. 发病时间对丘脑病变的临床表现有特殊的影响，如疼痛和震颤一般是在急性病损后数周出现或明显，而丘脑忽略在急性病变期过后多消失。

5. 丘脑病损感觉障碍重于运动障碍，深感觉障碍重于浅感觉障碍，肢体重于躯干，远端重于近端，上肢重于下肢。

6. 丘脑病变的病因，以血管疾病最为常见，其次为肿瘤。

二、上丘脑的病变表现和定位诊断

上丘脑的病变常见于松果体肿瘤，表现为肿瘤压迫四叠体和中脑导水管而引起 Parinaud 综合征，其特点：①瞳孔对光反射消失及眼球垂直凝视麻痹（上丘受累）；②神经性耳聋（下丘受累）；③小脑性共济失调（结合臂受累）；④可伴高颅压症状；⑤症状多为双侧。

三、下丘脑的病变表现和定位诊断

1. 中枢性尿崩症　为视上核、室旁核及其纤维受损所致。表现为烦渴及多饮、多尿、尿比重减低、尿渗透压低于 290mmol/L。

2. 摄食异常　下丘脑腹内侧核的饱食中枢受损，表现为食欲亢进、食量增加，往往导致过度肥胖，称下丘脑性肥胖。灰结节外侧区的摄食中枢受损，表现为食欲缺乏、食量减少、厌食或拒食，导致消瘦，甚至呈恶病质状态。

3. 睡眠觉醒障碍　下丘脑视前区与睡眠有关，受损时可出现失眠。下丘脑后区属于网状上行激活系统，与觉醒的发生和维持有关，受损可产生睡眠过度、嗜睡，还可出现"发作性睡眠综合征"，表现为难以抑制的睡眠，在走路、进食、工作中均可入睡，持续数分钟或数小时不等。

4. 生殖与性功能障碍　下丘脑腹内侧核前端为性行为抑制中枢，受损时可出现性早熟，常伴有智力低下、行为异常等。下丘脑结节部损伤，常出现性器官发育迟缓，性功能障碍及肥胖症，也称肥胖性生殖无能症。

5. 自主神经功能障碍　下丘脑为全身自主神经的高级中枢，交感神经与下丘脑的后区有关；而副交感神经与下丘脑的前区有关。下丘脑损伤时可出现血压不稳、心率改变、多汗、腺体分泌障碍及胃肠功能失调，严重时可导致胃、十二指肠溃疡出血。

6. 体温调节障碍　机体体温保持相对恒定是受下丘脑调节的。正常情况下产热和散热处于一种平衡状态。下丘脑前内侧区的散热中枢病变，表现为中枢性高热和不能忍受温暖的环境。下丘脑后外侧区的产热中枢病变，则出现体温过低。

四、底丘脑的病变表现和定位诊断

丘脑底核受损时可出现对侧肢体的舞动样动作，表现为对侧肢体近端大而快速的、连续不能控制的投掷运动，以上肢为重，称为偏身投掷症，在患者清醒时出现，入睡后消失。

NOTE

第十章 脑干病变

第一节 解剖生理基础

脑干位于脑的最底部，自上而下由中脑、脑桥、延髓三部分组成（图 10-1～图 10-4）。中脑上与间脑相连，上界为视束平面；脑桥居中；延髓由脊髓直接延续而来，下界为锥体交叉。脑干背侧与小脑半球相连。

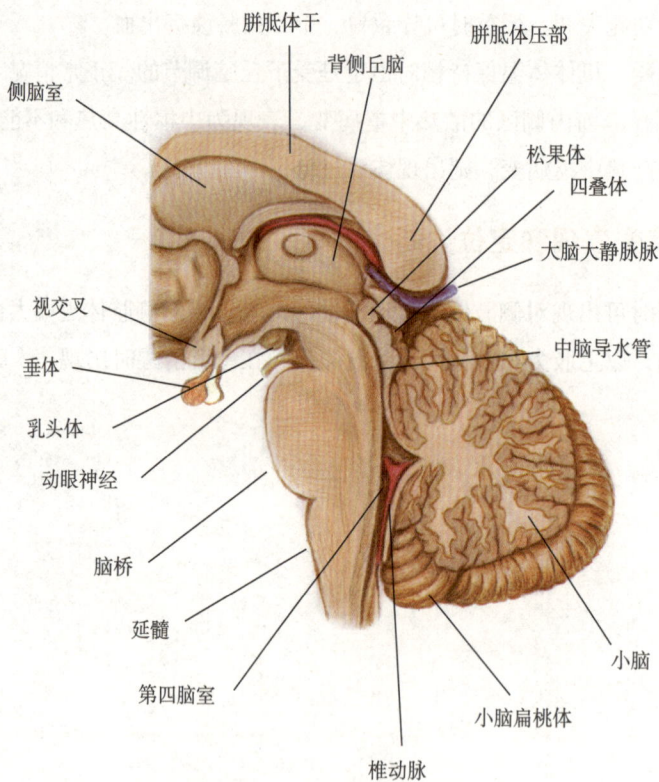

图 10-1 脑干的解剖示意图

脑干腹侧由贯通脑干、通向脊髓的上下行纤维束组成，称为底部。底部的背侧为被盖，有一些脑干的固有神经核团和一些上、下行的纤维束通过此区。在脑桥及延髓背侧和小脑之间的脑室系统称为第四脑室。第四脑室上部逐渐缩小，伸入中脑内部，称为中脑导水管。脑室的背侧为脑室的盖部，中脑导水管的盖称为顶盖，第四脑室的盖称为前髓帆和后髓帆。脑桥及延髓上部的背面共同组成第四脑室的底面，称为菱形窝。

从脑干总共发出 10 对颅神经，它们主要负责支配管理头部和颈部（颅神经Ⅲ～Ⅻ）。第Ⅰ对颅神经（嗅神经）为嗅觉传导束的起始段，第Ⅱ对颅神经不是周围神经，而是中枢神经系统的传导束。脑干损伤后，出现的症状复杂多样，故熟悉脑干的解剖与生理功能，对临床疾病的定位及定性诊断具有十分重要的意义。

一、脑干的外部形态

（一）延髓

延髓由脊髓直接延续而来，为枕骨大孔平面第 1 颈神经根至脑桥的部分，长 2.5～3cm。

1. 背面观　延髓背侧中线两旁有稍隆起结构，分别由薄束核和楔束核形成的内侧薄束结节和外侧楔束结节组成，后索纤维在此进行二级神经元的交换（即内侧丘系），交换后与丘脑联络。楔束结节的外侧隆起称为灰结节。薄束和楔束尖端的纤维以及侧索背侧部的纤维联合形成一组粗的纤维束，称为绳状体。菱形窝两侧分别为小脑上脚和小脑下脚，延髓上界相当于小脑中脚的底部形成的一条线。在菱形窝下部有由脑神经核形成的多个隆起，例如舌下三角（舌下神经核）、迷走三角（迷走神经背核）和前庭区（前庭核和耳蜗核）。第四脑室髓纹（弓状核到小脑的纤维）上方在中线两侧各有面神经内膝纤维构成的面丘，这些纤维在外展神经核周围来回穿行。菱形窝的顶盖由上髓帆、小脑脚和小脑共同组成。（图 10-2）

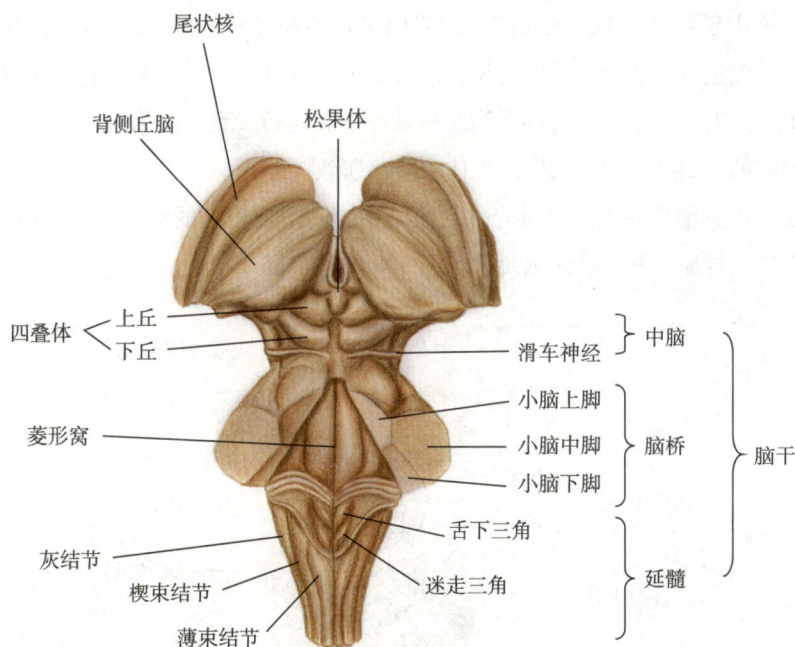

图 10-2　脑干的背面观

2. 腹面观和侧面观　延髓腹侧正中线上有前正中裂，裂的下部有锥体交叉的纤维束。前正中裂两侧纵向隆起棒状的结构为锥体，由锥体束构成。锥体的外界是前外侧沟，沟的外侧在延髓上部有椭圆形的隆起称作橄榄，内藏有下橄榄核。（图 10-3）

3. 第 IX 至 XII 对脑神经根　均由延髓发出。舌下神经（XII）由锥体和橄榄核体之间的腹外侧沟发出，舌下神经和眼肌神经的核团排列在脑干中央底板。橄榄核背侧序列排列着副神经（XI）、迷走神经（X）和舌咽神经（IX）的根部。

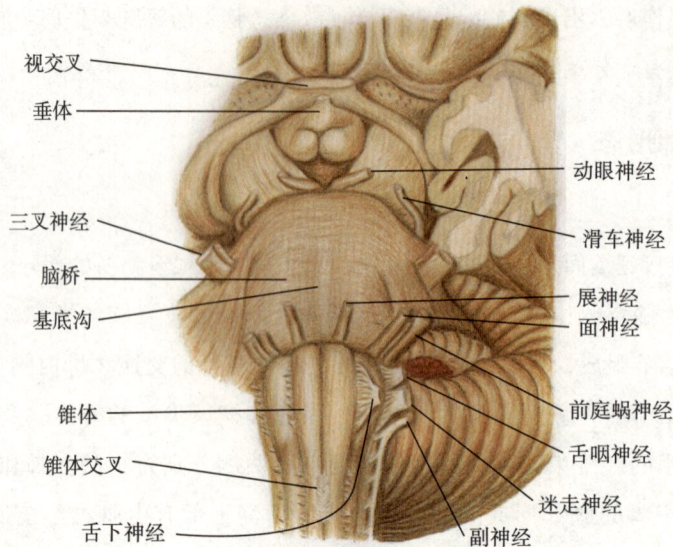

图 10-3　脑干的腹侧面

（二）脑桥

脑桥位于延髓上方。

1. 腹面观　从腹面看，显著凸出，可见由横行纤维构成的连接小脑左右两侧的桥样结构，因此得名。脑桥由延髓至中脑、大脑脚之间横向走行的神经纤维构成，内含有皮质脑桥纤维。它们在脑桥内同侧进行二级神经元的交换，形成脑桥小脑纤维后交叉到对侧，通过小脑中脚到达小脑。在中线上有一个纵向走行的浅沟，与基底动脉走行一致，称为基底沟。但它并不是基底动脉压迫形成的，而是由中线两旁的锥体束隆起所致。

2. 侧面观　可见脑桥两侧的纤维合并入小脑中脚，形成粗大的纤维束（脑桥臂），伸入小脑内。侧面有三叉神经（Ⅴ）进入脑桥臂（图 10-4）。

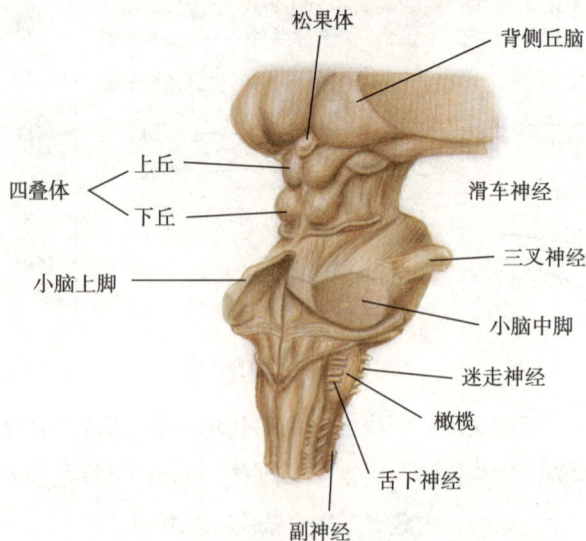

图 10-4　脑干的背外侧面

3. 背面观　脑桥背面构成第四脑室底的上部，呈三角形，一直延伸至延髓与脑桥的交界处。两侧分别有一个隐窝，其开口与蛛网膜下腔相通。不成对的第四脑室正中孔在第四脑室下端（图 10-2）。

（三）中脑

中脑介于间脑与脑桥之间。可分为顶盖及其四叠体、被盖、黑质、大脑脚四部分。

顶盖为中脑的最背侧，由四个小丘状隆起组成，即上丘和下丘，合称四叠体（图10-2）。上方两小丘含有神经组织呈层状排列，接受视觉纤维，具有视觉反射及总体反射如"惊吓"反应等功能。下面两小丘为听觉通路，对声音具有反射性活动功能。

中脑的被盖部含有许多上行及下行神经束，与机体感觉、运动系统有关。另外有多个神经核团如动眼神经核、滑车神经核、红核、网状核等分布于此。因此对意识保持清醒有很大作用。

在大脑脚与中脑被盖之间有黑质，为锥体外系的重要组成部分。

中脑腹外两侧各有一个大的神经纤维束向脑桥汇聚，称为大脑脚，内含有发自大脑皮质的下行运动纤维，包括皮质脊髓束、皮质核束和皮质脑桥束，对控制和调节脑桥、延髓和脊髓内的下运动神经元起重要作用。两侧大脑脚之间的正中沟较深，称为脚间窝，动眼神经根从此窝下部的中线两旁穿出中脑。脚间窝底部有许多细小毛细血管穿通，使脑实质形成许多小孔，称为后穿质。

二、脑干的内部结构

脑干的内部结构比较复杂，为了更好地了解脑干各个部位损伤时所出现的症状和体征，要求必须掌握脑干内部的各种脑神经核、非脑神经核、上行和下行纤维传导通路和网状结构。

（一）脑干的脑神经及其核团

脑干的脑神经及其核团的位置、功能见表10-1和图10-5。

表 10-1　脑干的脑神经及其核团的位置、功能

脑神经核	神经核种类	位置	脑神经	功能
动眼神经核	一般躯体运动核	中脑上丘	Ⅲ	上睑提肌，上、下、内直肌，下斜肌
滑车神经核	一般躯体运动核	中脑下丘	Ⅳ	上斜肌
动眼神经副核	一般内脏运动核	中脑	Ⅲ	瞳孔括约肌、睫状肌
三叉神经中脑核	一般躯体感觉核	中脑	Ⅴ	咀嚼肌的本体觉
舌下神经核	一般躯体运动核	延髓	Ⅻ	舌肌
疑核	特殊内脏运动核	延髓	Ⅸ～Ⅺ	软腭、咽喉及食管上部骨骼肌
副神经核	特殊内脏运动核	延髓	Ⅺ	胸锁乳突肌、斜方肌
下泌涎核	一般内脏运动核	延髓	Ⅸ	腮腺
迷走神经背核	一般内脏运动核	延髓	Ⅹ	颈部，胸、腹腔大部分脏器
孤束核	内脏感觉核	延髓	Ⅶ～Ⅹ	味觉和内脏一般感觉
三叉神经脊束核	一般躯体感觉核	延髓、脑桥	Ⅴ	头面部痛、温觉
展神经核	一般躯体运动核	脑桥	Ⅵ	外直肌
三叉神经运动核	特殊内脏运动核	脑桥	Ⅴ	咀嚼肌
面神经核	特殊内脏运动核	脑桥	Ⅶ	面肌、二腹肌后腹、茎突舌骨肌、镫骨肌

续表

脑神经核	神经核种类	位置	脑神经	功能
上泌涎核	一般内脏运动核	脑桥	Ⅶ	泪腺、下颌下腺、舌下腺
三叉神经脑桥核	一般躯体感觉核	脑桥	Ⅴ	头面部触觉
前庭神经核	特殊躯体感觉核	脑桥、延髓	Ⅷ	平衡觉
蜗神经核	特殊躯体感觉核	脑桥、延髓	Ⅷ	听觉

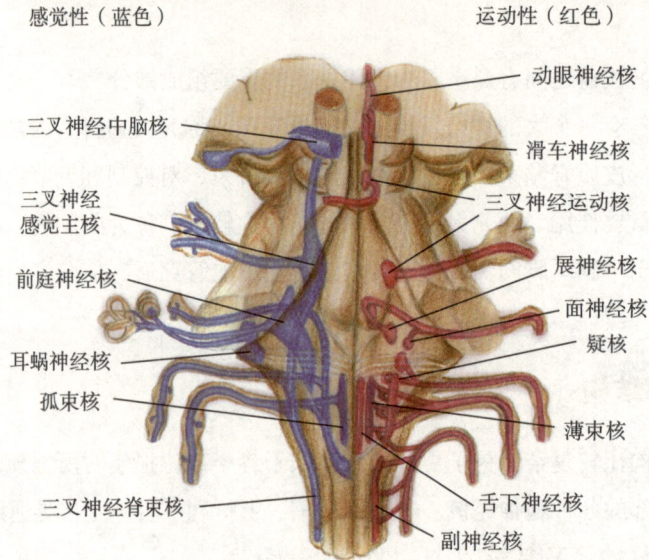

图 10-5　脑干的脑神经核团的位置

脑干内除了脑神经核外，还有一些非脑神经核，如红核、黑质、橄榄核等，现将它们的位置介绍如表 10-2。

表 10-2　非脑神经核的位置

非脑神经核	位置
红核、黑质、上丘灰质层、下丘核	中脑
脑桥核、蓝斑核	脑桥
薄束核、楔束核、下橄榄核	延髓

（二）脑干的上、下行传导路（图 10-6）

1. 上行传导路

（1）内侧丘系　由延髓的薄束核和楔束核发出的二级纤维组成。内侧丘系在延髓位于中线两旁，其背侧有内侧纵束，腹侧有皮质脊髓束，两侧是延髓网状结构。内侧丘系中的纤维排列具有躯体定位特点，背侧部分为颈部与上肢，腹侧部分是躯体和下肢。至脑桥中时内侧丘系转为横向排列，位于背盖腹侧，传导上半身的感觉纤维位于腹侧，传导下半身的在背侧。这些纤维由中脑再向上行，进入丘脑外侧核的腹后部，中继后传向大脑皮质。

（2）脊髓丘系　脊髓丘脑侧束及脊髓丘脑前束在第四脑室出现后，逐渐集中不再分开，合称脊髓丘系，其走在网状结构外侧，至脑桥与内侧丘系靠拢，行走于背盖的腹侧，在中脑随内侧丘系行向外后方，并上行至丘脑腹后外侧核。

（3）三叉丘系　三叉神经感觉根进入脑桥后立即分成短的升支和长的降支，降支组成三叉神经脊髓束，在延髓向下与脊髓背外侧束相接，三叉神经脊髓束的纤维终止于其内侧的三叉神经脊束核，由此发出的二级纤维交叉到对侧，组成三叉丘系，顺着内侧丘系上升到丘脑，止于丘脑腹后内侧核。感觉根升支在三叉神经感觉主核中继后，其二级纤维也参与到三叉丘系。

（4）外侧丘系　外侧丘系出现于脑桥至下丘一段，是听觉传导通路的一部分。外侧丘系的内侧有脊丘系、内侧丘系及三叉丘系，外侧丘系止于中脑的下丘。

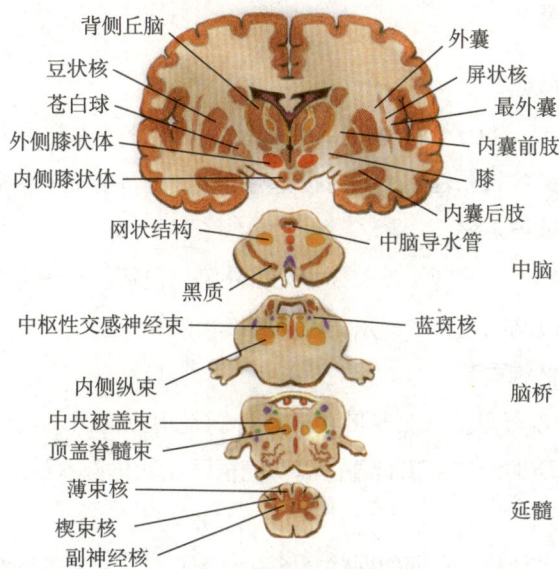

图中标注：
背侧丘脑　外囊
豆状核　屏状核
苍白球　最外囊
外侧膝状体　内囊前肢
内侧膝状体　膝
　　　　　　内囊后肢
网状结构　中脑导水管　中脑
黑质
中枢性交感神经束　蓝斑核
内侧纵束　　　脑桥
中央被盖束
顶盖脊髓束
薄束核　　　延髓
楔束核
副神经核

图 10-6　脑干传导束

（5）脊髓小脑前、后束　脊髓的这两束上升至延髓下段时位置不变，至延髓上段，脊髓小脑后束进入绳状体并达小脑；脊髓小脑前束则继续上行，经脑桥被盖外侧部，至结合臂而进入小脑。

2. 下行传导路

（1）皮质脊髓束　皮质脊髓束主要起自中央前回上、中部和旁中央小叶前部的锥体细胞，两侧皮质脊髓束在中脑构成大脑脚底中间的 2/3 成分，向下进入脑桥底部，分成若干小束，至延髓腹侧形成锥体。在延髓下端大部分纤维经锥体交叉到对侧脊髓侧索，构成皮质脊髓侧束。剩下的小部分纤维不交叉，于同侧形成皮质脊髓前束。

（2）皮质脑干束　又称皮质核束，与皮质脊髓束一同下行。主要起于中央前回下部的锥体细胞，还有一部分起自语言运动中枢和两眼协同运动中枢。经内囊膝部在大脑脚底和桥底走行于皮质脊髓束的腹侧。在其下行途中，分出小束进入脑干的被盖部，止于对侧或者同侧支配横纹肌的脑神经感觉中继核和运动核。皮质脑干束向脑神经运动核的投射，分布于眼肌、面上部表情肌、咀嚼肌、咽、喉肌及舌肌，都受双侧纤维支配。但支配面下部表情肌的面神经核的外侧群，以及支配颏舌肌的运动核，仅受对侧的纤维支配。另外一些发自中央运动皮质的细纤维，多止于薄束核和楔束核。起自额叶、顶叶皮质的纤维，可止于三叉神经感觉核或孤束核。

（3）内侧纵束　内侧纵束起源于中脑后联合核、脑桥的前庭核和展神经副核。该束在脑干占据中央灰质（或室周灰质）腹侧中线两侧的位置，向下延伸到脊髓。纤维主要投射到动眼神经核、滑车神经核、展神经核及脊髓颈段的前角细胞。其功能包括：①司双眼之间的协调运动，即两眼的同向协调运动及集合运动；②司双眼与头颈的协调运动，当双眼注视物体而转动头部时，双眼做与头部转动方向相同的动作；③头部不动而外界物体移动时，双眼随着移动的物体而转动。

（4）红核脊髓束　此束起源于中脑红核的大、中型细胞，于腹内侧离开红核，下行并形成被盖腹侧交叉后，在被盖外侧部，走行于三叉神经脊束核的腹侧，行至脊髓侧索中并依次止于灰质。

三、脑干的网状结构

1. 脑干网状结构的核团

（1）网状结构内侧部　位于脑干被盖部中央腹内侧部分，主要由大、中型细胞构成。包括：延髓上部的巨细胞网状核、延髓下部的腹侧网状核、脑桥前部的桥嘴侧网状核、脑桥下部的脑桥尾侧网状核、中脑被盖核。

（2）网状结构外侧部　位于脑干被盖部中央偏外侧。包括：延髓上部和脑桥下部的小细胞网状核、延髓下部的背侧网状核、中脑顶盖腹外侧楔状核等。

2. 脑干网状结构的纤维联系

（1）网状结构的传入纤维　来自额叶皮质，特别是中央前回（4区）和运动前区（6区）皮质的纤维、来自嗅皮质的纤维、来自苍白球和壳核的纹状体网状纤维、来自下丘脑的纤维、来自脊髓及小脑的纤维。

（2）网状结构的传出纤维　脊髓的网状脊髓束含交叉与不交叉的纤维，自脑干至丘脑、丘脑下部以及纹状体的纤维，自脑干至小脑的纤维，终于小脑蚓部和小脑半球。

3. 脑干网状结构的功能

（1）调整躯体运动　如起自脑桥和延髓的易化冲动，可能通过网状脊髓束直接下行到达脊髓。大脑皮质的抑制作用、小脑对肌张力的抑制作用，也都通过脑干网状结构抑制区来实现等。

（2）对大脑皮质的影响　调节感觉传导网状结构对传入中枢的感觉信息有修正、加强或抑制等多方面的影响。

（3）调整内脏活动　如心血管运动、血压、呼吸运动的自动调节及吞咽、呕吐、角膜反射等。在延髓网状结构中有很多与生命体征有关的生命中枢，如血管运动中枢、血压反射中枢、呼吸中枢及与消化有关的中枢。这些调节和反射活动与维持生命密切相关，故脑干被称为"生命中枢"。此外，网状结构的一些核团接受各种信息，上行至大脑皮质的广泛区域，以保持大脑皮质的觉醒状态，称为上行激活系统，若该部分受损可导致意识模糊或者昏迷。

四、脑干的血液供应

1. 脑干的动脉　延髓的动脉血主要是由脊髓前动脉、脊髓后动脉、小脑下后动脉和椎动脉分支供应。脑桥的动脉血供应主要来自基底动脉发出的脑桥支、小脑下前动脉、小脑上动脉、内听动脉及两条大脑后动脉。中脑的动脉血液供应主要来自大脑后动脉、小脑上动脉，其次来自后交通动脉、脉络膜前动脉、脉络膜后动脉及基底动脉（图10-7）。

2. 脑干底的静脉　延髓的静脉回流向下与脊髓静脉相连续，脑桥的静脉回流在腹外侧部汇入基底静脉，在背外侧部汇入小脑前下静脉。中脑静脉回流先汇入基底静脉，后注入大脑大静脉和大脑内静脉。

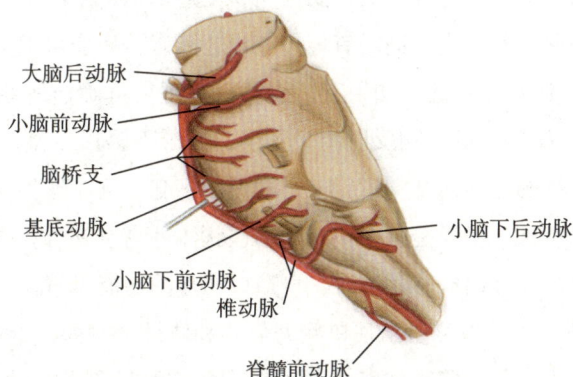

图 10-7 脑干的动脉血液供应（侧面观）

五、脑干的生理功能

中脑的主要功能为接受视觉传入、支配眼球运动、参与瞳孔反射的调节、支持锥体外系的活动以及除嗅觉外的各种感觉信息的传递与交换。

脑桥的主要功能为控制和调节心血管系统、呼吸系统的反射活动，接受头面部的感觉、听觉和前庭觉的传入，支配口、面部肌肉和眼外肌的活动、维持和平衡全身随意运动、执行呕吐反射以及平衡活动。

延髓的主要功能是辅助脑桥控制和调节心血管系统、呼吸系统的反射活动、调节内脏活动及腺体的分泌、呕吐反射以及运动的平衡活动。

第二节 定位诊断

脑干的结构比较复杂，病变的部位、水平、范围不同，可以产生多种多样的临床表现。

一、脑干病变定位的指导原则

1. 判断脑干是否病变

（1）脑神经核是否受损。由于后 10 对脑神经及其核团都位于脑干内，都由脑干传入或发出纤维，而这 10 对脑神经之间又十分接近，故脑干病变时，至少产生一种脑神经受损的症状，多为两个以上。

（2）交叉性综合征是脑干病变的特点。脑干病变常损伤一侧，既损伤病灶同侧的脑神经感觉、运动核及其纤维，又损伤病灶同侧所通过的下行运动传导束和上行感觉传导束，出现病灶同侧脑神经周围性瘫痪及感觉障碍，往往能提示病灶所在的部位。病灶对侧肢体中枢性瘫痪及传导束性感觉障碍，伴或不伴有病灶对侧病变水平以下的脑神经感觉、运动障碍，即交叉性综合征。如中脑病变时引起的动眼神经交叉瘫，其病灶同侧出现动眼神经麻痹，病灶对侧出现中枢性肢体瘫痪、中枢性面神经及舌下神经瘫痪。

NOTE

2. 判断脑干病变的水平　第Ⅲ、Ⅳ对脑神经及其核团与瞳孔反射中枢位于中脑，所以当动眼神经所支配的眼肌麻痹、瞳孔反射消失，并伴有脑干传导束障碍的症状时，就能判断出病变部位在中脑；第Ⅴ、Ⅵ、Ⅶ对脑神经及其核团与角膜反射中枢位于脑桥，如果第Ⅴ、Ⅵ、Ⅶ对脑神经及其核受损，角膜反射消失，同时有传导束机能障碍，病变可确定在脑桥；第Ⅷ对脑神经及其核团位于脑桥、延髓交界处，如果有听力障碍出现，可确定病变位于脑桥和延髓交界处；第Ⅸ～Ⅻ对脑神经及其核团与咽反射位于延髓，当出现第Ⅸ～Ⅻ对脑神经的症状，同时有咽反射消失和对侧肢体的运动或感觉障碍时，可判断病变部位在延髓。

3. 判断脑干病变的范围　脑干是一个不规则的柱状体，高位脑桥和中脑较粗大，低位延髓较细窄。故当同样大小的病灶出现在延髓时，可造成明显的功能障碍，出现双侧病损，而出现在中脑和脑桥时，往往只侵及单侧，出现单侧的症状和体征。例如，锥体位于延髓的最下端，此处即使很小的病灶也可引起双侧锥体束损伤，出现四肢瘫痪。所以，脑干病变时所表现出的临床症状与脑干的实际受损范围与程度也并不完全相符。但脑神经受损的多寡在某种意义上可以判断病变的范围。

4. 判断脑干内与脑干外的病变（表10-3）　正确地判定病变位于脑干内还是脑干外，对于某些疾病（尤其是肿瘤）的治疗方案及预后具有十分重要的意义。如脑干外的肿瘤，一般以外科手术治疗为主，而脑干内的病变则以内科保守治疗为主。鉴别如下：

（1）脑干内病变时交叉征明显，而脑干外病变时交叉征不明显或不存在。

（2）脑干内病变时，脑神经麻痹与肢体瘫痪几乎同时出现；而脑干外病变时，脑神经麻痹出现得较早，而对侧肢体瘫痪或感觉障碍出现得较晚，程度也较轻。

（3）脑干内病变时常有纯属脑干内结构损伤的症状，如内侧纵束损伤时出现两眼球分离、不能凝视、垂直性眼球震颤或核间麻痹（内纵束征），及外展旁核损伤时眼球同向运动障碍等，而脑干外病变则不会出现。

（4）区分脑神经是核性还是周围性损伤：脑干内的病变常损伤中脑动眼神经核的一部分，动眼神经麻痹常为不完全性、双侧性；且由于动眼神经核还发出纤维支配眼轮匝肌，故在动眼神经麻痹的同时伴有眼轮匝肌的麻痹，即表现为眼裂扩大及不能闭目。

表10-3　脑干内、外病变的鉴别

		脑干内	脑干外
发病年龄		小儿多见	成人多见
病程长短		较短，发展较快	较长，进展较缓慢
累及部位		常为双侧颅神经损伤	常先一侧单发，渐为多发性颅神经损伤
颅神经	动眼神经核：分离性（不完全性），双侧性眼肌麻痹，眼轮匝肌不完全性麻痹		全眼肌麻痹，单侧多见，无眼轮匝肌麻痹
	舌下神经核：舌肌麻痹伴口轮匝肌麻痹		舌下麻痹，无口轮匝肌麻痹
	三叉神经感觉核：节段分离性感觉障碍		周围型感觉障碍
	内侧纵束：核间性眼肌麻痹，两眼球分离，不能凝视，垂直性眼震		无损伤
	外展旁核：两眼注视健侧		无损伤

右上角：续表

	脑干内	脑干外
锥体束征	除起于脑干基底部外，早期不出现或仅有轻微的锥体束征	多因压迫脑干，早期即出现
颅内压	很少有增高现象	经常合并颅内压增高
脑脊液	少有改变	常有蛋白质增高
常见疾病	髓内胶质瘤	桥脑小脑角区小脑松果体和颅咽管等部位的肿瘤
X线表现	颅骨多无变化	颅骨常有改变

二、延髓病变的定位诊断

（一）延髓病变的症状

1. 运动障碍　主要指锥体束损伤引起的瘫痪，当锥体交叉以上病变时，出现病灶对侧上、下肢中枢性瘫痪，伴肌张力增高，腱反射亢进，病理反射阳性；当锥体交叉以下病变时，出现病灶同侧上、下肢中枢性瘫痪；当锥体交叉处病变时，出现四肢中枢性瘫痪；当锥体交叉外侧部病变时，可能损伤已经交叉的控制上肢肌肉的纤维和未交叉的控制下肢肌肉的纤维，则出现上、下肢交叉性中枢性瘫痪，即病灶同侧上肢瘫痪，病灶对侧下肢瘫痪（交叉性上、下肢瘫）。

2. 感觉障碍　延髓内有上行的内侧丘系（司深感觉及触觉）、脊髓丘脑束（司痛、温觉），当这些感觉传导路受损时，多出现病变对侧肢体的分离性感觉障碍。病灶损伤双侧内侧丘系时，可出现双侧深感觉障碍。

3. 脑神经障碍　延髓病变时，可出现第Ⅸ～Ⅻ对脑神经的损伤症状。当疑核及其发出的纤维受损时出现声音嘶哑，吞咽困难，饮水呛咳，病灶同侧软腭低垂、悬雍垂偏向病灶对侧，咽反射减弱或消失，称为真性延髓麻痹；当双侧皮质脑干束损伤使声音嘶哑、吞咽困难、饮水呛咳、软腭麻痹，但咽反射存在，称为假性延髓麻痹，单侧皮质脑干束损伤时不出现疑核的障碍；当一侧舌下神经核及其纤维受损时可出现同侧舌肌瘫痪，伸舌时舌偏向病灶侧，缩舌时舌偏向健侧，病程久可出现瘫痪侧舌肌萎缩及震颤。

4. 小脑症状　延髓病变侵及绳状体，则发生同侧小脑症状，小脑性共济失调，表现为肌张力减低，平衡不稳，患者向病灶同侧倾倒，并可能出现肌阵挛。

5. 自主神经症状　一侧延髓病变可出现Horner征，即病灶同侧出现眼球内陷、瞳孔缩小及眼裂变小三主症，并常伴有颜面潮红及发汗减少或消失。

6. 中枢神经症状　延髓呼吸中枢损伤可出现呼吸节律的紊乱，甚至出现呼吸停止。心血管中枢障碍可出现心跳减慢和血压下降等严重症状，严重者可发生心跳停止。

7. 精神症状　延髓病变的患者可出现阵发性焦虑，且常于夜间发作。有的出现幻视及错认。

（二）延髓病变的综合征

1. 延髓背外侧综合征　指病变位于延髓上段的背外侧区所出现的一组症候群。见于小脑后下动脉梗死或椎动脉梗死。损伤后表现：①交叉性偏身感觉障碍，即出现同侧面部痛、温觉障碍，对侧偏身痛、温觉障碍（因损伤三叉神经脊束及脊束核、脊髓丘系）；②剧烈眩晕、恶心、呕吐及眼球震颤（因损伤前庭神经核）；③吞咽困难、构音障碍、病灶侧软腭低垂及咽反射消失（因损伤疑核及迷走神经）；④病灶侧共济失调（因损伤绳状体）；⑤病灶侧 Horner 征（因损伤交感神经下行纤维）

2. 延髓旁正中综合征　指病变位于延髓中腹侧所出现的一组症候群，见于延髓中腹侧病变。损伤后表现：①病灶同侧舌肌瘫痪及萎缩（因损伤舌下神经）；②病灶对侧肢体中枢性瘫痪（因损伤锥体束）；③病灶对侧肢体深感觉障碍（因损伤内侧丘系）。

三、脑桥病变的定位诊断

（一）脑桥病变的症状

1. 运动障碍　当脑桥上部病变时，可出现病灶对侧中枢性面、舌瘫及上、下肢的瘫痪；当脑桥下部病变时，可出现病灶同侧面神经及外展神经的周围性麻痹，病灶对侧舌下神经及上、下肢的中枢性瘫痪；当脑桥的腹侧部双侧病变时，可出现皮质脊髓束及皮质脑干束的完全性或不完全性损伤，出现四肢的中枢性瘫痪及假性延髓麻痹。

2. 感觉障碍　脑桥病变时，感觉障碍多发生在病灶的对侧，且程度不一，有的完全缺失，有的轻度减退。肢体感觉障碍及面部感觉障碍可以呈交叉状态，即病变同侧面部及病变对侧半身痛、温觉障碍。肢体感觉又表现为分离性感觉障碍，即单独出现深感觉障碍或痛、温觉障碍，同时出现者较少。

3. 脑神经症状　脑桥病变引起的三叉神经症状以病灶同侧面部感觉障碍为主，角膜反射减弱或消失，有时出现角膜炎，同侧咀嚼肌萎缩、瘫痪，张口时下颌偏向病灶侧；外展神经麻痹，出现眼球内斜视、复视及眼球不能外展；面神经受损时，出现同侧周围性面瘫，如为脑干外病变刺激面神经时可出现病灶侧面肌痉挛；听神经病变以脑干外多见，以脑桥小脑角的病变（炎症、肿瘤等）为多见，刺激性病变引起耳鸣，破坏性病变引起听力减退，甚至耳聋。

4. 小脑症状　小脑的症状为脑桥病变的重要症状之一。脑桥与小脑关系密切，当脑桥病变时病灶同侧出现小脑性共济失调及其他小脑症状。

5. 精神症状及睡眠障碍　脑桥病变因损伤脑干网状结构可出现精神障碍、智力下降及睡眠障碍，起初表现为神情淡漠、嗜睡、悲痛易哭，继而出现好动、语言讷吃等现象。

6. 中枢性高热　是由于脑桥病变破坏了丘脑下部的体温调节中枢而产生的高热。

（二）脑桥病变的综合征

1. 脑桥基底内侧综合征　指脑桥基底内侧病变时所出现的一组症候群，以血管病（脑桥旁正中动脉闭塞）较多见，或见于炎症与肿瘤。损伤后表现：同侧面神经、展神经周围性麻痹，头常转向健侧，病灶对侧中枢性偏瘫，病灶对侧半身感觉可受累。

2. 脑桥基底外侧综合征　指脑桥腹外侧病变时所出现的一组症候群。脑桥腹外侧部病变，血管病变较少，常由脑炎、肿瘤、多发性硬化斑引起。损伤后表现：病灶侧外展神经麻痹及周围性面神经麻痹，病灶对侧中枢性偏瘫、偏身感觉障碍（因损伤外展神经、面神经、锥体束、脊髓丘脑束及内侧丘系）。

3. 闭锁综合征　指双侧脑桥基底部病变时所出现的躯体闭锁，仅眼球能活动的一组症候群。脑干血管病变，多为基底动脉脑桥分支双侧闭塞。损伤后表现：①意识清醒，保持对语言的理解，能以眼球的上下运动示意与周围环境建立联系（因大脑半球及脑干被盖部网状激活系统未损伤，动眼神经及滑车神经功能保留）；②不能讲话，眼球水平运动障碍，双侧面、舌瘫，构音障碍，不能转颈、耸肩，四肢完全性瘫，可有双侧病理征（因损伤双侧皮质脑干束及皮质脊髓束、外展神经核以下运动性传出功能丧失）。

4. 桥盖综合征　指病变位于桥盖部外展神经与面神经以上时所出现的一组症候群。系小脑上动脉闭塞所致。见于脑桥背外侧病变。损伤后表现：①病灶同侧小脑性共济失调（因损伤小脑中脚）；②病灶侧外展神经、面神经核性麻痹（因损伤外展神经核及面神经核）；③眼球震颤、向病灶侧运动受限（因损伤内侧纵束）；④病灶对侧痛、温觉障碍（因损伤脊髓丘脑侧束）；⑤触觉、位置及振动觉减退（因损伤内侧丘系）。

5. 脑桥肿瘤　脑桥部位发生肿瘤时，常以复视、站立不稳易跌倒为首发症状。头痛、斜视、肢体无力、耳鸣也较早出现。多数患者出现一侧的第Ⅵ、Ⅶ对脑神经麻痹现象，伴有对侧肢体瘫痪及感觉障碍，双眼球水平凝视瘫痪、针尖样瞳孔及强哭、强笑。脑桥基底部的肿瘤早期常表现为肢体无力，脑神经受损轻或缺失。

四、中脑病变的定位诊断

（一）中脑病变的症状

1. 运动障碍　当中脑一侧病变时，出现病灶对侧的中枢性偏瘫，即中枢性面、舌瘫及上、下肢瘫痪。中脑的大脑脚发生病变时，常侵及动眼神经的髓内纤维或髓外根，而出现动眼神经交叉瘫，即 Weber 综合征，病变同侧动眼神经麻痹和对侧中枢性瘫痪。中脑红核、黑质损伤时，则出现不随意运动（舞蹈样动作、手足徐动及肌阵挛），肌张力减低（大脑脚损伤时出现弛缓性瘫）或增高（帕金森综合征），出现去大脑强直时，全身肌张力显著增高，甚至角弓反张。

2. 感觉障碍　中脑病变同时侵及内侧丘系及脊髓丘脑束，故出现病灶对侧半身各种感觉障碍，包括痛、温、触觉及深感觉障碍。

3. 眼球运动障碍　中脑的动眼神经核病变时常累及双侧，出现双侧不完全性动眼神经麻痹，表现为上睑下垂、外斜视、复视、瞳孔散大、对光反射及调节反射消失，眼球向上、向下、向内运动受限；一侧滑车神经核病变时引起对侧滑车神经麻痹，如同时伴有同侧动眼神经损伤则出现同侧动眼神经麻痹，即动眼—滑车神经交叉瘫；四叠体上丘刺激性病变时出现垂直性眼球震颤，破坏性病变时出现两眼同向垂直运动麻痹，多由松果体肿瘤引起。

4. 瞳孔异常　动眼神经的缩瞳核及其纤维受损时，出现病灶同侧瞳孔散大、对光反射（直接、间接）减弱或消失。如顶盖前区（对光反射中枢）受损时，出现一侧或两侧瞳孔对光反射消失，调节反射存在，即阿罗综合征。

5. 小脑性共济失调　中脑下端结合臂即小脑上脚病变时，可出现小脑性共济失调，可有不同程度的躯干性共济失调。

6. Claude 症候群　即动眼神经交叉性红核症候群。见于中脑背侧部近于导水管处病变，同时伴有小脑结合臂的严重损伤时，表现为病灶同侧动眼神经麻痹，病灶对侧上、下肢小脑性共济失调等症状和体征。

7. 精神症状及睡眠障碍　由于中脑被盖部病变时损伤了中脑网状结构，表现为多眠、嗜睡，甚至昏迷。中脑幻觉，患者在黄昏时引起幻视或感觉性幻觉。如看到活动的动物、人体、

NOTE

景色，患者自知力缺如，并常以此为乐。

（二）中脑病变的综合征

1. 大脑脚综合征 见于大脑脚及动眼神经病变时。常由大脑后动脉或小脑上动脉瘤引起。损伤后表现：①病灶侧动眼神经麻痹（因损伤动眼神经）；②病灶对侧偏瘫，中枢性面、舌瘫（因损伤锥体束）。

2. 红核综合征 指中脑红核处病变时所出现的一组症候群。见于中脑被盖部病变。损伤后表现：①病灶侧动眼神经麻痹（因损伤动眼神经）；②病灶对侧肢体震颤强直（因损伤黑质）；③舞蹈样动作、手足徐动及共济失调，并伴有对侧半身感觉障碍（因损伤红核及感觉纤维）。

3. 红核区病变综合征 指中脑动眼神经及红核处病变时所出现的一组症候群。见于红核病变。损伤后表现：病变同侧动眼神经麻痹、对侧半身共济失调。

4. 脑干炎 脑干炎常呈急性或亚急性起病，具有明显的缓解—复发特征。首发症状常为头痛、体倦、复视、语言不清，数日后症状逐渐加重，并出现意识障碍及多组脑神经受损症状，四肢不同程度的中枢性瘫痪、腱反射亢进、浅反射减弱，锥体束征阳性及小脑性共济失调的症状和体征，多无感觉障碍。

5. 中脑肿瘤 本病早期常见颅内压增高，偶有精神症状及智力改变。常表现为头痛、恶心呕吐、视盘水肿、嗜睡及反应迟钝，病灶同侧第Ⅲ、Ⅳ对脑神经麻痹及对侧肢体瘫痪，还可有同向性偏盲、听力下降、视力减退等。

第十一章　脑神经病变

脑神经按照其各自功能的不同，分为感觉性脑神经、运动性脑神经和混合性脑神经。有些脑神经中还含有副交感神经纤维。

12 对脑神经中除面神经核下部以及舌下神经核只接受对侧皮质脑干束支配外，其余脑神经的运动核均受双侧支配。

第一节　嗅神经

一、解剖生理基础

嗅神经的第一级神经元起源于鼻腔黏膜内之双极细胞（嗅细胞），该细胞发出纤维（嗅丝）穿过筛孔至嗅球，并与嗅球内的僧帽细胞（第二级神经元）相联系。后者发出纤维组成嗅束，嗅束终止于胼胝体下回及前穿质（第三级神经元）。从胼胝体下回及前穿质再发出神经纤维终止于颞叶钩回及海马回（嗅觉皮质中枢）。（图 11-1）

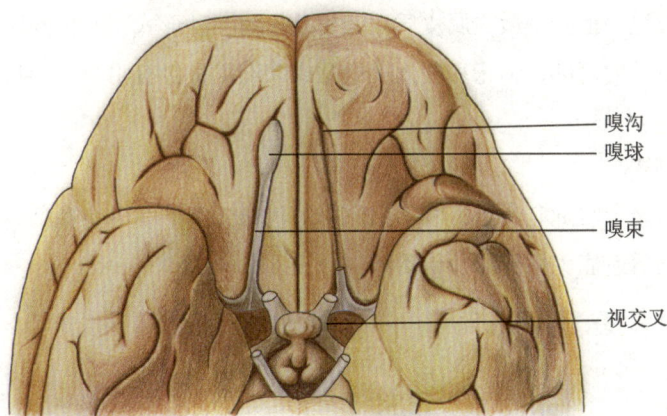

图 11-1　嗅神经

一侧鼻腔黏膜所接受的嗅觉刺激，传达到同侧及对侧的大脑皮质嗅觉中枢。因此，当一侧嗅觉皮质中枢损伤时，不出现明显的嗅觉障碍。

二、病变的症状及定位诊断

（一）嗅觉减退或消失

双侧嗅觉减退或消失见于鼻病或先天性嗅觉丧失，在神经定位诊断上没有重要的意义；一

NOTE

侧嗅觉减退或丧失见于嗅神经传导通路中的病变。如前颅窝骨折或额叶底部血肿、颅底脑膜炎、前颅窝蛛网膜炎、额叶脓肿、前颅窝肿瘤。再如嗅沟或蝶骨嵴脑膜瘤、垂体瘤、额叶底部的胶质瘤。其中嗅沟脑膜瘤可引起同侧原发性视神经萎缩及嗅觉障碍，对侧出现视盘水肿，称为福斯特－肯尼迪综合征（图11-2）。

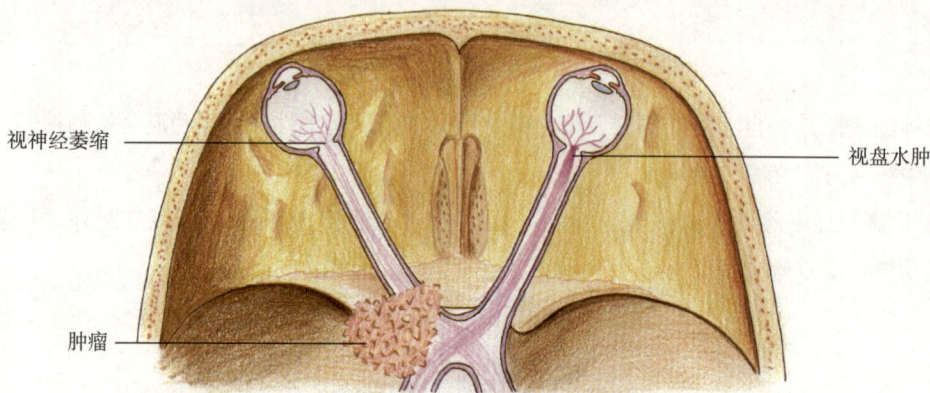

视神经萎缩　　　　　　　　　　　　　　　　　　　　视盘水肿

肿瘤

图 11-2　福斯特－肯尼迪综合征

（二）嗅觉过敏

嗅觉过敏即对气味刺激敏感性增加，是嗅觉障碍的一种临床表现。常见于癔症、精神病、妊娠恶阻、可卡因中毒。

（三）嗅幻觉

嗅幻觉多见的是一些使患者不愉快的难闻气味，如烧焦物品、腐烂食品、化学药品的气味。患者可表现为掩鼻动作或拒食，往往伴发其他幻觉和妄想。

1. 见于精神病患者及癔症患者。

2. 见于嗅觉皮质中枢受刺激，属皮质性癫痫发作的一种形式，又称沟回发作。病灶刺激了海马沟或附近的颞叶内侧部，临床表现为嗅幻觉或味幻觉，伴有咀嚼、尝味及吞咽等动作的癫痫发作。

（四）嗅觉倒错

嗅觉倒错指给患者嗅觉刺激后，嗅不出原物的气味，多半嗅出恶臭难闻的气味。见于精神分裂症、颅脑损伤后遗症（伤及颞叶钩回部）。

第二节　视神经

一、解剖生理基础

视神经通路较为复杂，从定位诊断的角度简要叙述如下。

（一）视网膜

视网膜共有三层：外层为杆状细胞及锥体细胞层，内层为节细胞层，两者之间为双极细胞层。外层细胞对光线有感受性，其余两层细胞仅可传导外层细胞的冲动。节细胞之轴突合成视神经纤维，其集合点即视盘。

黄斑：直径 1～3mm，位于视盘的颞侧。黄斑部只有锥体细胞而无杆状细胞，是视网膜中视觉高度敏感的区域。黄斑部的锥体细胞发出纤维组成黄斑乳头束，自黄斑向鼻侧走行，直到视盘的边缘。

（二）视神经

视神经开始于眼球内的视盘，终止于视交叉。视神经并非真正的周围神经，而是中枢神经系统中自视网膜节细胞至外侧膝状体之间的传导束的一部分。视神经经视神经管入颅，共分 4 段：

1. 眼球内段 自视盘至巩膜后孔出口处，长约 1mm。

2. 眶内段 自巩膜后孔至视神经管之间，长约 25mm。

3. 骨管内段 系穿过视神经管的部分，长约 5mm。

4. 颅内段 自视神经入颅处至视交叉，长约 10mm。

视神经包有三层膜，分别与三层脑膜相连续。

视神经纤维在视神经内的排列：来自视网膜上部的纤维位于视神经上部；来自视网膜下部者则位于视神经下部；来自颞侧视网膜者位于视神经的颞侧；来自鼻侧视网膜者则位于视神经的鼻侧。至于来自黄斑部的纤维，则呈扇形位于视神经的外侧，随视神经走行 10～12mm 后渐向中心迁移，直至视交叉之前，位于视神经中心。视神经的血液由眼动脉供应。

（三）视神经交叉

视神经交叉位于蝶鞍上方的脑基底池中。内侧视神经从前方进入视交叉，而两侧视束从其后方引出。当视神经进入视交叉时，分成交叉的和不交叉的两种纤维，交叉的纤维来自视网膜的鼻侧半部，通过视交叉而进入对侧视束，左右相交叉的纤维以鼻侧下 1/4 的纤维交叉先于其上 1/4 的纤维；不交叉的纤维来自视网膜的颞侧半部，通过视交叉进入同侧视束。

视交叉处视神经纤维的排列：来自黄斑部的纤维位于中央；来自视网膜上部的纤维位于视交叉的背侧（上部）；来自视网膜下部的纤维则位于视交叉的腹侧（下部）。因此，在脑垂体腺瘤时自下向上压迫视神经交叉，其双颞侧偏盲先从上 1/4 开始；而颅咽管瘤时自上向下压迫视交叉，其双颞侧偏盲先从下 1/4 开始。

视交叉的血液供应，来自颈内动脉、大脑前动脉、前交通动脉和后交通动脉的小分支。

（四）视束

视束介于视交叉与外侧膝状体之间，每侧视束包含着 4 种纤维：①来自同侧视网膜颞侧的不交叉的纤维；②来自对侧视网膜鼻侧的交叉的纤维；③来自同侧眼黄斑部不交叉的纤维；④来自对侧眼黄斑部交叉的纤维。

交叉及不交叉的视觉纤维进入视束后，又集合在一起，其排列情形如下：视网膜上半部的周围纤维（包括交叉的和不交叉的）位于视束的背内侧，视网膜下半部的周围纤维位于腹内侧；黄斑部的纤维（包括交叉的和不交叉的）位于视束的背侧，黄斑部上部的纤维位于下部纤维的背侧。

视束纤维向后行，终于外侧膝状体、四叠体之上丘、顶盖前区。

（五）外侧膝状体

外侧膝状体为视神经第三级神经元所在处，位于丘脑枕的下外面，属于间脑的一部分。

NOTE

外侧膝状体中视纤维排列如下：其上半接受双眼视网膜中心之纤维，上半内侧来自中心上部，上半外侧来自中心下部；其下半接受双侧视网膜周围之纤维，下半内侧来自周围上部，下半外侧来自周围下部。故一侧外侧膝状体之上内 1/4 接受同侧眼颞侧视网膜中心上 1/4 与对侧眼鼻侧视网膜中心上 1/4 的纤维，其余依此类推。

视束纤维大部分终止于外侧膝状体之节细胞，以该细胞发出纤维组成视辐射至视觉皮质。视束中的另一小部分纤维终止于四叠体上丘（与视觉反射有关）及顶盖前区（与光反射有关）。

视束的血液供应：除前端（由前脉络丛动脉、颈内动脉、大脑前动脉和后交通动脉分支供应）外，皆由前脉络丛动脉供应。

（六）视辐射

视辐射起始于外侧膝状体，向后通过内囊后肢，位于感觉纤维（丘脑皮质束）之后及听觉纤维（听辐射）之内侧。视辐射展如扇形，其腹侧（或下部）的纤维先朝向前外侧进入颞叶，绕过侧脑室下角前端的上方形成弯曲，称为颞袢（或 Meyer 袢），然后转向后方，经侧脑室外侧向后行，止于枕叶皮质。背侧（或上部）的纤维则直接在颞叶及顶叶内向后行，达枕叶皮质。这种解剖生理关系说明，在颞叶病变（如肿瘤）时可引起对侧同向性上 1/4 象限盲，而顶叶病变则引起对侧同向性下 1/4 象限盲。病理解剖学的研究还证实，视辐射背部纤维到达距状裂上唇，而腹部纤维则到达距状裂下唇。

视辐射的血管供应：主要由大脑后动脉供应，但视辐射的前部及内囊的后部则由前脉络丛动脉所供应。

（七）视觉皮质中枢

视觉皮质中枢位于两侧大脑半球枕叶的纹状区，相当于 Brodmann 大脑皮质分区的 17 区，该区被距状裂分为上、下两唇。

视网膜上半部纤维投射于距状裂的上唇，其下半部则投射于距状裂的下唇。黄斑部的纤维投射于纹状区的后部，视网膜周围部的纤维投射于纹状区的前部，而颞侧半月区则投射于纹状区的最前部。

综上所述，每一侧的纹状区与两眼同侧一半的视网膜相联系，例如左侧纹状区与左眼颞侧和右眼鼻侧一半的视网膜相联系。视网膜之各部在纹状区也各有一定的投射部位。距状裂的上唇（楔回）自前向后排列着视网膜周围上半部来的纤维及视网膜中心上半部来的纤维。其下唇（舌回）自前向后排列着视网膜周围下半部来的纤维及视网膜中心下半部来的纤维。

二、病变的症状及定位诊断

视神经纤维自前向后贯穿全脑，自额叶底部穿过顶叶及颞叶到达枕叶。因此，脑部病变时常累及视神经通路而出现视力、视野障碍及眼底改变，临床上常根据这些变化做出定位诊断（图 11-3）。

在脑部疾病时，因视神经病变部位不同，而产生各种各样的视力障碍及视野缺损，临床上常根据视野缺损的类型做出定位诊断。

（一）视觉障碍

1. 视力减退或消失　双眼视力减退多见于眼科疾病，如球后视神经炎，也见于慢性酒精中毒及糖尿病所致的视神经萎缩。视神经脊髓炎的患者，其视力减退可发生于脊髓病变出现之前。

单眼视力减退常由单侧视神经病变引起，如视神经邻近部位的肿瘤、颅前窝局限性蛛网膜炎、骨折等，尤其要警惕额叶眶面的肿瘤及颈内动脉供血障碍。

2. 幻视　见于视觉传导路上（尤其是枕叶皮层）刺激性病变所致的癫痫先兆，亦见于精神分裂症。

3. 皮质盲　指大脑视觉皮质破坏所致视觉障碍，特点如下：①视觉（双侧）完全丧失；②瞬目反射消失；③瞳孔对光反射存在；④眼底正常；⑤眼球运动正常。多见于老年人脑动脉硬化或大脑后动脉供血障碍、局限于枕叶的脑萎缩、枕叶肿瘤等。患者常否认自己视觉丧失的现象，称安东（Anton）综合征。

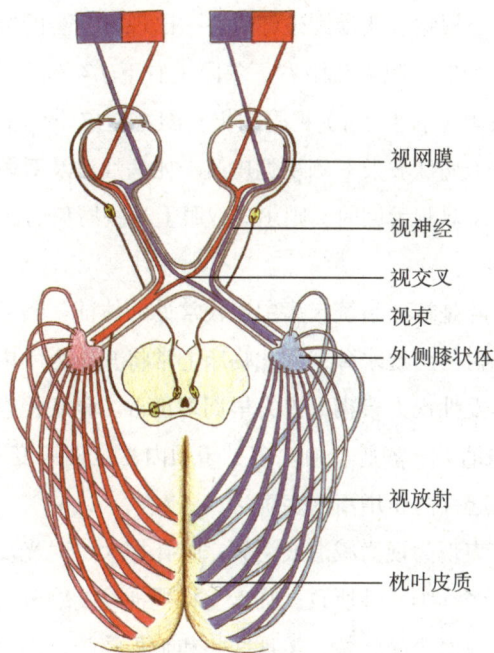

图 11-3　视觉传导通路

（二）视野障碍

1. 视神经病变　病灶侧全盲或中心性盲点，视觉纤维在视神经中尚未交叉，故视神经病变时，引起同侧全盲，在全盲前也可出现中心性盲点。病侧眼直接对光反射消失，而间接对光反射存在。日久可出现原发性视神经萎缩，见于视神经的炎症、脱髓鞘性疾病、肿瘤、外伤等。

如病变侵及视神经的最后端，除产生病灶同侧全盲外，同时还出现对侧眼颞上象限盲。这是因为视神经最后端有视神经交叉袢，它传导对侧眼视网膜鼻侧下 1/4 的纤维。

2. 视交叉病变　①正中部：特征性表现是双颞侧视野偏盲（管状视野），多见于垂体瘤、颅咽管瘤及鞍上脑膜瘤等。②两侧部：如视交叉的一侧受损则产生同侧眼的鼻侧视野偏盲；如视交叉的两侧均受损，则产生双眼鼻侧视野偏盲，临床上少见，偶见于颈动脉硬化或肿瘤。

3. 视束病变　一侧视束损伤则损伤不交叉的同侧眼的颞侧视网膜纤维及交叉的对侧鼻侧视网膜纤维。出现双眼对侧同向性偏盲，即同侧眼的鼻侧视野及对侧眼的颞侧视野缺损。其同向性偏盲的特点是两侧视野缺损的范围及大小不相等，有黄斑分裂现象和偏盲性瞳孔强直。主要

NOTE

见于视束邻近组织的肿瘤压迫、炎症、变性病等。

4. 外侧膝状体病变　原发病变罕见，多由邻近组织病变影响，前脉络膜动脉及大脑后动脉的出血、血栓多见。病变时出现双眼对侧同向性偏盲，但无偏盲性瞳孔强直。

5. 视辐射损伤　主要引起双眼对侧同向性偏盲或象限盲，并多伴有黄斑回避现象。①视辐射背束（传至楔回）受损时，产生两眼对侧同向性下象限盲，可见于顶叶病变；②视辐射腹束（传至舌回）受损时，常产生两眼对侧同向性上象限盲，见于颞叶病变；③视辐射前部（近内囊）及背、腹侧纤维集合处受损伤时，则常出现双眼对侧同向性偏盲，见于脑血管病、脑内肿瘤、炎症、脱髓鞘病变等。

6. 视觉皮质中枢损伤　①刺激性病变：当距状裂区受到刺激时出现单纯性视幻觉，如单纯的发光亮感，多是视觉性皮质癫痫的表现，有时也是癫痫大发作的先兆。如果受刺激的部位不是距状裂区之舌回及楔回，而是枕叶外侧面，则发生复杂性视幻觉，如出现图形、人形、电影样景象。②破坏性病变：当视觉皮质受到破坏时往往出现不完全的视野缺损，常发生象限性视野偏盲。例如左侧楔回病变时，只有双眼右下象限（右下 1/4）视野缺损；当病灶位于左侧舌回时，则双眼出现右上象限（右上 1/4）视野缺损。因视觉皮质位于枕叶内侧面，双侧视觉中枢紧紧靠近，因此有时一个病灶波及双侧视觉皮质。如病灶波及双侧楔回时，出现双眼下半视野偏盲。相反，如病灶波及双侧舌回时，则出现双眼上半视野偏盲。

（三）眼底改变

1. 视盘水肿　视盘水肿是神经系统疾病中比较常见的体征。当颅内压增高影响到视网膜中央静脉和淋巴回流时，视盘会出现水肿，因此临床上常将其作为颅内压增高的主要客观体征之一。临床表现为暂时性阵发性视力模糊，视力早期多正常。眼底检查可见视盘充血、变红、边缘模糊、隆起、生理凹陷消失、静脉淤血。多见于颅内占位性病变（肿瘤、脓肿或血肿）、脑血管疾病、颅内感染等引起颅内压增高的疾病。

2. 视神经萎缩　临床表现为视力减退或消失、瞳孔扩大、对光反射减弱或消失。是由于位于外侧膝状体之前的视神经纤维变性所致。临床上将视神经萎缩分为原发性和继发性。原发性视神经萎缩表现为视盘苍白而边缘清楚，生理凹陷和筛板清晰，多见于视神经受压、球后视神经炎、多发性硬化及变性疾病等；继发性视神经萎缩表现为视盘苍白而边缘不清、生理凹陷和筛板不清晰，多见于视盘水肿及视盘炎的晚期。

第三节　动眼神经、滑车神经和外展神经

一、眼球运动障碍

（一）解剖生理基础

1. 核上性支配　眼球运动的核上性神经支配，是从大脑皮质的"动眼中枢"开始。从该中枢发出纤维，到达皮质下的"动眼中枢"，再由皮质下的"动眼中枢"发出纤维到达眼外肌的神经核或经由内侧纵束，将冲动传至眼外肌的神经核，以实现眼球的共同运动。眼球的共同运动分为同向运动和异向运动。前者又分为侧方同向运动和垂直同向运动，后者又分为集合运动

和分开运动。这些运动都是由于皮质同时支配两眼完成眼球的共同运动。如果发生障碍也同时累及两眼。

（1）侧视运动的核上性支配（图11-4）

1）皮质的侧视中枢：位于额中回的后部，左右各一。该区受刺激时，头与两眼转向病灶的对侧。如该区破坏时，头和两眼则转向病灶侧。眼球的侧视中枢位于Brodmann大脑皮质分区的8区，而头的转动中枢则位于6区，两区十分接近，故往往一起发生病变。自额中回后部发出的纤维，可能是经过内囊前肢的后部，下行至大脑脚。该纤维于中脑下部或脑桥的上部交叉至对侧再继续下行，到达脑桥的皮质下侧视中枢。

2）皮质下的侧视中枢：在脑桥紧靠近中线处，恰在脑桥核上端。每侧副外展神经核接受对侧大脑半球支配，并由该核发出神经纤维至同侧的外展神经核。亦借内侧纵束传至对侧的动眼神经核之内直肌核。

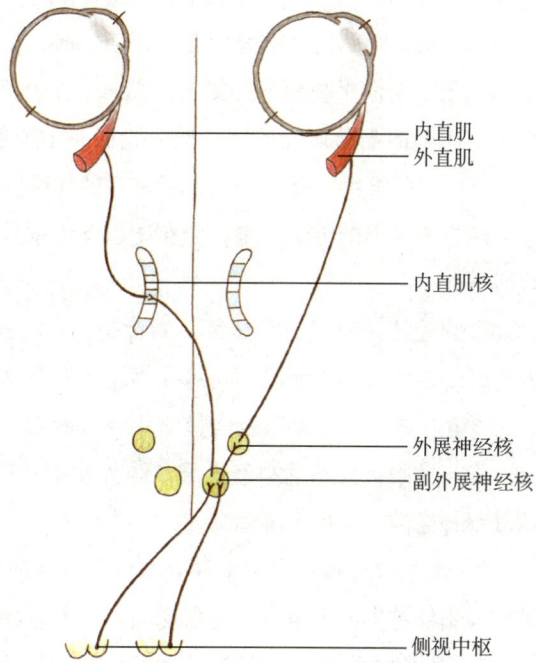

内直肌
外直肌

内直肌核

外展神经核
副外展神经核

侧视中枢

图11-4　侧视机理

（2）垂直运动的核上性支配

1）皮质的垂直运动中枢：眼球垂直同向运动的皮质中枢与侧视运动的皮质中枢皆位于大脑的同一部位。该区的上部代表向下运动和侧视运动，而下部代表向上运动。从该垂直同向运动中枢发出的纤维，可能与侧视中枢的纤维并行。通过内囊以后，垂直同向运动的纤维，则与侧视中枢下行的纤维彼此分开。垂直同向运动的纤维，经过上臂而至上丘。

2）皮质下垂直运动中枢：位于四叠体上丘及其附近。四叠体上丘之上半司眼球向上运动，并由其发出纤维至双侧动眼神经核；四叠体上丘之下半司眼球向下运动，由其发出纤维至动眼神经核及滑车神经核。

（3）集合中枢　集合运动是由双侧大脑皮质支配，其中枢亦位于额中回的后部。其皮质下中枢可能位于上丘或动眼神经正中核。

2. 核间性支配　内侧纵束：无论是随意的共同运动还是反射性共同运动，两眼的共同运动永远是协调的，主要依靠内侧纵束来完成这项联系的传导任务。内侧纵束核位于中脑动眼神经核的前方，中央灰质的腹外侧。两侧的内侧纵束紧靠中线，沿脑干下行。由前庭神经核发出纤维，连接同侧及对侧的内侧纵束，并分出上行支和下行支。上行支向上和眼肌神经核联系；下行支入脊髓，行于脊髓前索中，终止于脊髓前角细胞和脊髓发生联系，其还通过前庭核和小脑建立联系。眼肌神经核也与皮质下的视中枢、听觉中枢（四叠体上丘及下丘）发生联系，以完

NOTE

成由于视觉和听觉刺激，头及眼向刺激侧发生的不随意的反射性转动。

3. 核及核下性支配

（1）神经核

1）动眼神经核：位于中脑上丘的水平，大脑导水管周围灰质的腹侧部，为一长形的细胞团块，长 5～6mm。其下端与滑车神经核相连。动眼神经核由三个主要的细胞群组成。

①主核：两侧的主核分别支配提上睑肌、上直肌、内直肌、下斜肌和下直肌。因此，主核自上端至下端依次被划分为提上睑肌核、上直肌核、内直肌核、下斜肌核和下直肌核。同时，根据学者们的实验研究证明，提上睑肌和上直肌的纤维完全交叉，内直肌的纤维大部分不交叉，下斜肌的纤维大部分交叉，下直肌的纤维则完全不交叉。

从主核发出的神经纤维，分布于以下诸眼外肌：提上睑肌、上直肌、内直肌、下斜肌、下直肌。

②缩瞳核：位于动眼神经核的背侧，左右各一，由小型的细胞构成（副交感神经核），并发出纤维走向眼内平滑肌，司瞳孔缩小及调节功能。

③正中核：位于动眼神经核之中间内侧部，由小型细胞构成，司眼球的集合功能。

发自动眼神经核的神经纤维（眼外肌运动纤维和副交感神经纤维），通过红核及黑质，到达动眼神经沟，而进入脚间窝。

2）滑车神经核：位于中脑导水管周围灰质的腹侧平下丘的水平，动眼神经核的下端。由该核发出纤维支配上斜肌，使眼球向下外方运动。

3）外展神经核：位于脑桥第四脑室底部，面丘的里面。

（2）神经

1）动眼神经：自动眼神经核发出后，先位于颅后窝，该神经位于大脑后动脉和小脑上动脉之间，再向前行进，在蝶鞍后床突的外侧穿出硬脑膜。进入海绵窦后，位于该窦的外侧壁中，至该窦前部。再经眶上裂，入眶内。在此处动眼神经分为两支，上支较小，支配上直肌和提上睑肌；下支较大，分布于内直肌、下直肌和下斜肌。从下支还分出一小支进入睫状神经节，从该节再发出纤维，司瞳孔运动。

从定位诊断的角度，以下两点值得注意：①动眼神经中副交感神经纤维，从脑干至海绵窦段，位于该神经上部，故大脑幕疝时，首先损及动眼神经副交感神经纤维，出现瞳孔改变。②提上睑肌的神经纤维，位于动眼神经表层，故在脑底炎症病变时常出现上睑下垂。

2）滑车神经：自该核发出后，先弯向背侧，再向下进入前髓帆，而后交叉到对侧，于下丘的下方穿出中脑，终止于上斜肌。

3）外展神经：自该核发出后，斜行向腹外侧，于锥体束的外侧出脑桥，支配外直肌，使眼球向外侧转动。

（二）病变的症状及定位诊断

1. 核上性眼球运动障碍 眼球运动的核上性神经支配，是从两侧大脑皮质的"动眼中枢"发出纤维支配两眼的同向运动。所以一侧核上性的病变也影响到两眼，这一点与核下病变不同。

（1）侧视运动麻痹

1）皮质病变：额中回后部病变时，对皮质本身产生两种作用，一种是刺激作用，一种是破坏作用。

刺激性病变：额中回后部发生刺激性病变（如脑蛛网膜炎、脑囊虫或外伤性皮质瘢痕等），两眼发作性地向对侧偏视，发作过后偏视消失。因此，刺激性病灶所引起的向病灶对侧的偏视，是暂时性的，属于皮质癫痫的一种表现形式。临床经验证明，额中回后部"动眼中枢"的刺激性病灶，其所表现的两眼向对侧偏视，可以反复地以这种单一的形式出现，也可作为大发作的先兆，即先有两眼向对侧偏视，继之发生全身性痉挛发作。

破坏性病变：额中回后部的急性病变，可出现两眼向病灶侧注视，这种共同偏视持续时间较短，大约数小时到3天左右恢复；慢性病变时，不出现两眼向病灶侧的共同偏视。临床上常见的急性病变有脑出血、急性脑脓肿及脑血栓形成等。

无论是额中回后部的刺激性病变还是破坏性病变，产生两眼球向一侧偏视时，往往伴有头的同向偏转。此种共同偏视，常伴有病灶对侧的以上肢为主的中枢性瘫痪。

枕叶"动眼中枢"的病变所引起的共同偏视非常少见。刺激性病变时，除引起两眼向病灶对侧同向偏视外，多半出现视幻觉。而破坏性病变时，除引起两眼共同向病灶侧偏视外，都伴有视野的缺损，并且视野缺损的程度往往非常显著。

2）皮质下白质病变：多出现破坏性症状，两眼共同向病灶侧偏视，头亦向病灶侧偏转。除以上症状外，往往伴有对侧以面及上肢为主的偏瘫。皮质下白质病变常见的病因有脑出血、脑脓肿、脑卒中和脑炎等。

3）皮质下侧视中枢（脑桥）病变：刺激性病变两眼向同侧转动，时间较为短暂。脑桥的皮质下侧视中枢病变时，表现为刺激症状者，甚为少见。破坏性病变两眼向病灶对侧转动，即注视瘫痪侧的肢体，多持续在1~2周以上，但偏视程度较轻。脑桥有许多神经核及锥体束通过，因而当脑桥病变累及皮质下侧视中枢时，常伴有第Ⅴ、第Ⅶ或第Ⅷ对脑神经的损伤，也可损伤锥体束。

因副外展神经核靠近中线，双侧副外展神经核距离较近，故一个病灶有时侵及双侧的副外展神经核，则出现两眼向双侧的侧视瘫痪。

（2）垂直运动麻痹

1）皮质病变：垂直运动中枢与侧视运动中枢虽都位于额中回的后部，但当该部病变时，主要表现为侧视运动障碍，表现为垂直运动障碍者极为罕见。

2）皮质下垂直运动中枢病变：上丘是眼球垂直运动的皮质下中枢，上丘的上半司眼球的向上运动，下半司眼球向下运动。因此上丘病变时，能引起眼球垂直运动障碍。而脑干的病变引起垂直运动障碍者，比侧视运动障碍多见。这是因为在中脑上丘及其附近的病变较脑桥的病变更为多见。

刺激性病变：在临床上表现为垂直性动眼危象。该危象为发作性的，持续时间较短，眼球多转向上方，多发生于流行性脑炎以后。

破坏性病变：眼球垂直同向运动瘫痪，称为帕里诺德（Parinaud）症候群。表现形式有三：①眼球向上运动瘫痪，是最常见的一种表现形式；②眼球向上、下运动皆瘫痪，比较少见；③眼球向下运动瘫痪，最少见。

垂直同向运动瘫痪的原因，最多见者为松果体肿瘤，亦可见于脑炎、神经胶质瘤、血管性

NOTE

病变等。上丘病变时，病变向腹侧扩展，常合并瞳孔的障碍，瞳孔扩大，对光反射消失。如再向上腹侧扩展，影响到动眼神经核，可引起核性眼外肌麻痹。如向外侧扩展，影响到外侧膝状体时，则出现对侧同向性视野偏盲。

3）集合运动麻痹：两眼集合运动麻痹表现为在注视 1m 以内的物体时，两眼不能集合，并发生复视。而在侧向运动时，内直肌的机能正常，只有集合运动障碍。主要见于正中核的损伤，由于大脑皮质损伤而引起集合机能障碍者极为罕见。

核上性眼肌麻痹临床上有三个特点：①双眼同时受累；②无复视；③反射性运动仍保持，即患者双眼不能随意向一侧运动，但该侧突然出现声响时，双眼可反射性转向该侧。

2. 核间性眼球运动障碍　是指自动眼神经核到外展神经核之间的内侧纵束的病变，又称"核间麻痹"。核间性眼肌麻痹是脑干内病变的特征性表现，病变主要损伤脑干的内侧纵束，故又称为内侧纵束综合征，见于脑干炎、脑干肿瘤、脑干血管病及多发性硬化症等。

主要表现为单眼或双眼的外直肌或内直肌的分离性瘫痪，多伴有分离性水平性眼球震颤。临床分以下三种类型：

（1）前核间眼肌麻痹　是由于脑桥的侧视中枢（副外展神经核）到对侧动眼神经核间的内侧纵束病变所致。表现为患者直视时没有斜视或一侧眼球轻度外斜，多无复视，向病灶侧侧视时病灶对侧眼内直肌瘫痪，并出现复视，同时出现分离性眼球震颤，即外展的健眼比"内收"的病眼震颤得更明显。于集合运动时，两眼内直肌皆正常。

（2）后核间眼肌麻痹　是由于脑桥的侧视中枢（副外展神经核）到外展神经核之间的内侧纵束损伤所致，主要表现为病灶侧之外直肌不能做侧视运动，而两眼内直肌在侧视运动或集合运动时皆正常。直视时无明显斜视，亦无复视，只有向病灶侧侧视时才出现复视、外展瘫痪及分离性眼球震颤。

（3）一个半综合征　一侧脑桥被盖部病变，引起脑桥侧视中枢和对侧已经交叉过来的联络同侧动眼神经内直肌核的内侧纵束同时受累。表现为患侧眼球水平注视时既不能内收又不能外展，对侧眼球水平注视时不能内收，可以外展，但有水平眼震。

3. 核及核下性眼球运动神经障碍

（1）动眼神经病变

1）核性病变：在核下病变中核性病变比较少见，而神经干的病变比较多见。因为动眼神经核的分布比较弥散，因此发生病变时，一侧整个神经核都受损伤而造成动眼神经完全性麻痹者比较少见。另一方面，病变只选择性地侵犯一个眼肌的神经，亦属罕见，故动眼神经核发生病变时的特点是多为双侧性，且为不完全性的，同时多合并有集合功能障碍及瞳孔瘫痪。

2）核下性病变：又称为动眼神经麻痹，自核发出，到达眼球这一段神经纤维发生病变。如一侧神经纤维损伤，引起同侧眼的瞳孔散大，对光反射消失，调节机能丧失，眼球向外方稍向下方斜视。在脑干内端（自核发出至出脑干以前），神经纤维比较分散，组成很多小束，穿过红核及黑质。这个部位的损伤，有两个特点：①多为不完全性损伤，完全性损伤者比较少见；②多合并附近组织的损伤，累及红核、黑质及锥体束。因此，形成各种交叉性综合征。颅底的病变可引起动眼神经双侧瘫痪，依病变的部位及性质不同而异。按部位来说，只有脚间窝的病变，即使是比较局限的病变（如肿瘤），也容易引起双侧动眼神经损伤。自中脑底部向前，双侧动眼神经相距较远，孤立性局限性病变多只损伤病灶侧的动眼神经。而在脑底部，有些病变比较分散，如脑膜炎及颅底蛛网膜炎等，往往容易侵犯动眼神经。因此颅底病变时出现双侧动眼神经障碍比较多见。大脑后动脉或后交通动脉有动脉瘤时，可引起病灶侧动眼神经瘫痪。

动眼神经位于海绵窦外侧壁内，而外展神经位于海绵窦中，当海绵窦血栓形成时，除动眼神经受侵犯外，第Ⅳ～Ⅵ对脑神经也受侵犯，但以外展神经瘫痪出现得最早。动眼神经到达眶内分为两支，因此眶内病变多引起动眼神经不完全瘫痪。

（2）滑车神经病变　一侧滑车神经瘫痪，只有在向下注视时才发生斜视和复视。患者感觉只有在下楼眼向下看时，才能出现复视，向前看、向上看或向外看，都不发生复视。此为滑车神经瘫痪时特有的征象。

1）核性病变：单纯损伤滑车神经核时，出现对侧上斜肌瘫痪，甚为罕见。滑车神经核性病变，常合并动眼神经核的损伤，出现滑车神经 – 动眼神经交叉性瘫痪，病变的同侧出现动眼神经麻痹，病变的对侧出现滑车神经麻痹。

2）核下性病变：又称为滑车神经麻痹。一侧滑车神经损伤时患侧表现为眼球向外下方活动受限，下视或下楼梯时出现复视。滑车神经单独损伤少见。

（3）外展神经病变

1）核性病变：外展神经核在面丘内被面神经纤维所环绕，因此，外展神经核发生病变时，多合并面神经纤维的损伤。除了外展神经瘫痪外，还合并面神经下运动单位性瘫痪。如脑桥侧部病变较大，除损伤外展神经核以外，也可损伤其他脑神经核及其纤维，例如第Ⅴ、第Ⅷ对脑神经。也可侵及长的传导束，如感觉运动传导束。

2）核下性病变：又称为外展神经麻痹。外展神经或其神经根在脑底部损伤时，发生孤立的外展肌麻痹，引起内斜视，眼球不能向外侧转动，并有复视，特别是向患侧注视时更加明显。外展神经在颅底的行程最长，故受侵犯的机会最多。例如脑膜炎、颅底蛛网膜炎、动脉硬化、脑底动脉瘤。脑肿瘤或颅内压增高时，则可引起一侧或双侧外展神经麻痹（轻瘫或完全性瘫痪）。颅底病变造成外展神经损伤时，也常合并其他脑神经损伤。

当第Ⅲ、第Ⅳ、第Ⅵ对脑神经均受损时，眼肌全部瘫痪，表现为眼球直视前方，不能向任何方向转动，瞳孔散大，光反射消失。临床多见于海绵窦血栓、眶上裂综合征。

二、瞳孔障碍

（一）解剖生理基础

瞳孔是虹膜的游离缘所形成的孔，位于角膜的后方。虹膜由两种平滑肌（瞳孔括约肌和瞳孔扩大肌）构成。瞳孔括约肌受副交感神经支配，使瞳孔缩小。瞳孔扩大肌受交感神经支配，使瞳孔扩大。

正常的瞳孔直径大小变化较大，为 2～6mm，平均约 4mm。小于 2mm 者称为瞳孔缩小，大于 6mm 者称为瞳孔扩大。瞳孔的大小受很多因素的影响，如光线强弱、年龄、屈光状态及睡眠等。光强时瞳孔缩小，较暗时瞳孔散大。儿童时期瞳孔小，成人较大，老年又缩小，睡眠时瞳孔亦缩小。

NOTE

1. 瞳孔括约肌的神经支配　瞳孔括约肌受来自中脑缩瞳核的副交感神经支配。这种纤维包括在动眼神经中，直到眶内而进入睫状神经节，并在其中交换神经元，发出节后纤维，形成睫状短神经，支配瞳孔括约肌。该神经兴奋，使瞳孔缩小。大脑皮质亦有瞳孔缩小中枢，位于额叶和枕叶。在额叶者，位于"动眼中枢"附近，在枕叶者，位于纹状周围区。

2. 瞳孔扩大肌的神经支配　瞳孔扩大肌由交感神经支配，该神经兴奋，使瞳孔散大。大脑皮质的额叶后中回或颞上回受刺激时，都可引起双侧瞳孔散大。从以上的皮质发出纤维，经内囊进入丘脑下部（漏斗的外侧，是第二级瞳孔扩大中枢）。从该区中发出纤维，经脑干（部分交叉、部分不交叉）到达脊髓的睫状体脊髓中枢。从该中枢发出交感神经纤维，经第8颈神经和第1胸神经根出脊髓，加入第1胸交感神经节。并向上经过下颈、中颈交感神经节而进入上颈交感神经节，在该节交换神经元，并发出节后纤维，构成颈内动脉丛。然后再经鼻睫状神经和睫状长神经而分布于瞳孔扩大肌。

3. 对光反射　以强光照射一侧瞳孔，引起双侧瞳孔收缩。照射侧的瞳孔反射，称为直接对光反射，另一侧为间接对光反射（图11-5）。

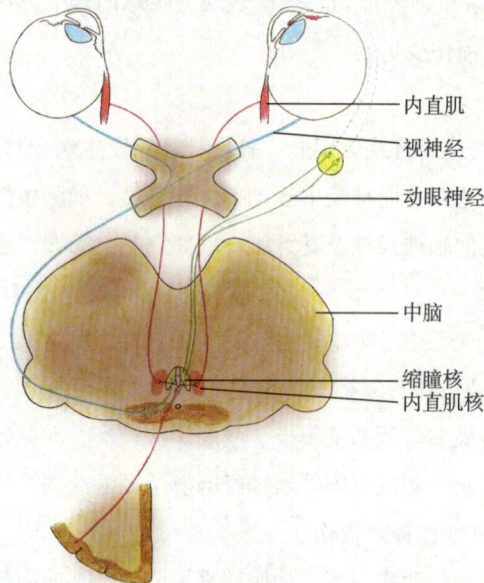

图11-5　瞳孔对光反射和调节反射的传导路径

起始于视网膜的杆状细胞和锥状细胞，其纤维沿着视神经向后行，在视交叉中一部分交叉、一部分不交叉而进入视束。在外侧膝状体的前方，离开视束，经上丘臂进入顶盖前区。在此区更换神经元，发出纤维，终于同侧及对侧的缩瞳核。由两侧缩瞳核发出纤维，进入睫状神经节，再从此节发出节后纤维形成睫状短神经，分布于瞳孔括约肌。

4. 集合反射和调节反射　当两眼突然注视一近物时，同时出现两种反射，即集合反射及调节反射（瞳孔缩小及水晶体凸度增加）。

（1）集合反射　两眼集合名曰集合反射。集合反射通路是由视神经传到枕叶皮质，然后由枕叶皮质传至额叶皮质，再由额叶发出纤维至正中核，使双侧内直肌收缩。集合反射之兴奋亦可直接起源于大脑皮质，使双眼做随意的集合运动。

（2）调节反射　调节反射之兴奋，自视网膜开始，经视神经至枕叶17区，在17区交换神经元后至19区。交换神经元后，经皮质中脑束至正中核，自正中核发出纤维至双侧缩瞳核，再经动眼神经至瞳孔括约肌及睫状肌（图11-5）。

（二）病变的定位诊断

1. 瞳孔大小改变

（1）瞳孔缩小　多见于颈上交感神经径路损伤，即自丘脑下部发出的交感神经纤维，途经脑干、上部脊髓、颈交感神经节及节后纤维任何一处的病变均可出现Horner征（图11-6）。典型表现为"三小征"，即瞳孔缩小、眼裂变小和眼球轻度内陷。除此之外，还有发汗障碍和面部皮肤温度变化等。

①瞳孔缩小是最主要的征象之一。瞳孔虽然缩小，但对光反射和调节、集合反射仍然存在。

②眼裂变小是由于提上睑肌中的平滑肌（睑板肌）瘫痪所致。这种瘫痪的程度远较动眼神经瘫痪者为轻，且在第一级神经元病变时往往无此症状。

③轻度眼球内陷是由于眼球后部平滑肌瘫痪所致，亦为主要征象之一。

④发汗障碍，面部及颈部发汗减少或无汗。

⑤面部或颈部温度增高，因血管扩张所致，多为暂时性。

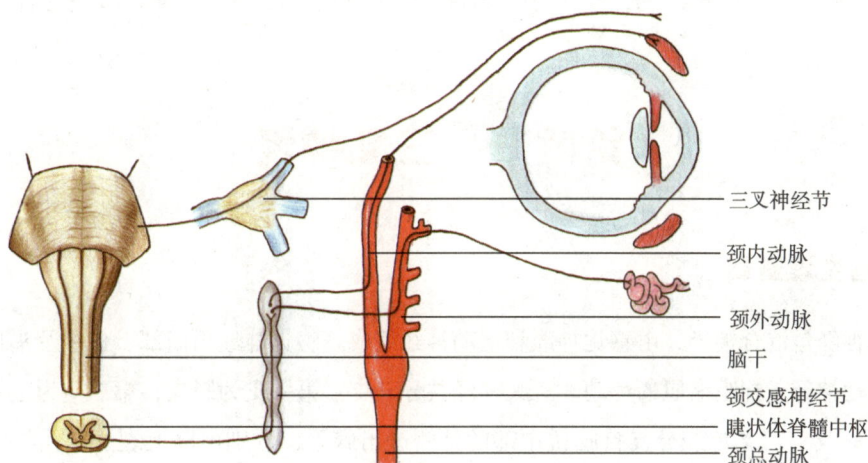

图 11-6　与 Horner 征相关交感神经通路

（2）瞳孔散大　多见于动眼神经麻痹。由于动眼神经的副交感神经纤维在神经的表面，所以当天幕疝时，可首先出现瞳孔散大而无眼外肌麻痹，多为单侧。当双侧视神经病变导致失明或阿托品类药物中毒时，出现双侧瞳孔散大。

2. 瞳孔反射异常

（1）瞳孔收缩机能病变　即支配眼部的副交感神经病变时，主要表现为破坏性病变，即瞳孔散大。其定位诊断如下：

①病变在视神经同侧：直接与对侧间接对光反射消失，但同侧间接和对侧直接对光反射正常。

②病变在视交叉正中：双颞侧瞳孔对光反射消失。

③病变在视交叉外侧：双鼻侧瞳孔对光反射消失。

④病变在视束：同侧眼鼻侧与对侧眼颞侧瞳孔对光反射消失。

⑤病变在中脑后联合：双侧对光反射消失，而调节机能正常。

⑥病变在顶盖前区与缩瞳核之间：同侧直接与间接对光反射消失，对侧正常。

⑦病变在缩瞳核：同侧瞳孔完全瘫痪。

⑧病变在正中核与缩瞳核之间：调节机能消失。

⑨病变在动眼神经：瞳孔完全瘫痪。

⑩病变在睫状神经：瞳孔对光反射减弱或消失，而调节机能正常。

（2）瞳孔扩大机能病变　即支配眼部的交感神经病变时，临床上有两种表现：①交感神经麻痹；②交感神经受刺激。其中以交感神经麻痹最为常见。

3. 阿 - 罗瞳孔   表现为两侧瞳孔较小，大小不等，边缘不整，光反射消失而调节反射存在。是由于光反射径路在顶盖前区受损，而调节反射径路未受影响。常见于神经梅毒，偶见于多发性硬化。

4. 艾迪瞳孔   又称强直性瞳孔。多见于中年女性，表现为一侧瞳孔散大，直接、间接对光反射及调节反射异常，伴有腱反射（特别是膝、跟腱反射）减弱或消失。在普通光线下检查病变瞳孔对光反射消失，但在暗处强光持续照射，瞳孔可出现缓慢的收缩，光照停止后瞳孔又缓慢散大。调节反射也同样，以一般方法检查瞳孔不缩小，但患者长时间注视一近物后，瞳孔可缓慢收缩，停止注视后可缓慢恢复。若同时伴有节段性无汗及直立性低血压等，称为艾迪综合征。

第四节   三叉神经

一、解剖生理基础

三叉神经是混合神经，由感觉神经和运动神经组成。感觉神经司面部、口腔及头顶前部的感觉，运动神经支配咀嚼肌的运动。三叉神经共分三支：第一支为眼支；第二支为上颌支；第三支为下颌支。三叉神经分支自脑桥中部的外侧进出脑干，分别由眶上裂、圆孔与卵圆孔出颅。（图 11-7）

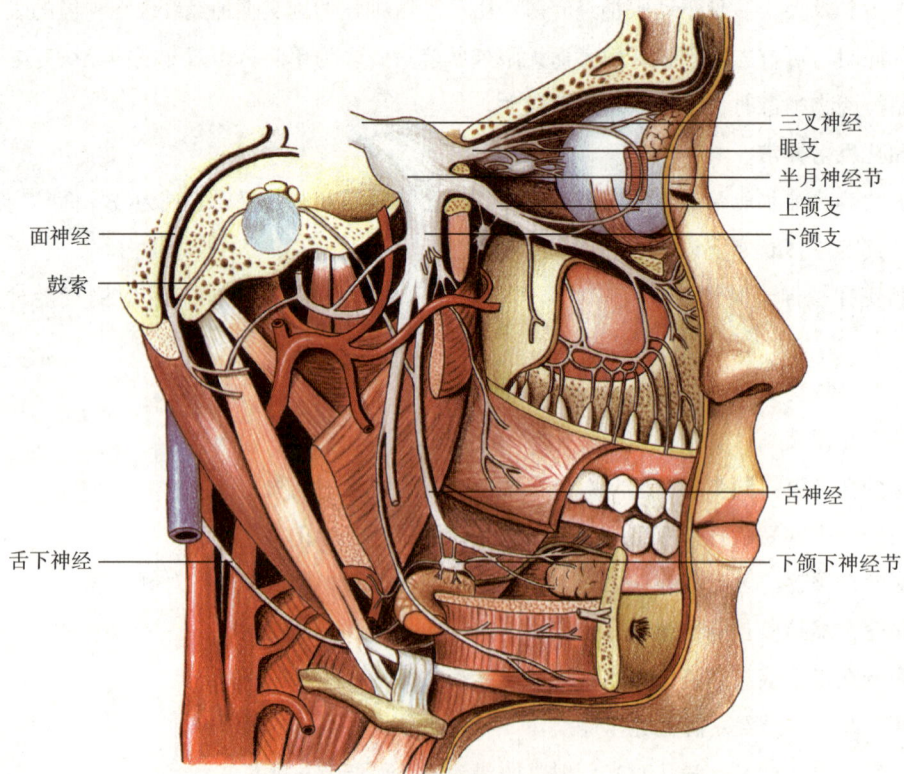

图 11-7   三叉神经通路

（一）核上通路

1. 感觉纤维核上通路 由感觉主核及脊束核（二级神经元）发出纤维交叉至对侧，组成三叉丘系，上升止于丘脑腹后内侧核（三级神经元），丘脑再发出纤维，经内囊后肢终于中央后回感觉中枢的下 1/3。

2. 运动纤维核上通路 起于双侧中央前回运动中枢的下 1/3，经双侧皮质脑干束至脑桥三叉神经运动核。此核主要受对侧支配。

（二）核及核下通路

1. 感觉纤维

（1）三叉神经感觉核 三叉神经是最大的脑神经，它的感觉核也是最长的脑神经核，从中脑直至第 2 颈髓。感觉核共分为三个核：最上部的是位于中脑的中脑核，司面部的深感觉；感觉主核位于脑桥网状结构的背外侧部，司触觉；感觉主核向下延伸称为三叉神经脊束核，向下直至第 2 颈髓后角，司痛觉及温度觉。同时，三叉神经脊束核的上部司面部中央区的温、痛觉，下部司面部周围区的温、痛觉。面部感觉分布呈葱皮样排列。三叉神经脊束核的这种节段关系，在临床上有非常重要的定位意义。

（2）核下通路 三叉神经感觉神经纤维的第一级神经元位于半月神经节，该神经节位于颞骨岩尖三叉神经压迹处，由假单极细胞组成。其中枢突合成感觉根，从脑桥中部的外侧入脑桥后，分为短升支（中脑根）与长降支（脊髓根），终于三叉神经感觉核。其周围突分为眼神经、上颌神经和下颌神经三个分支，接受面部的感觉。

第一支眼支：接受来自前部头皮、前额、上睑与鼻前半的皮肤以及鼻腔、额窦、角膜与结合膜等处的黏膜感觉，经眶上裂入颅。

第二支上颌支：其神经纤维分布于眼与口裂之间的皮肤、上唇、上颌的牙齿和牙龈、软腭及硬腭、扁桃体窝前部、上颌窦、鼻腔上部的黏膜，经圆孔入颅。

第三支下颌支：是混合性神经。其感觉纤维分布于耳颞部皮肤及口裂以下皮肤、下颌牙齿和牙龈、舌前 2/3 及口腔底部黏膜，经卵圆孔入颅。

2. 运动纤维 三叉神经运动核在脑桥位于感觉主核的内侧，从该核发出的纤维，在脑桥的外侧出脑，经卵圆孔出颅，走行于下颌神经内，支配咀嚼肌，司张口运动和咀嚼运动。

翼状肌的功能是将下颌推向前、向下。一侧三叉神经麻痹，张口时患侧翼状肌瘫痪，无力将下颌推向前、下方，下颌则向患侧偏斜。

3. 反射通路

（1）眼轮匝肌反射 属深反射。用叩诊锤叩击眼眶上缘或眉间而引出的双侧眼轮匝肌反射性收缩可致双眼闭合，常为双侧性，因刺激部位不同而反射名称不同，包括眉弓反射、眼轮肌反射、鼻根反射。反射中枢位于脑桥。反射弧为三叉神经眼支→三叉神经中脑核→脑桥中的面神经核→面神经。

临床意义：三叉神经感觉支、面神经核及其发出的纤维受到损伤，该反射减弱或消失。面神经中枢性瘫痪及锥体外系损伤时该反射亢进。例如震颤麻痹综合征的患者，该反射可亢进。

（2）角膜反射 属浅反射。令患者侧视，睁大眼睛，用棉花轻触角膜而引出，应注意不要触其睫毛。其运动反应是眼睑闭合。反射弧为三叉神经眼支→三叉神经感觉主核→经三叉丘系交叉到对侧→丘脑→内囊→大脑皮质→皮质脑干束→双侧脑桥中的面神经核→双侧面神经→双侧眼轮匝肌。

临床意义：①一侧三叉神经眼支病变时，同侧直接角膜反射减弱或消失及对侧间接角膜反射减弱或消失，为三叉神经障碍的早期表现；②一侧周围性面神经麻痹，可出现同侧直接角膜反射减弱或消失，而对侧的间接角膜反射仍然存在；③一侧大脑半球的病变，侵犯丘脑、内囊、感觉传导束及皮质时，可出现病灶对侧的直接角膜反射减弱或消失，而病灶同侧的间接角膜反射减弱或消失。近期发生的病变尤为明显。

（3）角膜下颌反射　检查方法同角膜反射。反应为引起双侧角膜反射，而且引起刺激侧的翼外肌收缩，使下颌向对侧偏歪，称为角膜下颌反射。反射弧为三叉神经眼支→三叉神经感觉主核→脑桥的三叉神经运动核→三叉神经下颌支运动纤维。

临床意义：病理反射。在正常人不出现，在皮质脑干束损伤时可出现，但出现率较低。

（4）嗳嘴反射　用叩诊锤叩击人中穴处，引出上、下唇诸肌收缩。其反射弧的传导及意义同口轮匝肌反射。

（5）口轮匝肌反射　用叩诊锤叩击上唇或鼻旁引出。反应是上唇及口角提起。反射中枢位于脑桥。反射弧为三叉神经上颌支的感觉纤维→三叉神经中脑核→脑桥中的面神经核→面神经。

临床意义：病理反射，锥体束损伤时出现。单侧的皮质脑干束损伤时，病灶对侧出现口轮匝肌反射阳性；双侧皮质脑干束损伤时，除双侧口轮匝肌反射阳性外，嗳嘴反射亦阳性。双侧皮质脑干束的受损程度不等可出现双侧口轮匝肌反射不对称。

（6）下颌反射　属深反射。口稍张，用叩诊锤叩击下颌引出。反应是咀嚼肌收缩，使下颌上举。反射中枢位于脑桥。反射弧为三叉神经下颌支的感觉纤维→三叉神经中脑核→脑桥的三叉神经运动核→三叉神经下颌支运动纤维。

临床意义：三叉神经核性或周围性损伤，此反射完全消失。三叉神经运动核核上性的皮质脑干束损伤时，可出现下颌反射亢进，尤其是双侧损伤时亢进更明显，甚至出现下颌阵挛。

二、病变的定位诊断

（一）核上性病变

1. 感觉方面　三叉神经在脑干、丘脑、皮质感觉中枢的核上通路病变都可发生病灶对侧面部感觉障碍，但多合并运动障碍的症状及体征。

2. 运动方面　单侧皮质脑干束病变，不产生明显瘫痪，因为一侧三叉神经运动核接受双侧核上通路支配。

（二）核性病变

1. 病灶位于脑桥腹外侧部　侵及三叉神经运动核，出现同侧咀嚼肌瘫痪（完全性或不完全性）。

2. 病灶位于脑桥腹外侧部　侵及三叉神经感觉主核，出现同侧面部触觉障碍。

3. 病灶位于延髓腹外侧部　侵及三叉神经脊束核，最主要的是同侧面部发生分离性感觉障碍，即痛、温觉丧失而触觉存在。在该核不完全损伤时出现节段性痛、温觉障碍。当脊束核的上部发生病变时，则表现为同侧面中心部痛、温觉障碍，其下部病变时则面周边部出现痛、温觉障碍。临床上这种损伤最常见于延髓空洞症。

4. 病灶位于延髓腹外侧部　侵及脊束核与疑核，出现同侧面部痛、温觉障碍，声音嘶哑，软腭瘫痪及咽反射消失等。

（三）核下性病变

核下性病变是三叉神经根、半月神经节、三叉神经干或其三个支的病变。多见于颅底部肿瘤、鼻咽癌颅底转移、各种脑膜炎及蛛网膜炎等。病变分刺激性症状及破坏性症状。

1. 刺激性症状　主要表现为三叉神经痛，是一种发作性剧烈刺痛，每次持续几秒钟或几分钟。说话、洗脸及咀嚼均可诱发三叉神经痛。

2. 破坏性症状　主要表现为感觉减退或消失。伴有同侧的直接角膜反射减弱或消失，对侧间接角膜反射减弱或消失，同侧咀嚼肌瘫痪，张口时下颌偏向患侧。

（1）三叉神经根的病变　表现为三叉神经分布区的感觉障碍，角膜反射减弱或消失，咀嚼肌瘫痪。见于脑桥小脑角病变，多合并第Ⅶ、第Ⅷ对脑神经的损伤及同侧小脑症状及体征。以听神经瘤最为常见。首先侵犯听神经，在病程中后期也同时侵犯三叉神经及面神经。

（2）半月神经节的病变　该节病变最常见的症状为三叉神经痛，并常伴发带状疱疹，三叉神经分布区的感觉障碍，角膜反射减弱或消失，咀嚼肌瘫痪。

（3）三个分支的病变　主要的早期症状是三叉神经痛，继之是各分支支配区的感觉障碍。如第三支下颌神经病变时，多合并有咀嚼肌力减弱或完全瘫痪，开口时下颌向患侧偏歪，久之也可出现肌萎缩。

第五节　面神经

一、解剖生理基础

面神经是混合神经（图 11-8）。其主要成分是运动神经，司面部的表情运动；其次要成分是中间神经，含内脏和躯体传入纤维及内脏的传出纤维，主司味觉和腺体的分泌。

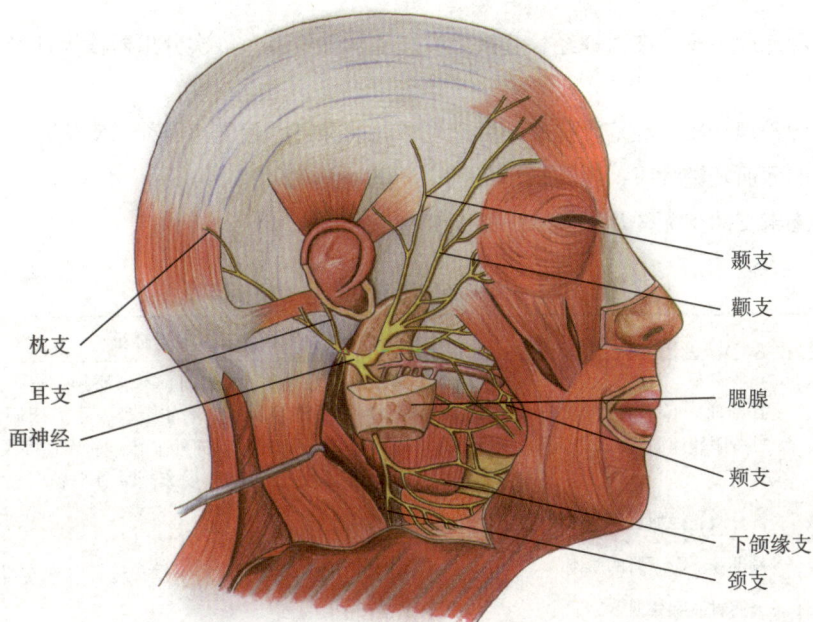

图 11-8　面神经的分支与分布

NOTE

（一）运动纤维

1.核上通路 起源于大脑皮质中央前回下 1/3 的锥体细胞，其发出神经纤维参加皮质脑干束，经内囊膝部与大脑脚中部下行至脑桥，大部分纤维终止于对侧，支配对侧面神经核的全部，小部分纤维支配同侧面神经核的上半部（图 11-9）。

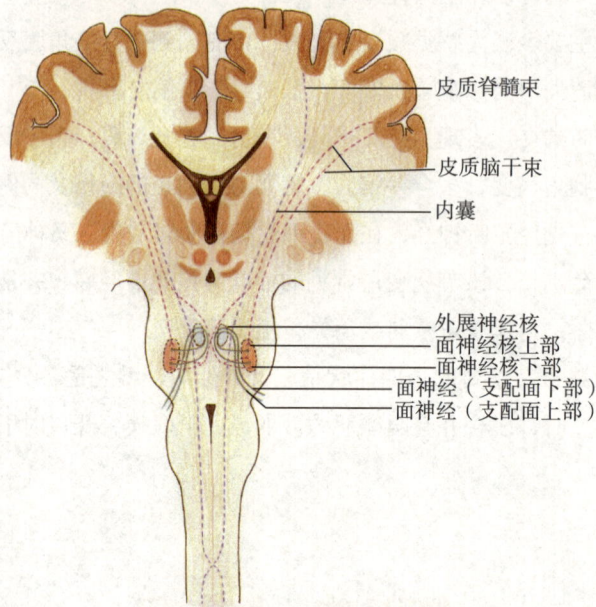

图 11-9　面神经的核上通路

标注：皮质脊髓束、皮质脑干束、内囊、外展神经核、面神经核上部、面神经核下部、面神经（支配面下部）、面神经（支配面上部）

2.面神经核及神经纤维 面神经核位于脑桥下部被盖腹外侧。该细胞核团分为上下两组。面神经核上半部受双侧皮质脑干束控制，支配上部面肌（额肌、皱眉肌及眼轮匝肌）；其下半部仅受对侧皮质脑干束控制，支配下部面肌（颧肌、颊肌、口轮匝肌、颈阔肌等）。

（1）面神经颅内段　自面神经核发出，行于背内侧，绕过外展神经核，形成面丘；于脑桥延髓沟外侧出脑，与前庭蜗神经并行，进入内耳门，穿过内耳道底与前庭蜗神经分道，经面神经管下行。

（2）面神经管内段　在面神经管起始处横过膝状神经节，依次分出岩浅大神经、镫骨肌神经和鼓索神经。

（3）面神经颅外段　经茎乳孔出颅后，主干向前穿过腮腺到达面部，支配除了咀嚼肌、提上睑肌以外的面肌及镫骨肌、颈阔肌。

面神经终末支的支配区及损伤体征见表 11-1。

表 11-1　面神经终末支分布及损伤体征

终末支	支配区	损伤体征
颞支	耳前肌、耳上肌、额肌、皱眉肌和部分眼轮匝肌	额肌：额纹消失；皱眉肌：不能蹙额、皱眉；眼轮匝肌：眼轮匝肌无力及眼睑不能闭合，用力闭眼时出现贝尔（Bell）现象，即眼球向外上转。同侧直接及间接角膜反射消失，对侧者正常。受累侧眼泪外流
颧支	部分眼轮匝肌、颧肌和鼻肌	鼻唇沟变浅
颊支	颊部和上、下唇的肌肉	鼓腮、示齿不能，口角下垂，进食时食物留存于牙龈与颊部之间
下颌缘支	下唇方肌和颏肌等	
颈支	颈阔肌	无明显体征

（二）感觉纤维

面神经的感觉部分为中间神经，含有特殊内脏感觉纤维（即味觉纤维）和少量一般躯体感觉纤维。

1. 味觉纤维 司舌前 2/3 味觉。味觉的第一级神经元位于膝状神经节，其周围突分布于舌前 2/3 的味蕾，经鼓索入颅，再经面神经干至膝状神经节，中枢突组成中间神经，在运动支的外侧入脑桥，终止于第二级神经元（孤束核的上部），再从其发出纤维交叉至对侧，于内侧丘系之内侧上行，终止于第三级神经元（丘脑外侧核），最后发出纤维终止于中央后回下部。

2. 一般躯体感觉纤维 ①起自膝状神经节，接受来自鼓膜、内耳、外耳及外耳道皮肤的感觉。这些纤维病变时则产生耳痛。②接受目眶部、后鼻部及腭部之深感觉，借岩大神经与翼管神经至膝状神经节。

（三）副交感神经纤维

副交感神经纤维主司泪腺、舌下腺及颌下腺的分泌。副交感神经从脑桥上泌涎核发出，经中间分出鼓索，再借舌神经至颌下神经节，其节后纤维支配下颌下腺及舌下腺的分泌。中间神经分出岩大神经，至翼腭神经节，由其节后纤维支配泪腺的分泌。

（四）反射通路

掌下颌反射：为病理反射，锥体束损伤时出现。用尖锐物刺划大鱼际皮肤时，出现同侧下颌部肌肉反射性收缩。反射弧为正中神经→颈$_{5~8}$、胸$_1$→脑桥中的面神经核→面神经。

临床意义：皮质脑干束损伤，尤其累及面神经的核上性纤维时可出现此反射。双侧皮质脑干束损伤时此反射尤其活跃。

二、病变的定位诊断

（一）中枢性面神经麻痹

中枢性面神经麻痹为核上性病变，由于上运动神经元损伤所致，病灶在一侧中央前回下部或皮质脑干束。临床表现为病灶对侧下部面肌麻痹，上部面肌（额肌、眼轮匝肌）不受累，即病灶对侧鼻唇沟变浅、口角轻度下垂、额纹不消失（图 11-10）。单独出现中枢性面神经麻痹者甚为少见，只在额叶后下部或中央前回下部局限性损伤时出现。其多与偏瘫同时出现，如内囊血管病变、脑肿瘤、多发性硬化及脑外伤等。

（二）周围性面神经麻痹

周围性面神经麻痹为核及核下性病变，由下运动神经元损伤所致，病灶在面神经核或核以下周围神经。临

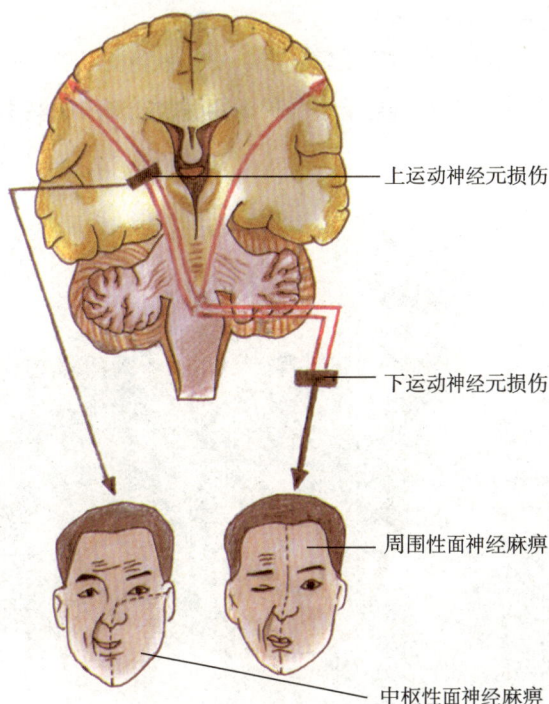

上运动神经元损伤

下运动神经元损伤

周围性面神经麻痹

中枢性面神经麻痹

图 11-10 面神经麻痹图示

NOTE

床表现为同侧上、下部面肌瘫痪，即病灶侧额纹变浅或消失，不能皱眉、蹙额，眼睑闭合无力，眼裂变大。当用力闭眼时眼球向上外方转动，露出白色巩膜，称为 Bell 征。病灶侧鼻唇沟变浅，鼓腮、示齿不能，口角下垂，进食时食物留存于牙龈与颊部之间（图 11–10）。具体病灶定位还可根据伴发的症状与体征确定。

1. 面神经脑干内病变　脑桥病变时损伤了面神经核及脑桥内由面神经核发出的纤维，出现病灶侧面神经周围性麻痹。

侵及同侧锥体束，出现面神经交叉瘫，即病灶侧周围性面神经麻痹，病灶对侧舌下神经麻痹及上下肢中枢性瘫痪，病灶对侧出现锥体束征。

包绕外展神经核之面神经纤维病变，侵及外展神经核，出现病灶侧面神经及外展神经的麻痹。核性病变多见于肿瘤、炎症、血管病及脱髓鞘性病变等。

2. 面神经脑干外病变（图 11–11）

（1）病灶位于脑桥小脑角与内耳门之间，出现病灶侧周围性面神经麻痹，舌前 2/3 味觉缺失，唾液分泌减少，泪液分泌缺失，耳痛，耳甲部带状疱疹，神经性耳聋，前庭神经功能紊乱。并伴有其他脑神经累及症状和颅内高压。常见原因：脑膜炎、听神经瘤。

（2）病灶位于内耳门与岩大神经之间，出现病灶侧周围性面神经麻痹，舌前 2/3 味觉缺失，泪腺、唾液腺分泌障碍，耳痛，耳甲部带状疱疹，神经性耳聋，前庭神经功能紊乱。常见原因：颅底骨折、听神经瘤、带状疱疹。

（3）病灶位于膝状神经节，出现病灶侧周围性面神经麻痹，可伴有舌前 2/3 味觉缺失及耳后部剧烈疼痛，泪腺、唾液腺分泌障碍，鼓膜和外耳道疱疹，称亨特综合征。

（4）病灶位于岩大神经与镫骨肌神经之间，出现病灶侧周围性面神经麻痹，舌前 2/3 味觉缺失，唾液分泌减少，听觉过敏。

（5）病灶位于镫骨肌神经起点与鼓索之间，出现病灶侧周围性面神经麻痹，舌前 2/3 味觉缺失，唾液分泌减少。

（6）病灶位于鼓索起点以外（茎乳孔以外），只出现病灶侧周围性面神经麻痹。

中枢性面神经麻痹与周围性面神经麻痹的鉴别见表 11–2。

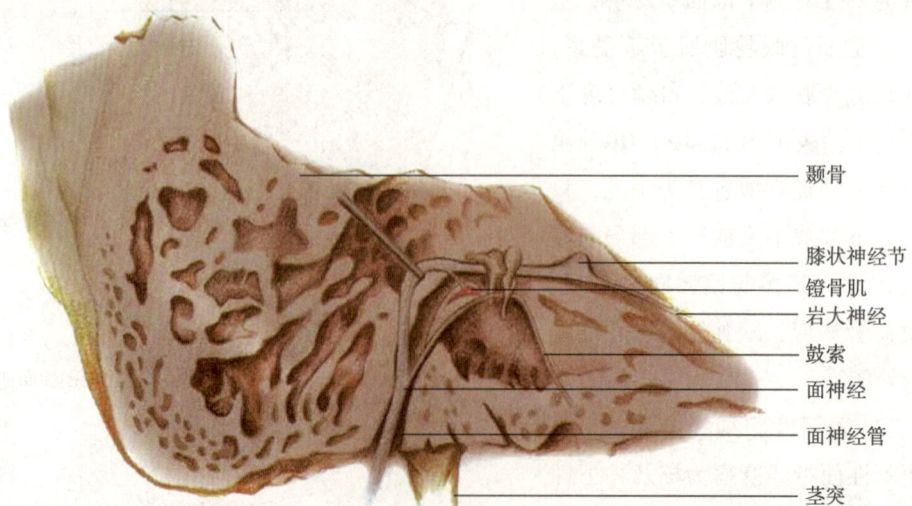

图 11–11　面神经各节段示意图

颞骨

膝状神经节
镫骨肌
岩大神经
鼓索
面神经
面神经管

茎突

表 11-2　中枢性面神经麻痹与周围性面神经麻痹的鉴别

鉴别点	周围性面神经麻痹		中枢性面神经麻痹
	核性病变	核下性病变	核上性病变
受累面肌	病灶侧部分（未侵及整个核）或全部面肌瘫痪	病灶侧全部面肌瘫痪	面上半部肌肉变化不大，仅病灶对侧面下半部肌肉瘫痪
随意性、反射性情感运动	随意性和反射性情感运动均消失		丘脑以上的病变，无随意性情感运动，保持反射性情感运动；苍白球、黑质、丘脑病变时，无反射性情感运动，可保持随意性情感运动
面肌痉挛及异常联带运动	面瘫不恢复或恢复不全时出现		很少出现
面肌萎缩	有		无
味觉障碍、腺体分泌障碍	多正常	病灶位于鼓索起点以上时可出现	正常
角膜反射	消失		正常
相邻结构的伴随症状	侵及外展神经核，同侧外直肌瘫痪；内侧丘系，对侧偏身感觉障碍；皮质脊髓束，交叉瘫	在行程中与Ⅴ、Ⅵ、Ⅷ、Ⅸ、Ⅹ、Ⅺ、Ⅻ对脑神经邻近，同侧上述神经出现不同程度的周围性损伤	皮质脑干束与皮质脊髓束伴行，侵及后者时出现病灶对侧中枢性面瘫及偏身瘫痪

第六节　听神经

一、解剖生理基础

听神经又名前庭蜗神经，包括蜗神经和前庭神经两个部分。

（一）蜗神经

蜗神经起自位于内耳螺旋节的双极神经元（第一级神经元），其周围突感受内耳螺旋器（Corti器）毛细胞的冲动，其中枢突进入内听道合成蜗神经，与面神经伴行，经脑桥小脑角入脑，终于蜗神经前后核（第二级神经元）。其发出纤维一部分经斜方体至对侧，一部分于同侧上行，形成外侧丘系，终止于四叠体下丘及内侧膝状体（第三级神经元），换元后发出纤维经内囊后肢形成听辐射，终于颞横回皮质听觉中枢。（图 11-12）主司传导听觉。

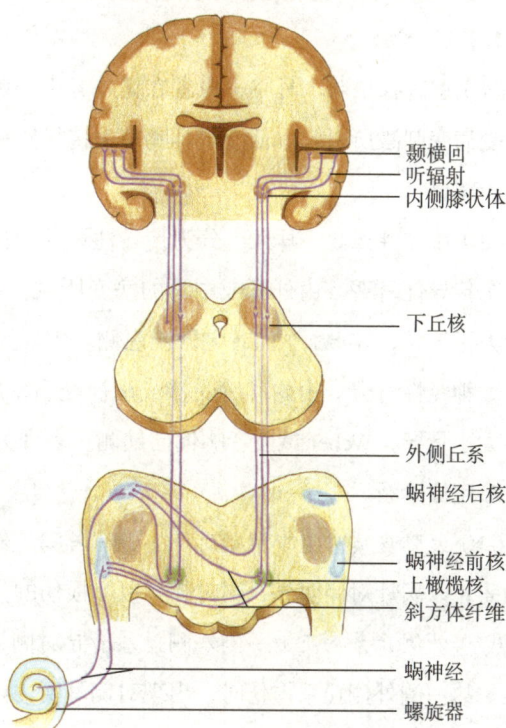

图 11-12　蜗神经通路

颞横回
听辐射
内侧膝状体

下丘核

外侧丘系
蜗神经后核

蜗神经前核
上橄榄核
斜方体纤维

蜗神经
螺旋器

NOTE

听觉刺激沿脑干两侧传导，因此每侧外侧丘系中都有来自两耳的听觉纤维，所以一侧外侧丘系的损伤不产生明显的听力障碍。

（二）前庭神经

前庭神经是感觉神经，其神经元胞体位于内耳道底的前庭神经节（第一级神经元）内，为双极神经元，其周围突穿内耳道底，分布于内耳的球囊斑、椭圆囊斑和壶腹嵴，其中枢突组成前庭神经，与蜗神经和面神经经内耳门入后颅窝，于脑桥小脑三角入脑，终于脑干的前庭神经核群（第二级神经元），发出的纤维一小部分经过小脑下脚止于小脑的绒球小结叶。主司传导平衡觉（位置觉）冲动，反射性调节机体的平衡，以及调节机体对各种加速度的反应。

1. 前庭神经核群 位于第四脑室外侧部，脑桥延髓交界处前庭区的深面，共分四个神经核，即前庭内侧核、前庭外侧核、前庭上核、前庭下核。

2. 核上联系 前庭神经核与神经系统其他部分有密切联系。

（1）与经由前庭小脑束（上行）和小脑前庭束（下行）的同侧小脑蚓部顶核发生联系。

（2）来自前庭神经核群（除前庭外侧核）的纤维加入内侧纵束，与眼球运动神经核及上部颈髓建立联系，调节眼外肌和颈肌的协调运动。

（3）来自前庭外侧核的纤维组成前庭脊髓束，于同侧脊髓前索的前部下行，逐节止于脊髓前角。其作用为维持肢体肌肉的紧张度（特别是伸肌的张力），以调节姿势，保持平衡。

（4）前庭神经核与脑干的两侧网状结构、自主神经中枢、迷走神经核等发生联系，以协助调节内脏活动。

二、病变的定位诊断

（一）蜗神经病变的症状及定位诊断

1. 症状

（1）刺激性症状 耳鸣，患者在无外界声响刺激时主观听到的持续性声响。系感音器或传导路受病变刺激所引起。低音调耳鸣多为传导路病变，高音调耳鸣提示感音性病变。耳鸣多合并听力减退。

（2）破坏性症状 耳聋。分为传导性耳聋和神经性耳聋两类。

①传导性耳聋：由外耳或中耳的病变所致，见于急慢性中耳炎或耳硬化症等。Rinne 试验骨导大于气导，Weber 试验音响偏向患侧。表现为听力障碍以低音频为主，不伴眩晕。

②神经性耳聋：由内耳感受器或蜗神经病变所致，见于听神经瘤、迷路炎等。Rinne 试验气导大于骨导，Weber 试验音响偏向健侧。表现为听力障碍以高音频为主，常伴发眩晕。

2. 定位诊断

（1）大脑皮质听觉中枢病变 多先有耳鸣、幻听、听觉性失语，之后出现双侧听力不完全性障碍，以病灶对侧明显，同时伴有颞叶损伤的其他症状。

（2）外侧丘系病变 一侧外侧丘系传导对侧耳的大部分听觉纤维及同侧耳的一小部分听觉纤维。故一侧外侧丘系损伤时，出现对侧耳听力障碍较同侧耳重。但临床实践中发现，一侧外侧丘系病变时，听力障碍只出现在病灶的对侧，见于脑干肿瘤。

（3）蜗神经核及蜗神经病变 病灶侧听力障碍。

（二）前庭神经病变的症状及定位诊断

前庭神经损伤时可表现为眼震、眩晕、共济失调。

1. 眼震 眼球自发性或诱发性的左右、上下或旋转性的摆动和震荡，其形式有水平性、垂直性、旋转性和混合性。

2. 眩晕 是一种运动性或位置性错觉，可造成人与周围环境空间关系在大脑皮质中反应失真，产生旋转、倾倒、起伏等感觉，常伴站立和步态不稳、眼球震颤。由于前庭器官与脑干网状结构的自主神经中枢相连，可产生恶心、呕吐、全身大汗和面色苍白等自主神经症状。

（1）眩晕的分类 ①按临床表现分为真性眩晕和假性眩晕。真性眩晕是指存在对自身或外界环境空间位置错觉的眩晕。假性眩晕是指仅有一般的晕动感，并无对自身或外界环境空间位置错觉的眩晕。②按病变解剖部位分为系统性眩晕和非系统性眩晕。前者由前庭系统病变引起，后者由前庭系统以外的病变引起。

（2）眩晕的定位诊断 非系统性眩晕不具有神经系统疾病的定位意义，这里主要讨论系统性眩晕的定位诊断。系统性眩晕按病变部位与临床表现又分为周围性眩晕和中枢性眩晕。前者是指前庭感受器及前庭神经颅外段病变而引起的眩晕，后者指前庭神经颅内段（入内耳门后）、前庭神经核、核上通路、内侧纵束、小脑和大脑皮质病变引起的眩晕（表11-3）。

表11-3 周围性眩晕和中枢性眩晕的鉴别

鉴别要点	周围性眩晕	中枢性眩晕
病变部位	前庭感受器及前庭神经颅外段	前庭神经颅内段、前庭神经核、核上通路、内侧纵束、小脑和大脑皮质
常见疾病	迷路炎、中耳炎、前庭神经元炎、梅尼埃病、乳突炎	TIA、小脑肿瘤、脑干病变、听神经瘤、颞叶肿瘤
眼震	幅度小、多水平或水平加旋转、眼震快相向健侧或慢相向病灶侧	幅度大、形式多变、眼震方向不一致
眩晕程度及持续时间	发作性、症状重、持续时间短	症状轻、持续时间长
平衡障碍	倾倒方向与眼震慢相一致	倾倒方向不定，与头位无一定关系
前庭功能试验	反应减弱或无反应	反应正常
听觉损伤	伴耳鸣、听力减退	不明显
自主神经症状	恶心、呕吐、出汗、面色苍白等	少有或不明显
脑功能损伤	无	有，如伴瘫痪和抽搐等

3. 共济失调 前庭神经病变时出现躯体性平衡障碍，表现为步态摇晃不稳，站立和行走时向病灶侧偏斜。当嘱患者双脚并拢站立时，出现睁眼闭眼均站立不稳，闭眼时尤甚，并向病灶侧倾倒。指鼻试验不准，手指向病灶侧偏斜。

第七节 舌咽神经

一、解剖生理基础

舌咽神经为混合性脑神经，由位于延髓的三叉神经脊束核、疑核、下泌涎核、孤束核发出的纤维组成，包括一般躯体感觉、特殊内脏运动、一般内脏运动、特殊内脏感觉、一般内脏感觉5种纤维成分。出脑后与迷走神经、副神经伴行由颈静脉孔出颅（图11-13）。

1. 运动纤维 起于疑核上部，经颈静脉孔出颅，支配同侧茎突咽肌，功能是上提同侧软腭，与迷走神经共同完成吞咽动作。疑核特点是受双侧大脑皮质支配。核上通路：双侧大脑皮质相应代表区发出纤维，通过皮质脑干束，终于疑核上部。

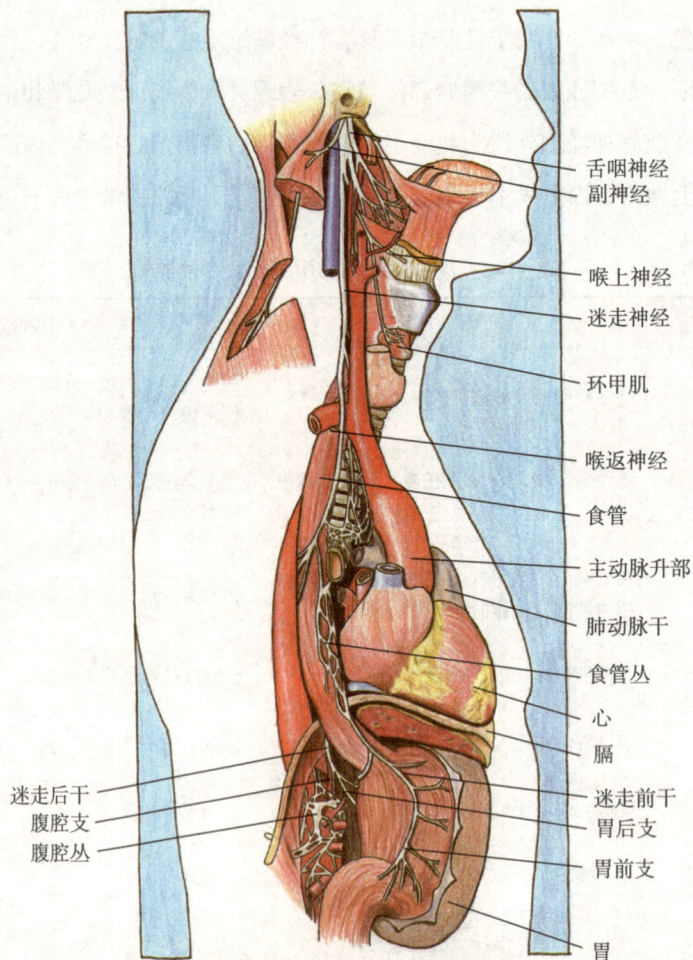

舌咽神经
副神经

喉上神经
迷走神经

环甲肌

喉返神经

食管

主动脉升部

肺动脉干

食管丛

心

膈

迷走后干
腹腔支
腹腔丛

迷走前干
胃后支
胃前支

胃

图 11-13 舌咽神经与迷走神经的分支与分布

2. 感觉纤维 ①一般躯体感觉纤维：神经元位于上神经节，中枢突止于三叉神经脊束核，周围突分布于耳后皮肤。②一般内脏感觉纤维：神经元位于下神经节，中枢突止于孤束核的尾侧部，周围突接受咽、舌后 1/3、咽鼓管、鼓室等处黏膜的感觉，分布于颈动脉窦和颈动脉小球的纤维（窦神经）与血压、脉搏、呼吸的调节有关。③特殊内脏感觉纤维：神经元位于下神经节，中枢突止于孤束核中部，周围突分布于舌后 1/3 的味蕾，传导舌后 1/3 味觉。舌咽神经的味觉核上通路与面神经相同。

3. 副交感纤维　起于下泌涎核，经鼓室神经、岩小神经，止于耳神经节，节后纤维加入耳颞神经，分布于腮腺，司腮腺分泌。

4. 反射通路

（1）咽反射　为浅反射，用压舌板触咽后壁，出现咽下运动，有时出现咳嗽或呕吐动作。一侧咽反射减弱或消失，具有重要的诊断意义。反射弧为舌咽和迷走神经的感觉纤维→舌咽和迷走神经感觉核→舌咽和迷走神经运动核→运动纤维。

（2）软腭反射　为浅反射，触软腭，出现软腭悬雍垂上举。反射弧为舌咽和迷走神经的感觉纤维→舌咽和迷走神经感觉核→舌咽和迷走神经运动核→运动纤维。

咽反射和软腭反射很不恒定，健康人亦可不出现。一侧反射减弱或消失则有诊断价值，所以应分别检查两侧的咽反射和软腭反射。

二、病变的定位诊断

1. 核上性病变　属于假性延髓麻痹的一部分。病灶位于双侧大脑皮质的相应代表区或双侧皮质脑干束，表现为软腭抬举无力，咽反射存在。

2. 核性病变　症状、体征基本与核下性病变相同，唯缺乏腮腺分泌障碍。

3. 核下性病变

（1）刺激性症状　①舌咽神经痛：疼痛呈阵发性闪电样的剧烈刺痛，常开始于舌咽神经分支的分布区，即一侧咽壁、腭扁桃体或舌根部，并向外耳道和鼻咽部等处放散。舌根部、咽和咽峡等疼痛始发部易受刺激而使疼痛发作，尤其是吞咽食物或舌体运动易诱发疼痛或使疼痛加重。②咽肌痉挛：当舌咽神经受刺激时，咽部肌肉发生痉挛，该痉挛亦可为中枢神经损伤的结果，或成为神经官能症的表现之一。

（2）破坏性症状及体征　①同侧舌后 1/3 的味觉消失。②同侧舌后 1/3、咽部上半及咽鼓管、鼓室的普通感觉消失。③同侧软腭麻痹及咽反射迟钝或消失。④咳嗽反射、吞咽反射减弱或消失。⑤轻度及暂时性吞咽困难。尤其是在吃干性食物时，由于茎突咽肌瘫痪，导致吞咽困难，但对发音毫无影响。⑥同侧腮腺分泌暂时性减少。由于有舌下腺及下颌下腺的代偿，大多数患者无任何症状。舌咽神经单独病变时极为罕见，常合并迷走神经及副神经的损伤。

第八节　迷走神经

一、解剖生理基础

迷走神经是混合性神经，由位于延髓的疑核、孤束核、三叉神经脊束核、迷走神经背核发出的纤维组成，包括特殊内脏运动纤维、特殊内脏感觉纤维、一般内脏感觉纤维、一般躯体感觉纤维、副交感纤维 5 种纤维成分。

迷走神经在延髓橄榄后沟的中部出脑，经颈静脉孔出颅，在此处有膨大的迷走神经上、下

NOTE

神经节。出颅后的迷走神经干走行于颈内静脉与颈内动脉或颈总动脉之间的后方，其分支分布于胸腔器官和大部分腹腔器官，支配心、肺、支气管、喉、胃、肝、脾、小肠、肾和一部分结肠（升结肠和横结肠）。

右侧迷走神经经右锁骨下动脉前方进入胸腔，当其越过右锁骨下动脉时发出右喉返神经。左侧迷走神经下行至主动脉弓前方时发出左喉返神经，该喉返神经绕过主动脉返至颈部，分布于喉肌（图11-13）。

1. 感觉纤维

（1）一般躯体感觉纤维　神经元位于上神经节（颈静脉神经节），中枢突止于三叉神经脊束核，周围突分布于外耳道、耳郭凹面的一部分皮肤及硬脑膜。

（2）一般内脏感觉纤维　神经元位于下神经节（结状神经节），中枢突止于孤束核，周围突分布于咽、喉、食管、气管及胸腹腔内诸器官。

（3）特殊内脏感觉纤维　神经元位于下神经节（结状神经节），中枢突止于孤束核下部，周围突分布于会厌。

2. 运动纤维　为特殊内脏运动纤维，起于疑核下部，由橄榄体背侧出延髓，经颈静脉孔出颅，支配软腭、咽、喉部的横纹肌。其核上通路起于双侧的大脑皮质，通过皮质脑干束到疑核。

3. 副交感纤维　起于迷走神经背核，纤维止于迷走神经丛之副交感神经节，发出的节后纤维分布于胸腹腔内诸器官，控制平滑肌、心肌和腺体的活动。

二、病变的定位诊断

（一）核上性病变
一侧核上性病变不产生咽喉肌瘫痪，只有病变位于双侧中央前回下部的咽喉运动中枢或双侧皮质脑干束时，才会出现咽喉肌瘫痪，属于假性延髓麻痹的一部分。

（二）核性病变
一侧疑核病变可出现吞咽及发音障碍。按照疑核的功能定位，疑核上部损伤出现吞咽困难，疑核下部损伤时出现发音障碍。当疑核上、下部同时损伤时方出现吞咽及发音障碍。

（三）核下性病变
1. 破坏性症状

（1）单侧损伤　①软腭瘫痪，可见该侧软腭下垂；发"啊"音时，软腭不动或无力，而悬雍垂偏向健侧。②两侧软腭瘫痪，说话带鼻音；吞咽食物时食物反流入鼻，有呛咳现象。③一侧声带麻痹，则表现声音嘶哑。④一侧咽肌麻痹时，表现咽壁下垂，咽下困难，咽反射消失。⑤一侧迷走神经损伤时，多不出现自主神经功能紊乱。

（2）双侧损伤　①软腭、咽喉完全瘫痪；严重的吞咽困难及失音。②心率快及心律失常；呼吸困难，气管痉挛。③失去饥渴感，呕吐，腹痛，胃肠扩张而失去张力。属于真性延髓麻痹的一部分。真性延髓麻痹与假性延髓麻痹鉴别见表11-4。

2. 刺激性症状　脉搏减缓，心率减慢；出现反射性呕吐及咳嗽，胃肠肌张力亢进；喷射性呕吐（颅内压增高所出现的喷射性呕吐即为刺激迷走神经的结果），潮式呼吸，Biot呼吸，Kussmaul呼吸，呼吸性抽搐。并可出现喉肌痉挛、咽肌痉挛、贲门痉挛及幽门痉挛等。

表 11-4　真性延髓麻痹与假性延髓麻痹鉴别要点

鉴别点	假性延髓麻痹	真性延髓麻痹
病灶部位	双侧皮质脑干束	疑核，舌咽、迷走神经（单侧或双侧）
下颌反射	亢进	消失
咽反射	存在	消失
强哭强笑	常有	无
舌肌萎缩	无	常有
锥体束征	常有	无

第九节　副神经

一、解剖生理基础

副神经是运动神经，司胸锁乳突肌及斜方肌的运动（图 11-14）。

1. 核上通路　副神经受双侧大脑皮质支配，但一侧转颈运动的皮质中枢支配同侧胸锁乳突肌，如右侧皮质运动区支配右侧胸锁乳突肌，使其收缩，头转向左侧。一侧皮质中枢有癫痫刺激病灶时头转向对侧。

2. 核及核下通路　分延髓及脊髓两部分。

（1）延髓部　起于疑核下端，神经纤维经颈静脉孔加入迷走神经，构成喉返神经，支配喉肌、咽肌及腭肌，司声带运动。

（2）脊髓部　起于第 1~5 节颈髓前角的外侧群细胞，其纤维从脊神经前、后根之间出脊髓，在椎管内上行，经颈静脉孔入颅内，与较小的起自疑核的延髓支结合后，再经颈静脉孔出颅。支配同侧胸锁乳突肌和斜方肌。

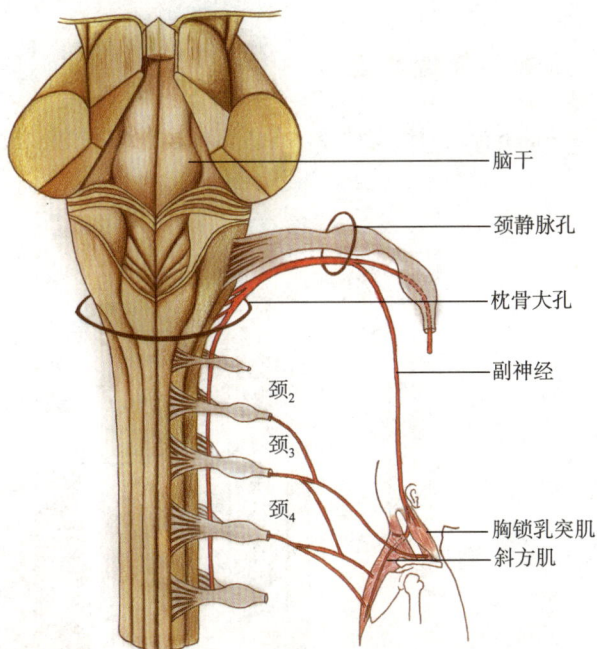

图 11-14　副神经的分支与分布

二、病变的定位诊断

（一）核上性病变

1. 刺激性病变　一侧副神经大脑皮质代表区受刺激时，患者头部向对侧转动，眼球亦伴随向对侧转动，有时伴有耸肩，为 Jackson 癫痫的表现之一。双侧大脑皮质副神经代表区同时受刺激时则出现点头样运动（点头痉挛）。

2. 破坏性病变　副神经脊髓部神经元接受双侧皮质脊髓束和皮质脑干束控制，但主要受对侧支配。因而脑出血或脑梗死时会产生对侧胸锁乳突肌和斜方肌痉挛性轻瘫，但由于轻瘫范围小，可被忽略。

（二）核性病变

核性损伤可引起瘫痪、肌萎缩及肌肉纤维束性震颤等。常由急性脊髓灰质炎、肌萎缩性侧索硬化、脊髓肿瘤以及脊髓空洞症等病变引起。

（三）核下性病变

胸锁乳突肌的功能是使头转向对侧，斜方肌支配耸肩动作。双侧胸锁乳突肌同时收缩时颈部前屈，双侧斜方肌同时收缩时头向后仰。

单独的副神经麻痹少见。损伤时表现为同侧胸锁乳突肌及斜方肌上部麻痹，并有萎缩。因对侧胸锁乳突肌占优势，故平静时下颌转向患侧，而在用力时向健侧转头无力，患侧肩下垂，不能耸肩（斜方肌）。双侧损伤时，患者头颈后仰及前屈无力，仰卧时不能抬头。

常由枕骨大孔及颈静脉孔病变所引起，且常与舌咽神经、迷走神经损伤同时出现，见于枕骨大孔区或颅底肿瘤、外伤和炎症等。

第十节　舌下神经

一、解剖生理基础

舌下神经为运动神经，司舌肌的运动（图 11-15）。

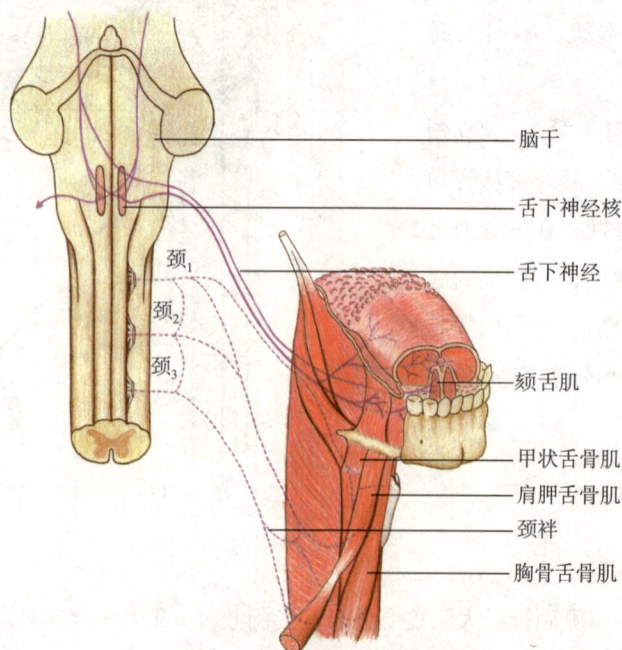

图 11-15　舌下神经分支与分布

　　1.核上通路　起自中央前回的最下端，发出纤维经内囊、中脑至脑桥下部，一部分纤维交叉至对侧，止于舌下神经核。舌肌受双侧大脑皮质支配，仅颏舌肌受对侧大脑皮质支配。

　　2.核及核下通路　舌下神经核位于延髓下部的中线两旁，靠近第四脑室底，并于此形成舌下神经三角。其神经根于锥体和下橄榄体之间出脑干，经舌下神经管出颅，分布于舌肌（颏舌肌、茎突舌肌、舌骨舌肌），但主要为颏舌肌。

　　舌下神经核的上部同时发出纤维支配口轮匝肌，故舌下神经核性病变时常伴有口轮匝肌的轻瘫、肌束震颤及肌萎缩（口唇变薄），而舌下神经病变时则无以上症状及体征。

二、病变的定位诊断

　　颏舌肌的功能是使舌体向前及对侧运动。双侧舌下神经健全，伸舌时舌保持正中位。

（一）核上性病变

　　1.单侧核上性病变　表现为病灶对侧颏舌肌瘫痪，患者伸舌时偏向病灶对侧。多合并半身瘫痪，主要见于脑血管病、脑肿瘤及脑脓肿等。

　　2.双侧核上性病变　表现为双侧舌下神经麻痹，不伴舌肌肌束震颤及肌萎缩。出现完全性的舌肌瘫痪，或不完全性的舌肌力变小。如双侧神经麻痹程度不一致时，可见伸舌偏歪。见于假性延髓麻痹。

（二）核性病变

　　核性病变表现为病灶侧舌肌瘫痪、舌肌萎缩、舌肌肌束震颤，口轮匝肌出现轻瘫、肌萎缩、肌束震颤。为真性延髓麻痹的表现之一。见于延髓的病变，如外伤、炎症、肿瘤、血管病以及进行性延髓麻痹等。

（三）核下性病变

　　核下性病变表现为一侧舌肌瘫痪，伸舌时舌偏向病灶侧，缩回舌时舌偏向健侧。并有舌肌萎缩，舌肌肌束震颤。

　　病因以急性前角灰质炎、感染性多发性神经根炎、脑干脊髓空洞症及运动神经元病等最常见。此外，颈椎后上脱位、颅后凹骨折、颈深部淋巴结炎症、结核性脑膜炎、颅底蛛网膜炎、颈部肿瘤皆可能侵及舌下神经。

第十一节　脑神经相关综合征

一、眶上裂综合征

　　眶上裂为蝶骨大、小翼之间的骨裂，位于眶后部，眶尖部和海绵窦前部之间，内侧与视神经管毗邻。第Ⅲ、Ⅳ、Ⅵ对脑神经及第Ⅴ对脑神经的眼支，眼上静脉，脑膜中动脉的眶支和交感神经等穿过此裂。凡眶内病变累及此处均可引起"眶上裂综合征"。

　　临床表现：

　　1.第Ⅲ、Ⅳ、Ⅵ对脑神经麻痹致上睑下垂，眼球运动障碍，瞳孔散大，对光反射减弱或消失；眶静脉回流障碍，致眼球向正前方突出。

2. 第 V 对脑神经眼支麻痹，致额部皮肤及结膜、角膜感觉减退或消失。

3. 因动眼神经入眶上裂后进而分为上、下两支，故有时仅表现为部分眼肌瘫痪。

4. 无眼球静脉回流受阻症状，不伴有视神经受损表现。

二、眶尖综合征

眶尖是眼部供应血管、神经和肌肉集中的部位，是眼眶与颅脑直接相通的地方。视神经孔，为眶尖部的圆孔，位于眶上裂的内侧。视神经管内结构——视神经、眼动脉、几个来自交感神经的分支，由视神经孔向后内侧，略向上方通入颅腔。

临床上将眶尖综合征定义为：由于某种病变侵犯眶尖，从而引起一系列眶尖组织功能损伤的临床表现的总称。该综合征是指经过眶上裂及视神经孔的神经、血管损伤后出现的征象。包括动眼神经、滑车神经、外展神经、三叉神经眼支的损伤，同时伴视功能的障碍。因此，眶上裂综合征加上视功能受损即为眶尖综合征。

常见病因大致可以分为：非特异性炎症疾病、感染性疾病、占位性疾病、外伤、医源性疾病、血管性疾病，导致眶上裂和视神经管通过的神经（第Ⅱ、Ⅲ、Ⅳ、Ⅵ对脑神经及第 V 对脑神经的眼支）和血管受累。

临床表现：

1. 动眼、滑车、外展神经麻痹致眼球固定斜向正前方，上睑下垂，眼球突出，复视，瞳孔散大，对光反射迟钝或消失。

2. 三叉神经眼支麻痹致额部、上眼睑、鼻背部感觉迟钝或消失，角膜反射消失。

3. 视神经受累出现视力障碍及视神经萎缩，严重者可导致光感消失。视网膜静脉怒张、回流障碍、出血，视盘水肿、充血。

4. 交感神经受损致 Horner 征，瞳孔缩小，眼裂变窄，眼球内陷。但由于动眼神经麻痹及眼球后水肿导致的眼球突出，使此征不显著。

5. 眼眶炎性假瘤等其他原因引起的眶尖综合征眼眶静脉回流障碍较轻。眶尖区的非特异性炎症可以出现痛性眼肌麻痹伴或不伴有视神经的病变。

三、岩尖综合征

颞骨岩部呈锥形，位于蝶骨和枕骨之间，斜向前内方，构成颅底的一部分。在颞骨近尖端处，有一指状压迹，叫作三叉神经压迹，容纳三叉神经半月节。在尖端，外展神经与三叉神经第一支由此前行。常见于中耳炎或乳突炎，多在鼓膜穿孔后 1~2 个月内出现。

临床表现：

1. 三叉神经受损征。多呈发作性三叉神经痛，常位于眼球后部或在三叉神经眼支与上颌支分布区，三叉神经运动支很少受侵。

2. 眼肌麻痹。外展神经受损，出现外直肌麻痹，眼球处于内收位，伴有复视。

四、三叉神经旁综合征

三叉神经半月节位于中颅窝的 Meckel 窝内，三叉神经旁区是指三叉神经半月节与颈内动脉垂直部，有时将岩尖也包括在内。最常见的病因为肿瘤，多为脑膜瘤。

临床表现：三叉神经痛或三叉神经损伤（眼支、上颌支）致感觉障碍、角膜反射障碍，伴有同侧 Horner 征。

五、海绵窦综合征

海绵窦位于蝶鞍两侧，两侧相通，前起眶上裂的内侧端，向后达颞骨岩部尖端，呈尖端向下的三角形。海绵窦内侧为脑垂体，外侧为三叉神经半月节，窦的前上方与视神经交叉接近，后侧依于颞骨的岩尖部。海绵窦的内侧有"S"形颈内动脉虹吸部，外侧壁由上而下依次排列着动眼神经、滑车神经、外展神经、三叉神经眼支和上颌支。颈内动脉周围的交感神经在动眼神经的内侧。三叉神经眼支在眶上裂上部，与动眼神经相邻；上颌支位于海绵窦后下方，不通过窦的前壁；下颌支不通过海绵窦。

根据病变部位与范围分为前、中、后三型。①前型：第Ⅲ、Ⅳ、Ⅵ及第Ⅴ对脑神经的眼支受损。②中型：第Ⅲ、Ⅳ、Ⅵ及第Ⅴ对脑神经的眼支、上颌支受损。③后型：第Ⅲ、Ⅳ、Ⅵ及第Ⅴ对脑神经的眼支、上颌支、下颌支受损。主要临床表现为：

1. 动眼、滑车、外展神经麻痹致眼球固定斜向正前方，上睑下垂，眼球突出，复视，瞳孔散大，对光反射迟钝或消失。

2. 三叉神经眼支与上颌支分布区有感觉障碍，角膜反射消失。

3. 三叉神经下颌支损伤，致同侧出现咀嚼肌、颞肌、翼内及翼外肌肌力减低，下颌偏向患侧，伴有上述肌肉萎缩。

六、脑桥小脑角综合征

脑桥小脑角位于后颅窝，是小脑、脑桥与延髓的毗连之处。其上方为小脑蚓部；下方为枕叶的小脑窝和舌咽、迷走、副神经束；前方为颞骨岩部的后壁；后方是小脑；内侧为脑干。三叉神经均经于此，外展神经位于面神经的内侧，面神经、听神经自延髓和脑桥交界处（即脑桥小脑角）出脑。常见病因为听神经瘤。

临床表现：听神经、面神经、三叉神经和后组脑神经障碍，小脑损伤及脑干受压的症状、体征，并伴慢性颅内压增高。

1. 耳鸣或发作性眩晕，一侧听力进行性减退至失聪。

2. 进食呛咳、声音嘶哑、咽反射减退或消失，同侧角膜反射减退或消失，面瘫等。

3. 走路不稳，眼球水平震颤，肢体运动共济失调。

4. 头痛，呕吐，视盘水肿。

七、颈静脉孔综合征

颈静脉孔前外侧壁由颞骨组成，后内侧壁由枕骨构成。颈静脉孔上覆盖有硬脑膜，在硬脑膜上有两个孔洞：一个孔为舌咽神经经过的通路，舌咽神经经此孔入颅；另一个是迷走神经孔，迷走神经和副神经由此孔进入静脉部。小脑后下动脉弯曲上行至上述诸神经的腹侧，之后走行于舌咽神经前缘与副神经后缘之间，穿迷走神经根之间，转向背侧。常见原因为肿瘤、颈静脉炎或动脉瘤，以及颈静脉球体瘤。

NOTE

舌咽神经、迷走神经与副神经通过此孔，发生病变时出现上述神经麻痹体征。

1.迷走神经损伤时，同侧声带麻痹，因而出现声音嘶哑。

2.舌咽神经损伤引起咽上缩肌的麻痹，出现吞咽困难，患者发"啊"音时咽壁向健侧移位，病灶侧咽部与腭帆部感觉障碍，舌后 1/3 味觉障碍。

3.副神经麻痹产生同侧胸锁乳突肌与斜方肌肌力减弱、肌肉萎缩。

八、腮腺后间隙综合征

腮腺后间隙综合征又称 Villaret 综合征。腮腺后间隙是指后组脑神经（第Ⅸ～Ⅻ对脑神经）、颈交感神经、颈内动脉和颈内静脉以及它们周围的淋巴结所占有的间隙。其上方为颅底，后方为颈椎，外侧为胸锁乳突肌，内侧以咽部为界，前方以 Riolan 束（由茎突舌骨肌、茎突舌肌、茎突咽肌等肌群构成）和向腮腺内侧延伸之部分为界。颅外间隙病变累及一侧后组脑神经和颈交感神经及脑干时出现此综合征，表现为第Ⅸ～Ⅻ对脑神经麻痹及 Horner 征。常见病因为肿瘤、外伤、感染、颅底颈内动脉瘤。

临床表现：

1.患侧后组脑神经麻痹，造成同侧舌后 1/3 味觉缺失（舌咽神经）。病侧软腭、咽喉感觉缺失（舌咽、迷走神经），声带及软腭麻痹（迷走神经），斜方肌、胸锁乳突肌（副神经）以及舌肌瘫痪（舌下神经）。

2.患侧交感神经麻痹，出现 Horner 征。

3.若病变扩大可出现患侧面神经麻痹。

九、枕骨大孔综合征

枕骨大孔综合征常见病因为枕骨大孔附近的肿瘤和寰枕部的先天性畸形。损伤第Ⅸ～Ⅻ对脑神经，延髓、小脑、颈神经根，出现上述部位损伤的症状、体征。

临床表现：

1.后组脑神经损伤症状　造成同侧舌后 1/3 味觉缺失（舌咽神经）。病侧软腭、咽喉感觉缺失（舌咽、迷走神经），声带及软腭麻痹（迷走神经），斜方肌、胸锁乳突肌（副神经）以及舌肌瘫痪（舌下神经）。

2.颈神经根受损及脑膜刺激症状　枕颈部放射性疼痛，手指发麻及上肢肌肉萎缩，后枕部感觉减退。颈强与 Kernig 征分离，枕颈部压痛，强迫头位等。

3.延髓、颈髓受损症状　包括锥体束征和脊髓丘脑束征，如进行性四肢无力或感觉异常，可有括约肌功能障碍，晚期可出现呼吸困难等。

4.小脑受损症状　如眼球震颤、步态不稳、意向性震颤等。

5.腰穿可有脑脊液梗阻及颅内压增高的征象。

第十二章　脊髓病变

第一节　解剖生理基础

一、脊髓的解剖

脊髓是神经系统的初级反射中枢，发出 31 对脊神经，主要支配躯干、四肢的运动和感觉；脊髓还通过大部分内脏神经，支配内脏活动和感觉。

（一）脊髓的位置和外形

脊髓呈前后稍扁的圆柱形，由脊膜包被、齿状韧带悬吊固定于椎管内，与脊柱的弯曲一致（图 12-1）。脊髓全长 40～45cm，粗细不等，自枕骨大孔水平向下延伸至第 1 腰椎，上端与延髓相连，末端尖细呈圆锥状，约平成人第 1 腰椎椎体下缘。

（二）脊髓的膨大

脊髓在颈、腰段神经细胞和纤维的数目增多，形成两处膨大，即颈膨大、腰膨大。颈膨大包括第 5 颈节至第 2 胸节，位于第 4 颈椎到第 7 颈椎范围内；腰膨大包括第 1 腰节至第 2 骶节，位于第 10 胸椎到第 12 胸椎范围内。

（三）脊髓的沟裂

脊髓的表面有 6 条纵行沟裂纵贯脊髓全长：①前正中裂，脊髓前动脉行经于此；②后正中沟；③后外侧沟，左右各 1 条，脊髓后动脉位于此，脊神经后根由此入脊髓；④前外侧沟，左右各 1 条，脊神经前根由此出脊髓。此外，在颈髓和上胸髓，后正中沟和后外侧沟之间还有较短的后中间沟。

（四）脊髓的被膜

脊髓被脊膜包围。脊膜是三层结缔组织被膜，从内到外分别为软膜、蛛网膜及硬膜。软膜紧贴于脊髓的表面；软膜与蛛网膜之间为蛛网膜下腔，腔内为脑脊液；蛛网膜与硬膜之间为硬膜下腔。

（五）脊髓的节段

脊髓全长共有 31 对脊神经，每 1 对脊神经根对应于脊髓的部分，称为 1 个脊髓节段，该对脊神经的最高根丝标志该节的上界，第 1 颈髓的上界为脊髓和延髓的分界。脊髓的全长共有 31 节：颈髓 8 节（$C_{1\sim8}$），胸髓 12 节（$T_{1\sim12}$），腰髓 5 节（$L_{1\sim5}$），骶髓 5 节（$S_{1\sim5}$），尾髓 1 节（Co）。脊髓节段的长度由颈段开始，自上向下逐渐增长，但至胸以后又依次缩短。每个脊髓节段均有相应的 1 对脊神经与之相连，支配某处皮肤、肌肉或内脏器官。

NOTE

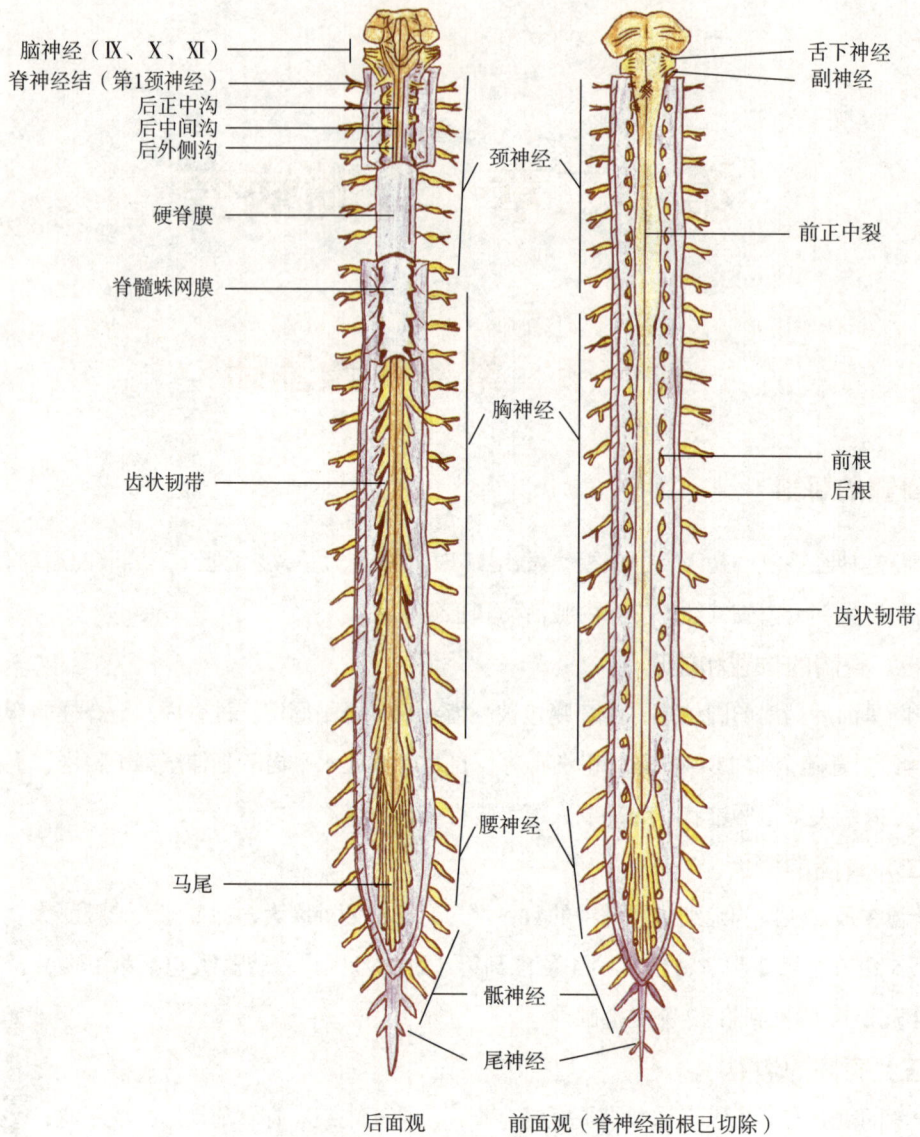

图 12-1 脊髓的外形和被膜

1. 脊髓节段与椎骨的对应关系 在胚胎时期，脊髓占据椎管全长，而在发育过程中，椎管生长较脊髓迅速，故成人脊髓末端只平第 1 腰椎体的下缘。脊髓节段与椎骨的位置间存在一定规律，脊髓、脊神经和脊椎之间的关系在脊髓疾病定位诊断中有重要意义（表 12-1、图 12-2）。

表 12-1 脊椎与脊髓节段的大体关系

脊髓部位	脊髓节段	相应椎骨
上颈髓	$C_{1\sim4}$	与相应椎骨同高
下颈髓	$C_{5\sim8}$	较相应椎骨高 1 个椎骨
上胸髓	$T_{1\sim4}$	较相应椎骨高 1 个椎骨
中胸髓	$T_{5\sim8}$	较相应椎骨高 2 个椎骨
下胸髓	$T_{9\sim12}$	较相应椎骨高 3 个椎骨
腰髓	$L_{1\sim5}$	平第 10、11 胸椎
骶、尾髓	$S_{1\sim5}$、Co	平第 12 胸椎、第 1 腰椎

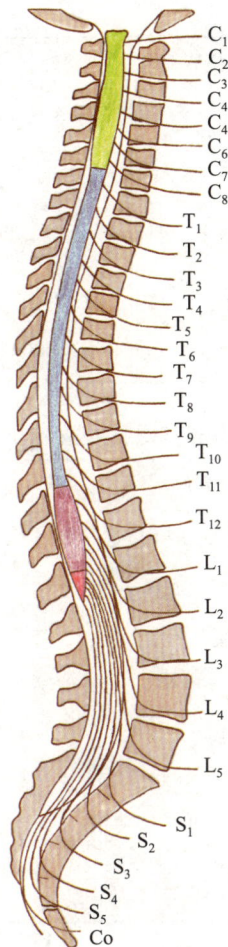

图 12-2　脊髓节段与椎骨的对应关系

2. 皮肤的节段性神经分布　人体皮肤感觉神经的节段性分布在颈部和躯干最为明显。

3. 肌肉的节段性神经分布　肌肉的节段性分布情况大致与皮节相似，但肌肉是由肌节通过分层、合并、纵裂和转移等方式演变而来，因此较皮节复杂。一般来说，躯干肌肉的节段性神经分布较显著，而四肢肌肉的节段性分布则不甚明显（表 12-2、表 12-3）。

4. 内脏器官的节段性神经分布　不同的内脏器官在脊髓内各有其固定的中枢。当这些中枢出现病变时，可引起相应的内脏器官机能紊乱。$C_8 \sim T_1$ 节段为瞳孔交感神经的睫状体脊髓中枢；胸髓上段为心脏交感中枢；胸髓中、下段为消化道和消化腺的交感中枢；$S_{2 \sim 4}$ 节段为排尿、排便和性反射中枢。

脊髓内的自主神经中枢对皮肤血管、汗腺和立毛肌的支配，也具有一定的节段性（详见第十四章）。

表 12-2　脊髓节段与四肢主要关节运动的关系

关节	运动	主要脊髓节段	关节	运动	主要脊髓节段
肩关节	屈曲	$C_{5 \sim 6}$	髋关节	屈曲	$L_{2 \sim 3}$
	伸展	$C_{7 \sim 8}$		伸展	$L_4 \sim S_1$
	外展	C_5		内收	$L_{2 \sim 4}$
	内收	$C_{6 \sim 8}$		外展	$L_4 \sim S_1$
	旋外	C_5		旋内	$L_{4 \sim 5}$
	旋内	$C_{6 \sim 8}$		旋外	$L_5 \sim S_1$

NOTE

续表

关节	运动	主要脊髓节段	关节	运动	主要脊髓节段
肘关节	屈曲	$C_{5\sim6}$	膝关节	伸膝	$L_{3\sim4}$
	伸展	$C_{7\sim8}$		屈膝	$L_4\sim S_1$
	旋前	$C_{5\sim6}$		旋内	$L_{2\sim3}$
	旋后	$C_{6\sim8}$		旋外	$L_4\sim S_3$
腕关节	屈曲	$C_7\sim T_1$	踝关节	足背屈	$L_{4\sim5}$
	伸展	$C_{6\sim7}$		足跖屈	$L_5\sim S_2$
	外展	$C_{6\sim7}$		足内翻	$L_{4\sim5}$
	内收	$C_{7\sim8}$		足外翻	$L_5\sim S_1$

表 12-3　躯干和四肢某些肌肉的神经支配

脊髓节段	支配的骨骼肌	脊髓节段	支配的骨骼肌
C_1	头部旋转后屈的肌肉	$T_{3\sim12}$	肋间肌
$C_{2\sim3}$	头部前屈上提的肌肉	L_1	髂腰肌
C_4	膈肌	L_3	股四头肌
C_5	三角肌	L_4	股收肌
C_6	肱二头肌	L_5	胫前肌
C_7	肱三头肌	S_1	腓肠肌
C_8	指屈肌	S_2	足掌小肌
T_1	小鱼际肌	$S_{3\sim5}$	会阴肌

（六）脊髓的内部结构

脊髓横切面由位于中央的灰质和外侧的白质及正中央的中央管构成。

1. 灰质　脊髓灰质主要由神经细胞和神经胶质细胞组成。横切面呈蝶形或"H"形。

（1）前角　主要为运动神经元，是锥体束的下运动神经元，它们的轴突构成脊神经前根，是组成脊神经的运动成分。前角细胞按其排列和机能定位可分为内外两群。①内侧群位于前角内侧，支配颈肌和躯干肌，又可分为前、后两个亚群。前内侧群见于脊髓全长，支配躯干浅层肌肉；后内侧群见于脊髓胸段，支配躯干肌的深层短小肌肉。②外侧群位于前角的外侧，主要存在于颈、腰膨大，支配四肢肌。

（2）后角　为感觉性中间神经元，主要接受经后根传入脊髓来自体表、体内和本体的各种感觉纤维，其轴突进入对侧白质形成上行传导束。

①后角边缘核：位于后角周边部，见于脊髓全长，接受来自后根的痛、温觉和粗略触觉纤维，其轴突参加对侧脊髓丘脑束。

②胶状质：位于后角边缘核的前方，形成后角头的大部，见于脊髓全长，其神经纤维分为升、降支，主要完成节段间联系。

③后角固有核：纵贯脊髓全长，在后角中央、胶状质前方，接受后根的痛、温觉和粗触觉纤维以及胶状质的纤维，其轴突也参与组成脊髓丘脑前、侧束。

④背核：又称胸核。位于后角基底部的内侧，仅在 T_8 至 L_3 节段可见，其轴突参与本侧的脊髓小脑后束。

⑤中间内侧核：位于背核的前方，见于脊髓全长，也接受后索的终支和侧支，其轴突形成两侧的脊髓小脑前束。

（3）侧角　T_1 至 L_3 节段前后脚之间向外突出的部分，为交感神经低级中枢，内含中、小型多极神经元。

（4）灰质连合　围绕中央管连接左、右两侧灰质的中间部分为灰质连合，中央管前面、后面称为灰质前连合和灰质后连合。

2. 白质　脊髓白质主要由有髓纤维、脊神经胶质细胞组成，因其含髓磷脂较多，故呈白色。借脊髓的纵沟，可将白质分为三个索：在前外侧沟与前正中裂之间的白质称前索；在后根与后正中沟之间的白质称后索；在前根与后根之间的白质称侧索。在灰质前连合的前方，连接两侧前索的薄层横行纤维，称白质前连合；在灰质连合的后方，也有少量横行纤维，称白质后连合。在脊髓白质内，具有共同起、止和功能相同的纤维集合成束，称为纤维束或传导束。脊髓的传导束分为脊髓内短距离联络性的固有束和脑与脊髓之间长距离的上行（感觉性）和下行（运动性）传导束。

（1）脊髓上行传导束　将来自四肢和躯干的各种感觉冲动经脊髓传向脑的不同部分，又称感觉传导束。

①薄束和楔束：薄、楔束上升至延髓，分别止于薄束核和楔束核。由起自脊神经节假单极神经元的中枢支，经后根内侧部直接进入后索而成。周围支则分布至四肢和躯干的肌肉、关节、肌腱的本体感受器（肌梭和腱梭）以及皮肤的精细触觉感受器。薄束由 T_4 节段以下的脊神经节发出纤维构成，传导下半身的意识性本体感觉和精细触觉；楔束由 T_4 节段以上的脊神经节发出的纤维构成，传导上半身的意识性本体感觉和精细触觉。在脊髓 T_4 节段以上，薄束占后索的内侧部，楔束占后索的外侧部；而在脊髓 T_5 节段以下，只有薄束而无楔束。后索的纤维排列由内向外，依次由来自骶、腰、胸、颈的纤维排列而成（图 12-3），这对于定位诊断具有一定意义。

②脊髓小脑束：位于脊髓外侧索内，上行至小脑皮质。包括脊髓小脑后束和脊髓小脑前束。

脊髓小脑后束：位于脊髓侧索周边的后外侧部，其内侧为皮质脊髓侧束。其纤维主要起自于同侧背核，不交叉上行止于小脑皮质，其功能为传导来自于同侧下肢和躯干的本体感觉至小脑，小脑以此束调节肌张力及协调运动，因此，这种感觉是反射性本体感觉。其纤维排列由前到后为颈、胸、腰。

脊髓小脑前束：位于脊髓小脑后束的前方，脊髓丘脑侧束外侧，外侧索的边缘。其纤维起自两侧的中间内侧核，大部分交叉到对侧，上行止于小脑皮质。其机能与纤维排列均与脊髓小脑后束大致相同。

③脊髓丘脑束：起于对侧脊髓全长、颈、腰膨大最集中，在白质前连合

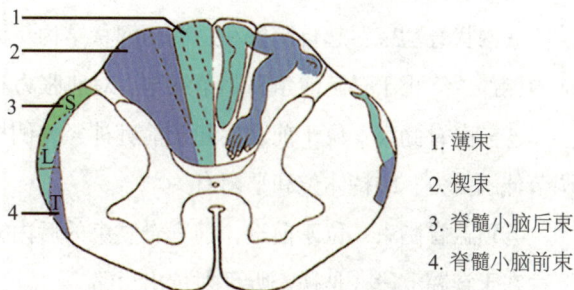

1. 薄束
2. 楔束
3. 脊髓小脑后束
4. 脊髓小脑前束

图 12-3　薄、楔束和脊髓小脑前、后束的机能定位

交叉后沿上一节段白质上行止于背侧丘脑。包括脊髓丘脑侧束和脊髓丘脑前束。

脊髓丘脑侧束：位于外侧索的前部，脊髓小脑前束的内侧，其纤维起自对侧的固有核，经白质前连合交叉上行止于背侧丘脑。其机能是传导痛、温觉。其纤维排列由外向内依次为骶、腰、胸、颈部的纤维。

脊髓丘脑前束：位于前索，前根纤维的内侧，其纤维起于对侧后角固有核，经白质前连合交叉上行止于背侧丘脑。其纤维功能为传导粗略触觉和压觉。其纤维排列与脊髓丘脑侧束相同。

④脊髓顶盖束：起于对侧后角固有核，止于中脑顶盖，位于脊髓丘脑侧束前方，与视、听反射有关。

⑤脊髓网状束：起于后角，止于脑干网状结构。位于侧索、前索内侧部，与脊髓丘脑束混在一起，是维持意识和觉醒状态的重要结构。

⑥脊髓橄榄束：位于脊髓小脑前束的前方，起于对侧后角，止于延髓下橄榄核，可将来自脊髓的皮肤感觉和肌腱的本体感觉经下橄榄核传至小脑。

（2）脊髓下行传导束　下行传导束是把来自脑的各部的运动性冲动，经脊髓直接或间接地传至脊髓前角或侧角，进而支配四肢和躯干的肌肉的传导束，又称运动传导束。

①皮质脊髓束：起源于大脑皮质中央前回，下行至延髓锥体，大部分纤维交叉到对侧，沿外侧索下行（称为皮质脊髓侧束），少量纤维不交叉，沿同侧前索下行（称为皮质脊髓前束）。

皮质脊髓前束：位于脊髓前索的最内侧，前正中裂的外侧。起自同侧大脑半球中央前回皮质运动区，大部分纤维经白质前连合逐节交叉止于对侧前角，少部分纤维直接止于同侧前角。皮质脊髓前束仅存在于脊髓上段，与侧束一起，共同支配上肢肌。

皮质脊髓侧束：位于脊髓侧索后部，脊髓小脑后束的内侧（在腰髓以下因无脊髓小脑后束，故位于脊髓侧索的后外侧）。起于对侧大脑皮质运动区，止于同侧脊髓前角。皮质脊髓侧束的纤维排列，由外向内依次为骶、腰、胸、颈，即支配下半身的纤维在外侧，支配上半身的纤维在内侧。

由上可知，脊髓前角细胞主要接受来自对侧大脑半球的纤维，但也接受少数起自同侧半球的纤维，这部分不交叉的纤维主要支配躯干。所以躯干肌是受双侧皮质脊髓束控制的，而支配上下肢的前角运动神经元只接受对侧皮质运动区的支配。

②红核脊髓束：起自中脑的红核，发出纤维立即交叉至对侧，在皮质脊髓侧束的前方下行，直接或间接止于对侧脊髓前角细胞。具有调节肌张力、协调骨骼肌的随意运动，以维持身体一定姿势的功能。

③网状脊髓束：起自脑桥和延髓的网状结构，大部分在同侧下行，位于白质前索和外侧索前内侧部，终止于脊髓前角和侧角细胞。对肌张力和内脏活动有调节作用。

④前庭脊髓束：位于前索，起于前庭神经外侧核，止于同侧灰质板层Ⅷ和一部分Ⅶ层。与调节伸肌张力、维持体位和平衡有关。

⑤顶盖脊髓束：位于前索，前庭脊髓束的后内方，起自对侧中脑上丘，止于同侧前角，主要存在于脊髓上段，是视、听反射传出通路。

⑥内侧纵束：位于前索，前正中裂的两侧，纤维来源复杂，主要终止于颈髓前角，协调眼

球运动和头眼运动。

⑦内脏运动传导束：散在于皮质脊髓侧束、网状脊髓束和脊髓固有束中，主要在外侧索中下行，是联系脑干内脏"中枢"和脊髓内脏神经节前神经元的通路。

（3）固有束　由灰质各层的中间神经元构成，紧邻灰质的边缘，起止均在脊髓内。神经元发出纤维形成升支和降支，上升或下降几个脊髓节段后再进入灰质。

（七）脊髓的血液供应

1. 脊髓的动脉　脊髓动脉有两个来源，一个来源于椎动脉的分支，即脊髓前、后动脉，另一个是节段性动脉的分支脊髓支，又称根动脉（图12-4）。

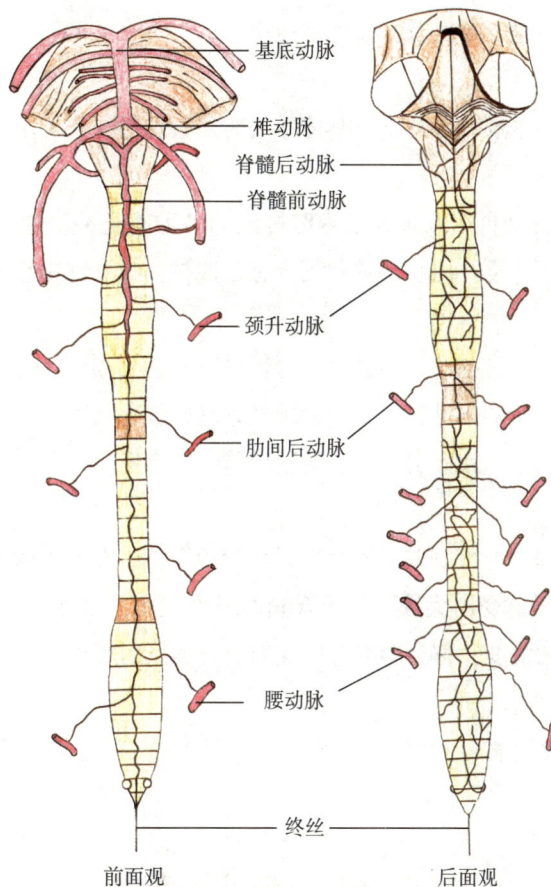

图12-4　脊髓的血液供应

（1）脊髓前动脉　两侧椎动脉在合成基底动脉之前发出，在延髓腹侧合为一支，沿脊髓前正中裂下行至脊髓末端，发出沟动脉进入前正中裂向纵深分布至白质前连合，供应脊髓前2/3的区域，主要供应中央灰质、前角、侧角和后角基底部，也供应前索和外侧索的深部。

（2）脊髓后动脉　由椎动脉发出，然后转向背侧，在脊髓的后外侧沟内下降至脊髓末端。供应脊髓后1/3的区域，即后角和后索。

（3）根动脉　沿着脊神经从椎间孔进入脊髓，各自与脊神经前、后根伴行，分别称为根前动脉和根后动脉。根前、后动脉和脊髓前、后动脉形成吻合，构成脊髓的冠状动脉环，主要供应胸、腰、骶和尾髓。

2. 脊髓的静脉　脊髓前、后静脉分别汇入根前、后静脉，回流至椎静脉丛。

NOTE

脊髓供血的边界点容易出现缺血性改变。分为两个方面：

首先，脊髓的纵断面有三处边界点：①T_4是颈髓、上胸髓与中胸髓的边界；②$T_{5\sim8}$是中胸髓与下胸髓的边界；③$T_{12}\sim L_1$是胸髓及腰髓的边界点。

其次，脊髓的横断面也有三处边界点：①脊髓中央管周围区：缺血时容易出现铅笔芯样软化灶，称为铅笔芯型软化；②皮质脊髓侧束区：脊髓前动脉与后动脉边界点，以脊髓前动脉为主，缺血时容易见锥体束损伤；③脊髓前角细胞：缺血时易见软化灶，临床见节段性肌肉瘫痪、肌萎缩、腱反射减弱或消失等。

二、脊髓的生理

脊髓的主要功能有传导、反射及支配内脏活动。

（一）传导

脊髓是运动和感觉的重要传导通路，其传导功能是通过传导束（上行感觉传导束和下行运动传导束）来实现的。

1. 感觉传导　是指将来自周围神经及内脏神经的各种感觉冲动通过上行传导束传达到大脑。感觉分为浅感觉、深感觉、内脏感觉和复合感觉四种，在脊髓中它们的传导径路是不同的（参照第四章第一节）。

2. 运动传导　是指将来自脑的冲动通过下行传导束传达到周围神经。脊髓前角中的运动神经细胞支配四肢躯干骨骼肌的运动，每个运动神经细胞的轴突与其所支配的肌纤维组成一个运动单位，损伤这一神经细胞，就会引起相应的运动单位的瘫痪。

（二）反射

脊髓反射是指在脊髓内即可完成的固有反射，较为简单，在与大脑高级中枢脱离联系的条件下也可实现。但脊髓反射受由大脑下行至脊髓的纤维控制，因此，无论是脊髓本身的疾病，还是脑或其下行纤维束的病变，都会影响脊髓反射。脊髓反射可以分为躯体反射和内脏反射。

（三）支配内脏活动

脊髓通过交感及副交感神经支配血管的舒张、腺体的分泌与立毛肌的收缩。

第二节　定位诊断

一、横断面定位

在每一个脊髓节段内，都有灰质（节段性结构）和白质（传导性结构）。当灰质病变时出现节段性症状，白质病变时则出现传导性症状。

1. 脊神经节损伤　又称脊神经节综合征（图12-5）。病毒感染是引起该综合征的原因之一，可累及一个或几个脊神经节，尤其在胸段。相应皮节区疼痛发红，此后出现数量不等的小水疱，这种综合征称为带状疱疹。病变的皮节区感觉异常，疼痛难忍，呈刀割样。炎症可侵及脊髓，但通常保持在局部。带状疱疹可偶尔伴发于已有的疾病（椎骨转移癌、结核性脊柱炎、白血病等）。

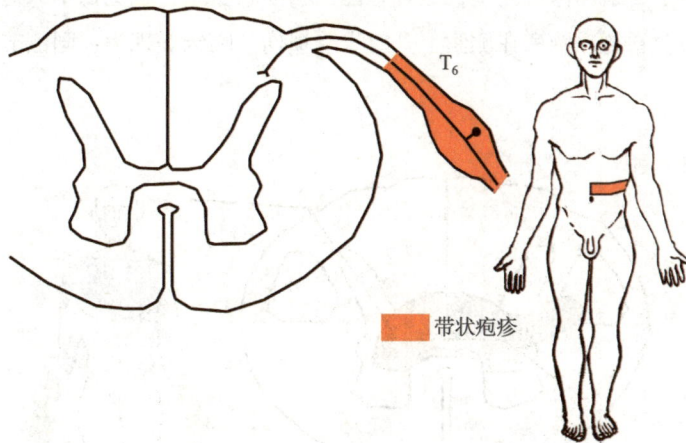

图 12-5　脊神经节综合征

2. 后根损伤　又称后根综合征（图 12-6）。邻近的几个后根完全横断，可在相应皮节区导致感觉缺失。然而，如果损伤不完全，则各种感觉受累的程度不相同，痛觉特别易于受累。后根病变导致周围反射弧的中断，可引起肌张力减低以及反射减低或消失。

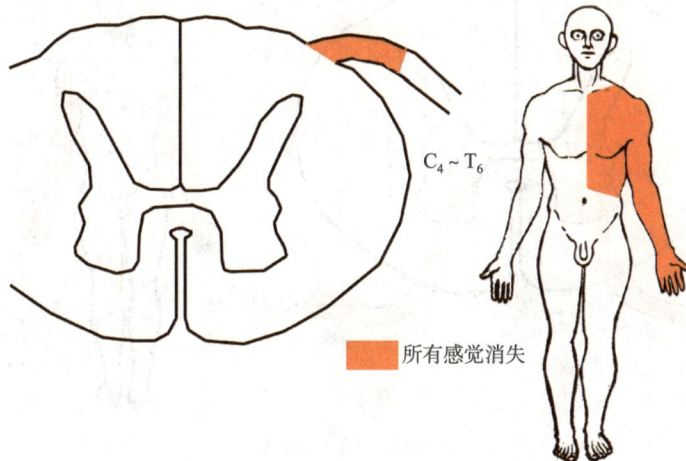

图 12-6　后根综合征

3. 灰质损伤　又称灰质综合征（图 12-7）。若脊髓空洞症、脊髓出血和髓内肿瘤等引起中央灰质损伤，中断了中央管前部灰质中通过的所有传导束，此将引起双侧性分离性感觉障碍。脊髓空洞症最常累及颈髓，产生肩部和上肢的痛温觉丧失。脊髓空洞症中央空腔的特点是通常累及几个节段，空腔周围组织常显示退行性改变，其原因可能部分是由于腔内液体向周围施加压力所致。如果双侧前角均受累，将引起双侧上肢弛缓性瘫痪伴肌肉萎缩；如侧角损伤，上肢营养障碍，引起手指失用。偶尔也有锥体束退变，这种退变将引起下肢痉挛性轻瘫。脊髓空洞扩展到延髓者并不少见，可出现语言和吞咽肌肉的运动神经核损伤（如延髓空洞症）。

（1）前角损伤　又称前角综合征（图 12-8）。主要表现为：同侧节段性弛缓性瘫，肌张力减低，一切反射消失，无病理反射、肌萎缩，可有肌束震颤。

（2）后角损伤　又称后角综合征（图 12-9）。常见于脊髓空洞、脊髓出血或髓内肿瘤等。传递痛温觉的纤维在后角与第二级神经元相连，发出纤维到脊髓丘脑侧束和前束，两者经前连

NOTE

合交叉到对侧。由于后索仍保持完整，尽管脊髓丘脑前束受累，触觉仍不减退。在损伤平面以下痛温觉的保留表明脊髓丘脑束在侧索上升时未受损伤。临床表现为：同侧节段性分离性感觉异常，反射减弱。

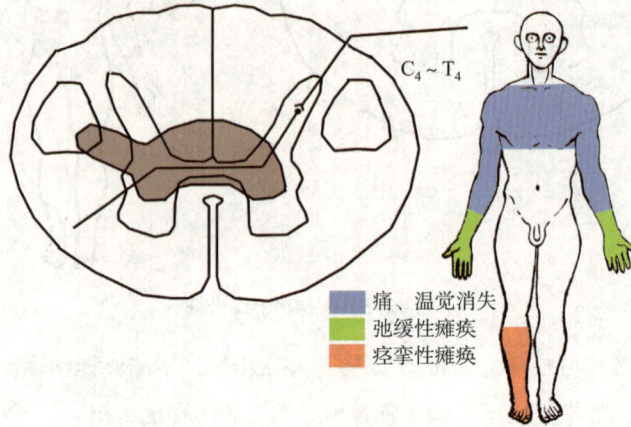

图 12-7　灰质综合征

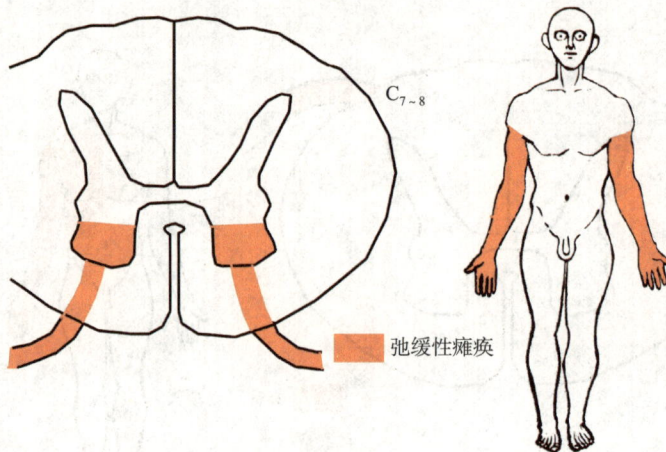

图 12-8　前角综合征

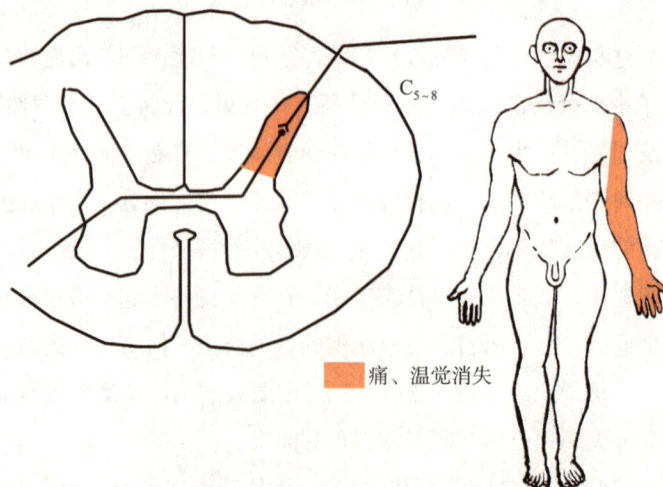

图 12-9　后角综合征

（3）侧角损伤　同侧节段性交感、副交感机能障碍。

4. 白质损伤　白质为传导性结构，病变时出现传导性症状。未交叉的部位受损症状发生在病变的同侧，即薄束、楔束；已交叉的部位受损症状发生在病变的对侧，即脊髓丘脑侧束。

（1）后索损伤　又称后索综合征（图12-10）。临床表现为：病灶同侧深感觉障碍，感觉性共济失调，闭目难立征阳性，感觉分离，踩棉感，电击样痛，带状痛。

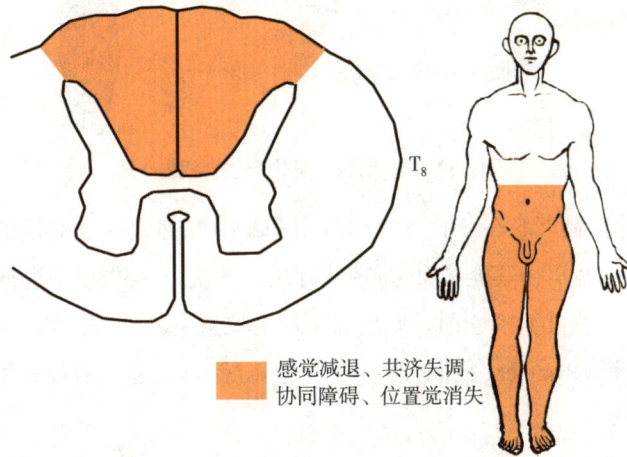

感觉减退、共济失调、协同障碍、位置觉消失

图 12-10　后索综合征

（2）皮质脊髓束损伤　又称皮质脊髓束综合征（图12-11），也称为进行性痉挛性脊髓瘫痪。运动区皮质神经元的退行性消失导致皮质脊髓束变性，这种罕见情况可能为遗传性。临床表现为：传导束型病灶同侧肢体上运动神经元瘫。

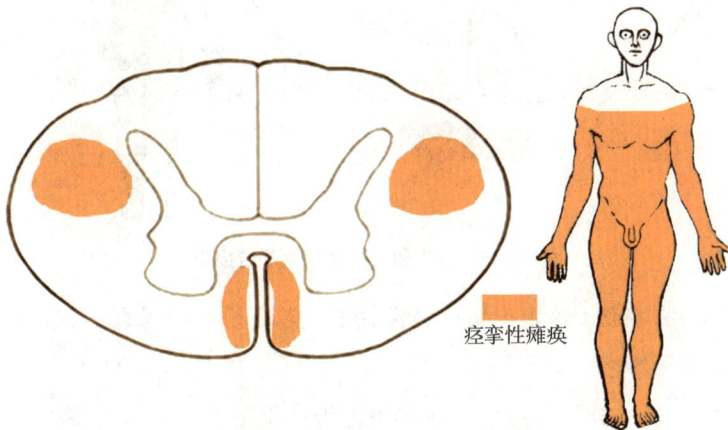

痉挛性瘫痪

图 12-11　皮质脊髓束综合征

（3）前角和锥体束联合损伤　这种联合病变称为肌萎缩性侧索硬化。它导致的肌肉萎缩是前角病变的结果，其他肌肉轻瘫由锥体束退行性变引起。前角细胞损伤引起弛缓性轻瘫，而损伤锥体束则引起痉挛性轻瘫。因而，可见弛缓性瘫与痉挛性轻瘫并存。例如，上肢和手的肌肉可显示为萎缩和肌张力减低；但在这些肌肉中有可能引出痉挛性体征。尽管萎缩存在时反射应消失，但临床发现反射正常者并不少见，表明有些锥体束纤维和前角细胞仍有功能。如果脑神经运动核受累，将有吞咽与语言的障碍（进行性延髓性麻痹）。（图12-12）

NOTE

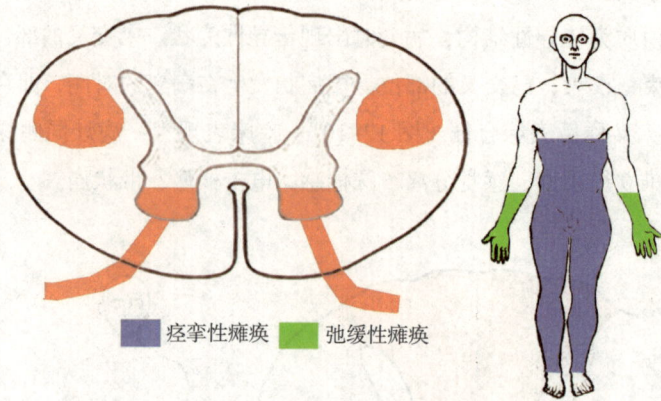

痉挛性瘫痪　　弛缓性瘫痪

图 12-12　前角和锥体束联合损伤

（4）后索和皮质脊髓束联合损伤　又称后索和皮质脊髓束联合变性综合征（图12-13），通常与恶性贫血有关，也可由其他贫血和各种饮食缺乏引起。其主要是进行性地累及后索和锥体束，灰质并不受累。损伤到后索时，则引起下肢的位置觉丧失，例如，足部不能感受振动。另外，还有共济失调和 Romberg 征阳性。锥体束同时受累引起下肢痉挛性瘫，腱反射亢进，双侧 Babinski 征阳性。

（5）脊髓丘脑侧束损伤　传导束型病灶对侧节段以下痛、温觉及粗触觉障碍。

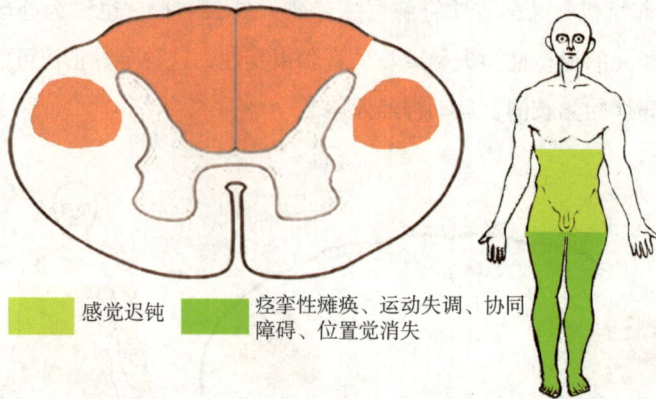

感觉迟钝　　痉挛性瘫痪、运动失调、协同
　　　　　　障碍、位置觉消失

图 12-13　后索和皮质脊髓束联合损伤

（6）脊髓丘脑前束损伤　该束损伤只出现病灶对侧（下1~2节段）触觉减退，因为一部分触觉纤维经后索随深部感觉纤维上行。

（7）脊髓小脑（前、后）束损伤　临床表现为：肌张力降低、共济失调，但言语功能正常。

（8）脊髓半横断损伤　又称 Brown-Sequard 综合征。可由外伤和颈椎间盘脱出引起，完全的脊髓半横断性病变极罕见。临床表现为：病灶侧病损脊髓节段以下的上运动神经元瘫痪；病变水平以下深感觉障碍；同节段周围性瘫痪和节段性感觉障碍；对侧病灶水平以下1~2节段痛、温觉障碍及触觉轻度障碍。（图12-14）

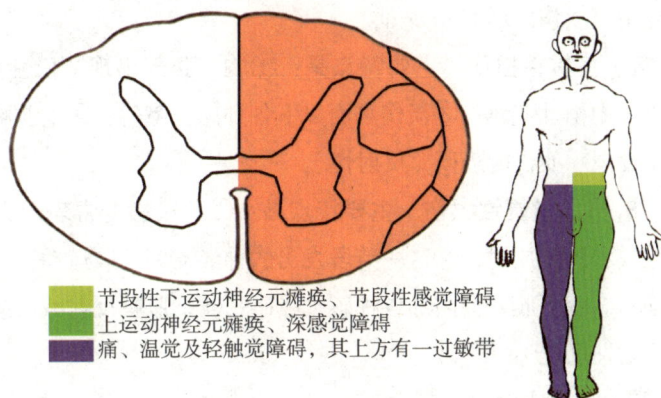

节段性下运动神经元瘫痪、节段性感觉障碍
上运动神经元瘫痪、深感觉障碍
痛、温觉及轻触觉障碍，其上方有一过敏带

图 12-14 脊髓半横断病变损伤

（9）脊髓完全横断损伤 病灶节段以下根性疼痛；各种感觉都障碍。上颈髓损伤则四肢痉挛性瘫痪。颈膨大损伤则上肢弛缓性瘫痪，下肢痉挛性瘫痪。胸髓损伤则上肢正常，下肢痉挛性瘫痪。腰膨大损伤则下肢弛缓性瘫痪；尿便障碍：初期潴留，后期失禁；血管运动与营养障碍。完全横断损伤与部分横断损伤的鉴别见表 12-4。

表 12-4 完全横断损伤与部分横断损伤的鉴别

	部分横断	完全横断
脊髓休克时间	短，常数天就恢复	常超过 3 周以上
感觉障碍	不完全性缺失，病损以下常保持某些感觉	完全缺失
运动障碍	不对称，一侧较另一侧广泛	对称
反射	不对称	对称
二便障碍	有，但程度较轻	显著
脊髓的反射	双向反射，先屈后又自行伸直	单向反射，屈后不再自行伸直

二、节段性定位

1.上颈段（C$_{1\sim4}$节）横贯性损伤 主要特点是：①枕、颈、肩部疼痛，冲击痛。②四肢痉挛性瘫痪：在急性损伤病初的 1~6 周内处于脊髓休克期，呈弛缓性瘫痪，休克期过后出现痉挛性瘫痪。③损伤平面以下全部感觉障碍。④损伤平面以下浅反射消失，深反射亢进，病理反射阳性。⑤中枢性尿、便功能障碍：脊髓休克期出现尿潴留，休克期过后出现间歇性尿失禁。⑥前角细胞（C$_{1\sim5}$髓节）损伤出现胸锁乳突肌、斜方肌瘫痪、萎缩。⑦膈肌瘫痪：如 C$_{3\sim5}$（主要是 C$_4$）前角细胞或前根损伤时，可见呼吸功能紊乱；如该处受刺激则发生呃逆及呼吸不规则等；如为破坏性病变，则出现膈神经麻痹，可能是损伤上升至延髓呼吸中枢的纤维。⑧脉搏徐缓：一时性脉搏徐缓是高位颈髓病变的特点，由损伤上升至丘脑的血管中枢的纤维所致。⑨温度变化过度：多半在室温高时体温亦升高，室温低时体温亦降低，是由自丘脑下部经脑干下行至脊髓的体温调节纤维被损伤所致。

2.颈膨大（C$_5$~T$_1$节）横贯性损伤 主要特点是：①此节段脊神经形成臂丛神经，损伤后出现根性疼痛向上肢及肩部放射；②双上肢周围性瘫痪，双下肢中枢性瘫痪；③损伤平面以下各种感觉障碍；④上肢反射减弱或消失，下肢反射亢进，病理反射阳性；⑤中枢性尿、便功

NOTE

能障碍；⑥腱状神经中枢损伤出现 Horner 征。

3. 胸髓（T$_{3~12}$节）横贯性损伤　主要特点是：①胸、腹部出现节段性束带感、根性痛；②上肢运动正常，下肢中枢性截瘫；③损伤平面以下各种感觉障碍；④上肢腱反射正常，下肢腱反射亢进；⑤中枢性尿、便机能障碍（反射性）。

4. 腰膨大（L$_1$ ~ S$_2$ 节）横贯性损伤　主要特点是：①下段病变常表现为坐骨神经痛，并可向股及小腿后外足底和脚趾放射；②这一节段发出的神经支配下肢运动，因此，该处病变可引起下肢周围性瘫痪；③双下肢、会阴部各种感觉障碍；④下肢腱反射减弱或消失；⑤中枢性尿、便机能障碍（反射性膀胱）。

三个不同平面横贯性损伤见图 12-15。

5. 圆锥（S$_3$ ~ S$_5$，Co 节）横贯性损伤　一般将骶髓的最后三节和尾节称为脊髓圆锥（图12-16），其横贯性损伤的主要特点是：①肛门和生殖器周围的皮肤感觉减退或消失，但根性痛比较少见且不显著；②由于下肢运动神经来自圆锥以上脊髓，因此单纯的脊髓圆锥病变，下肢无瘫痪，而臀部肌肉可有萎缩；③周围性尿便机能障碍，主要表现为无张力性膀胱，小便先潴留后充盈性失禁；④性功能障碍，主要为阳痿。

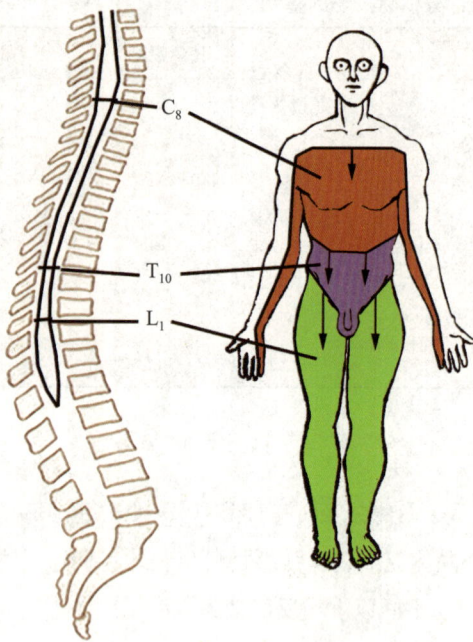

图 12-15　三个不同脊髓平面横断引起的截瘫

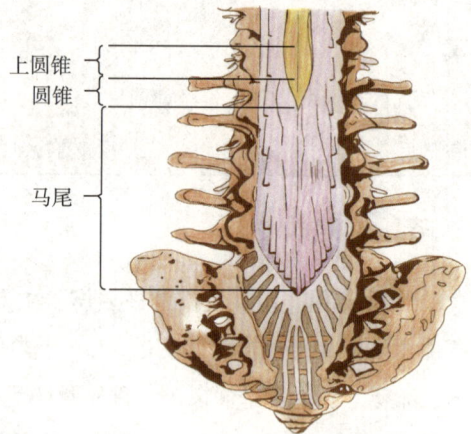

图 12-16　上圆锥、圆锥与马尾

6. 马尾（L$_2$ ~ Co 节）损伤　主要特点是：①下肢及会阴部根痛（早期）；②双下肢弛缓瘫；③下肢及会阴部各种感觉障碍；④周围性尿失禁；⑤双侧症状体征不对称。

三、髓内、髓外定位

对于脊髓损伤特别是脊髓压迫症或是脊髓肿瘤，在确定了损伤的上下水平之后，进一步应了解病变位于脊髓的髓内还是髓外；如位于髓外，则需明确病变是在硬膜内还是硬膜外，这也十分重要，因为这与判断预后和治疗方法的选择有着密切的关系。髓内、髓外硬膜内及硬膜外三种病变的鉴别诊断要点如下：

1. 脊髓髓内损伤 脊髓髓内损伤，特别是脊髓肿瘤，由于其病变在髓内，神经根痛少见。由于病变可以只损伤某些感觉传导束而不影响其他感觉传导束，因此可以只出现一种感觉障碍，其他感觉正常，称为感觉分离，如痛、温觉消失而触觉、深感觉正常。

当损伤脊髓丘脑侧束时，因为首先影响排列在内侧的浅纤维，感觉障碍是由上向下发展，有时鞍区感觉可以保留；由于前角细胞也常受到不同程度的侵犯，因此早期常可出现节段性下运动神经元性瘫痪，上运动神经元性瘫痪往往出现较晚、较轻；由于侵及侧角的自主神经传导纤维，常较早发生大、小便控制障碍。脑脊液成分及压力的改变则较髓外肿瘤迟。

2. 脊髓髓外硬膜内损伤 髓外硬膜内损伤主要为肿瘤，其早期临床表现多由于压迫所致，晚期临床表现多由于血液循环障碍缘故。

因与神经根有密切关系，自发性根性痛常是早期明显的临床表现，疼痛可呈尖锐的撕裂样，并常因运动及颅内或椎管内压力的改变而加剧。肿瘤由外至内压迫脊髓丘脑束，感觉障碍是由下向上发展（图 12-17），此种情况正好与髓内肿瘤相反。当压迫到皮质脊髓束时，常先发生同侧肢体瘫痪，而后影响到对侧肢体，当肿瘤发展到一定程度而影响半侧脊髓的功能时，引起脊髓半切综合征。有时肿瘤可将脊髓推向对侧而使对侧脊髓受到椎管压迫，因此所产生的临床表现出现在肿瘤对侧，称为倒脊髓半切综合征，此种情况如无神经根痛，临床上要正确定位是有困难的。二便障碍比髓内肿瘤出现时间晚；脑脊液改变或椎管梗阻出现早且明显；有脊椎压痛、叩痛。脊髓髓内及髓外损伤的鉴别要点见表 12-5。

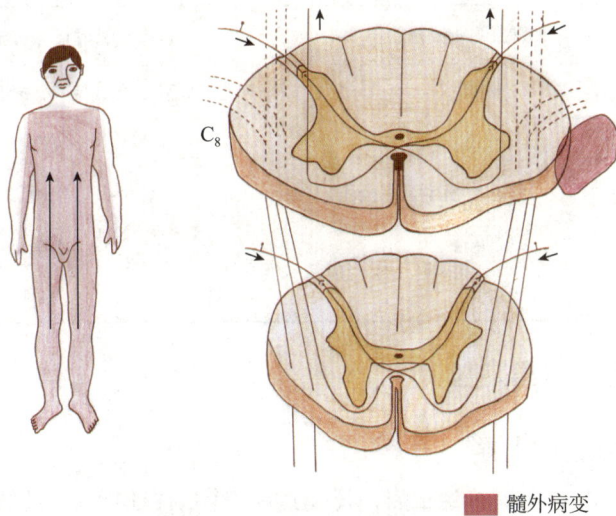

髓外病变

图 12-17 髓外损伤的感觉障碍

表 12-5 脊髓髓内与髓外损伤的鉴别诊断

临床表现	髓外疾病	髓内疾病
根性疼痛	常见	罕见
局部压痛	明显	不明显
感觉异常	自下而上感觉障碍，上界水平明显，无感觉分离	自上而下感觉障碍，上界常不明显且有感觉分离，鞍区感觉保留
感觉运动症状顺序	下→上（上升性）	上→下（下降性）

续表

临床表现	髓外疾病	髓内疾病
半离断征	常见	少见
锥体束损伤	出现早	出现晚
锥体束征	出现较早	往往出现较晚
肌束萎缩	少见	多见，明显有肌束震颤
肌萎缩	少见，轻或无	早期出现
皮肤营养障碍	无	常见
尿便障碍	晚期出现	早期出现
脑脊液	梗阻，蛋白细胞分离黄变征	少见
脊柱 X 线检查	可发现	难发现

3. 脊髓髓外硬膜外损伤　椎管内硬膜外损伤早期常见剧烈根性疼痛，由直接压迫脊髓或因压迫血管引起脊髓缺血而产生，常见原因包括肿瘤、脓肿、脊柱结核、脊椎骨折或椎间盘突出等。硬膜外病变与脊柱密切相关，因此 X 线检查较硬膜内病变更有帮助。脊髓硬膜内、外损伤鉴别见表 12-6。

表 12-6　脊髓硬膜内、外损伤鉴别

	脊髓硬膜内损伤	脊髓硬膜外损伤
病变性质	肿瘤	肿瘤、脓肿、脊柱结核、脊椎骨折或椎间盘突出
病程发展	较慢	较快
两侧体征	不对称，可引起脊髓半切综合征	常对称
脑脊液改变	较明显	不明显
X 线检查	少见	多见

四、脊髓损伤的上、下界定位

（一）确定脊髓损伤的上界

1. 利用神经根痛判定。如有神经根痛，其最上的一个根往往指示病灶的上界。

2. 利用感觉障碍的上界加 1~2 节计算判定。

3. 利用节段性运动障碍及反射变化判定。

4. 利用反射性皮肤划纹征判定。脊髓病变时，病灶相应的皮节内不能引出反射性皮肤划纹征或异常，如持续时间长，或无论轻重划纹皆见同样划纹征。

5. 利用竖毛反射判定。用冰或乙醚刺激皮肤引起竖毛反射。在脊髓横断性损伤时，脊髓病变节段支配区内不出现竖毛反射。

（二）确定脊髓损伤的下界

1. 利用瘫痪及反射变化判定　病变下界以下有腱反射亢进，故以腱反射亢进的最高节段来判定病灶之下界，如膈肌瘫痪（C_4），而其肱二头肌腱反射亢进，则可判定脊髓病变的下界在

C_4，而 C_5 未受侵犯。

2.利用发汗试验判定　在病变节段的支配区内皮肤发汗减少或消失。

3.利用反射性皮肤划纹征判定　脊髓病变时，病灶相应的皮节内不能引出反射性皮肤划纹征。

五、脊髓血管损伤的定位

脊髓血管常可发生缺血性损伤、出血性损伤、血管畸形等，前两者多发生于脊髓动脉，而脊髓血管畸形动静脉中皆可见到。

（一）脊髓前动脉损伤

脊髓前动脉损伤又称脊髓前动脉综合征。脊髓前动脉供应脊髓前 2/3 区域，脊髓前动脉闭塞时主要表现为病灶水平以下的上运动神经元性瘫痪，分离性感觉障碍（痛温觉缺失而深感觉正常），以及二便功能障碍。

（二）脊髓后动脉损伤

脊髓后动脉损伤又称脊髓后动脉综合征。脊髓后动脉供应脊髓后 1/3 区域，脊髓后动脉闭塞时主要表现为病变水平以下的深感觉障碍，痛温觉及肌力保存，括约肌功能正常。

（三）中央动脉损伤

中央动脉损伤又称中央动脉综合征。病变水平相应节段的下运动神经元性瘫痪，肌张力减低，肌萎缩，多无感觉障碍及锥体束损伤症状。

此外，脊髓血管出血性损伤时常表现为截瘫、病灶水平以下感觉缺失、二便障碍等急性横贯性脊髓损伤的表现。脊髓动静脉血管畸形可表现出占位性病变的症状，如病变节段以下的运动障碍、感觉障碍以及局灶性或弥漫性出血等。

第十三章　脊神经病变

脊神经共有 31 对，自上而下，颈神经 8 对，胸神经 12 对，腰神经 5 对，骶神经 5 对及尾神经 1 对。

每一对脊神经均由与脊髓相连的后根（感觉神经根）和前根（运动神经根）在椎间孔处汇合而成。前根由位于脊髓灰质的前角和侧角及骶副交感核的运动神经元轴突组成，前角细胞的轴突为躯体运动神经纤维，分布到骨骼肌；胸 1 至腰 3 侧角及骶副交感核细胞的轴突分布到内脏、心肌、平滑肌和腺体。后根由发自脊神经中的假单极神经元中枢突组成。脊神经节是后根在椎间孔处的膨大部，主要由假单极神经细胞体聚集而成，其细胞的中枢突组成后根入脊髓，周围突以各种形式的感觉神经末梢分布于皮肤、肌肉、关节及内脏，将躯体和内脏的感觉冲动向中枢传递。所以，每对脊神经都是混合神经，均由以下 4 种成分组成。

1. 躯体感觉纤维　来自脊神经节的假单极神经元，其中枢突形成脊神经后根进入脊髓，周围突形成脊神经的躯体感觉成分，分布于皮肤、骨骼、肌腱和关节，将浅感觉和深感觉的冲动传入中枢。

2. 躯体运动纤维　来自于前角运动神经元，支配骨骼肌的运动。

3. 内脏感觉纤维　来自于脊神经节的假单极神经元，其中枢突形成脊神经后根进入脊髓，周围突分布于心脏、血管、内脏和腺体，将这些结构的感觉冲动传入中枢。

4. 内脏运动纤维　来自于侧角细胞及骶副交感神经元，支配平滑肌、心肌的运动并控制腺体分泌。

脊神经经椎间孔穿出椎管，脊神经干很短，出椎间孔后立即分为前支、后支、脊膜支和交通支。前支粗大，分布于躯干的腹侧面及四肢的肌肉和皮肤。颈、腰、骶节段的前支分别形成颈丛、臂丛、腰丛和骶丛，由丛再发出神经干或周围神经，分布于相应的区域，而胸部节段的前支形成肋间神经。后支具有明显的节段性，分布于枕、背、腰、臀部的皮肤。脊神经损伤后可表现为运动、感觉、反射的障碍，以及血管运动、营养等自主神经障碍。

第一节　颈　丛

一、解剖生理基础

颈丛由颈 $_{1\sim4}$ 神经的前支组成。位于颈侧部，胸锁乳突肌上部的深面，发出至肌肉的肌支和至皮肤的皮支。皮支发出枕小神经、耳大神经、锁骨上神经和颈横神经；肌支为膈神经，是颈丛中最重要的分支。

（一）皮支

1. 枕小神经　由颈$_2$神经组成，为感觉神经，分布于枕部及耳郭背面上部 1/3 的皮肤。

2. 耳大神经　由颈$_{2、3}$神经组成，为感觉神经，分布于面颊下部及部分耳郭的皮肤。

3. 颈横神经　由颈$_{2、3}$神经组成，也称颈皮神经，发出后横穿胸锁乳突肌表面向前行，分布于颈部皮肤。

4. 锁骨上神经　由颈$_{3、4}$神经组成，为感觉神经，分布于颈侧部、胸壁上部和肩部的皮肤。

（二）肌支

膈神经　由颈$_{3、4、5}$神经组成，为混合神经，经胸廓上口入胸腔，沿肺根前方、心包的两侧下行至膈。膈神经的运动纤维支配膈肌，感觉纤维主要分布于胸膜、心包膜及腹膜。右侧膈神经的感觉纤维还分布到肝和胆表面的腹膜等处。

二、病变的定位诊断

颈丛损伤较少见，个别神经的损伤可由颈椎病变及外伤等引起。颈丛损伤导致破坏性病变，引起两侧颈肌麻痹时，头无力而前倾，患者不能抬头。膈神经肌支的损伤，刺激性症状可出现膈肌痉挛，破坏性病变可见膈肌瘫痪。皮支的刺激性症状较多见，表现为颈枕部神经痛（枕神经痛、耳大神经痛）或头痛，其中以枕神经痛较为多见，其疼痛部位常位于枕部及耳郭背面上部，活动、咳嗽、用力时加重，大多原因不明，偶可由脊柱结核、脊髓肿瘤、硬脊膜炎或骨关节炎等引起。

第二节　臂　丛

一、解剖生理基础

臂丛由颈$_{5～8}$神经、胸$_1$神经的前支组成，相互交叉形成根、干、股、束和神经 5 个主要部分，支配上肢的感觉和运动。从臂丛发出的神经主要有正中神经、尺神经、桡神经、肌皮神经和腋神经。（图 13-1）

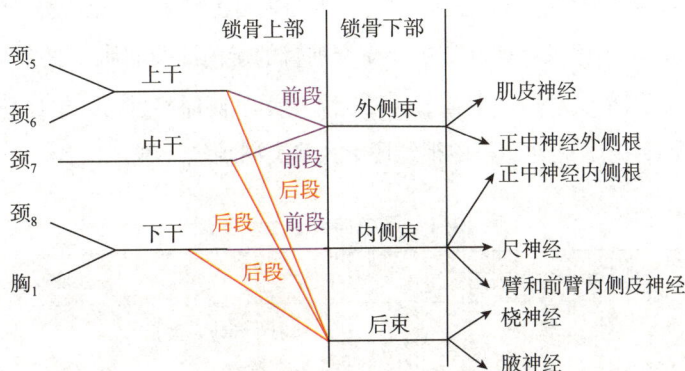

图 13-1　臂丛组成示意图

（一）腋神经

腋神经是由颈$_{5-6}$后股后束组成，为混合神经。运动支支配三角肌、小圆肌。感觉支分布于三角肌处的皮肤。

（二）肌皮神经

肌皮神经是由颈$_{5、6、7}$神经根组成的混合神经，进入上、中干。由其前股组成，外侧束发出肌皮神经。运动支支配喙肱肌（上臂前屈及内收）、肱二头肌（屈前臂并可使前臂旋后）及肱肌（屈前臂）。感觉支分布于前臂外侧面。

（三）桡神经

桡神经是由颈$_7$神经根、部分颈$_{5、6、8}$及胸$_1$神经根组成的混合神经，进入中干、后股、后束。运动支支配前臂伸肌（肱三头肌、肘肌）、手的伸肌（桡侧腕伸肌、尺侧腕伸肌）、指的伸肌（指总伸肌）、前臂旋后肌、拇长展肌和肱桡肌。感觉支分布于上臂后面的皮肤（臂后皮神经）、前臂背面皮肤（前臂背侧皮神经）、手背桡侧面皮肤和桡侧2个半手指（拇指、示指、中指桡侧半）背面皮肤（图13-2）。

（四）尺神经

尺神经由颈$_8$和胸$_1$神经根组成，为混合神经。先通过下干，再通过前股到内侧束。运动支支配掌屈（尺侧腕屈肌），环指、小指屈曲和部分中指屈曲（蚓状肌、指深屈肌、骨间肌、小指屈肌），手指的分开与并拢（骨间肌），拇指内收（拇收肌）及手指远端两节的伸展（蚓状肌、骨间肌）。感觉支分布于手掌部尺侧1个半手指（小指、环指尺侧）掌面皮肤及手背侧1个半手指（小指、环指尺侧）背面皮肤（图13-2）。

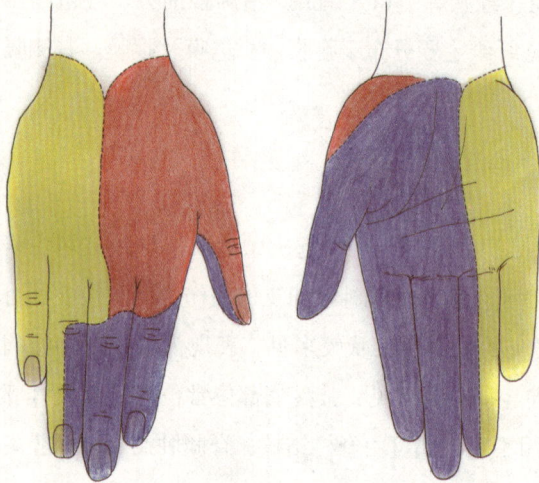

- ■ 桡神经支配区
- ■ 尺神经支配区
- ■ 正中神经支配区

图 13-2 桡神经、尺神经、正中神经支配区图示

（五）正中神经

正中神经由颈$_{6、7、8}$和胸$_1$神经组成。颈$_{6、7}$神经来自上、中干、前股，外侧束；颈$_8$、胸$_1$神经来自下干、前股、内侧束。运动支主要支配前臂的旋前肌及屈肌（表13-1），感觉支分布于桡侧3个半手指（拇指、示指、中指、环指桡侧半）掌侧面和示指、中指和环指桡侧中、末指节背面皮肤（图13-2）。此外，正中神经还有大量交感神经纤维。

表 13-1 正中神经的运动支配

肌肉	功能
旋前圆肌	使前臂屈曲、旋前
桡侧腕屈肌	使腕屈曲并外展
掌长肌	屈腕

续表

肌肉	功能
指浅屈肌	使示指、中指中节屈曲
拇长屈肌	使拇指末节屈曲
指深屈肌	使示指、中指中节和末节屈曲及屈腕
旋前方肌	使前臂旋前
拇短展肌	使拇指外展
拇短屈肌	使拇指第 1 节屈曲
拇对掌肌	使拇指对指
第 3、4 蚓状肌	使掌指关节屈曲

二、病变的定位诊断

（一）腋神经

损伤的症状及体征 三角肌瘫痪，上臂向外平举不能，肌肉萎缩，肩部呈方形，三角肌处的皮肤感觉障碍。

（二）肌皮神经

损伤的症状及体征 屈肘困难，旋后无力，肌肉萎缩。前臂外侧感觉障碍，肱二头肌腱反射消失。如在锁骨上窝损伤，与腋神经同时受损；在锁骨下窝损伤则正中神经外侧根同时受损。

（三）桡神经

损伤的症状及体征 不能伸肘、腕，不能伸掌、指关节，拇指不能外展，相应支配区感觉障碍。典型症状是臂上举时出现腕下垂，上肢各伸肌瘫痪，肱三头肌反射及桡骨膜反射消失，前臂不能旋后（"垂腕征"）（图 13-3）。

（四）尺神经

1. 损伤的症状及体征 手掌屈曲无力，环指、小指屈曲障碍，中指屈曲部分消失，手指不能分开、并拢，拇指不能内收，终末两节指关节不能伸展，并且伴有手部小肌肉萎缩，手指变细，形成"鹰爪手"（图 13-4）。拇指试验（+）。尺侧 1 个半手指（小指，环指尺侧）背面皮肤、手掌尺侧皮肤、尺侧 1 个半手指（小指，环指尺侧）掌面出现感觉障碍。

2. 各节段损伤的鉴别 肘关节到前臂损伤，尺神经损伤的所有症状都出现。前臂中 1/3 损伤，尺侧腕屈肌及指深屈肌保存，但手的爪形更明显。

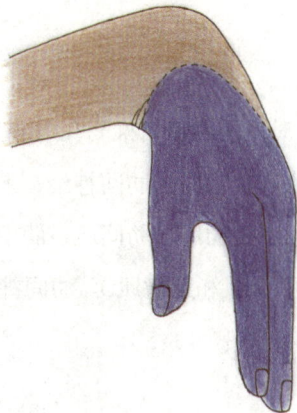

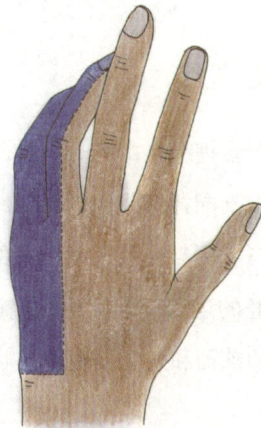

图 13-3　垂腕征　　　　　图 13-4　鹰爪手

NOTE

（五）正中神经

1. 损伤的症状及体征　手掌屈臂减弱，前臂不能旋前，拇指、示指、中指屈曲障碍，拇指不能弯曲，拇指试验（＋）。相应皮肤分布区感觉障碍及自主神经障碍均较明显。临床上常由于各种原因导致正中神经在腕管内受压，出现拇指、示指、中指感觉障碍及大鱼际肌萎缩，出现"腕管综合征"。

2. 各节段损伤的鉴别　从腋窝到前臂上部损伤，正中神经损伤的所有症状均见。前臂中1/3 处损伤，拇指不能弯曲，拇指试验（＋），蚓状肌瘫痪，示指、中指掌指关节不能屈曲。更低部位损伤，拇指不能弯曲，拇指、示指、中指屈曲瘫痪，但其末节仍可屈曲，示指、中指中节不能伸展，鱼际肌萎缩，手掌平坦。

（六）臂丛各段损伤的症状及体征

1. 整个臂丛损伤　病灶侧整个上肢周围性瘫痪、感觉障碍；病灶侧肌肉萎缩、腱反射消失；病灶侧自主神经功能障碍；病灶侧 Horner 征。

2. 臂丛上干或颈 $_{5、6}$ 神经根损伤　即欧勃 – 裘馨（Erb–Duchenne）瘫痪，引起腋神经、肌皮神经功能障碍及桡神经部分功能障碍，表现为病灶上肢近端瘫痪，上臂及前臂外侧面有感觉障碍，肱二头肌反射及桡骨膜反射减弱或消失。

3. 臂丛中干或颈 $_7$ 神经根损伤　引起桡神经及部分正中神经功能障碍。

4. 臂丛下干或颈 $_8$、胸 $_1$ 神经根损伤　即台捷林 – 克隆扑克（Dejerine–Klumpke）瘫痪，引起尺神经、臂及前臂内侧皮神经功能障碍及正中神经部分功能障碍，表现为病灶侧上肢远端瘫痪，上臂及前臂外侧皮神经感觉障碍，颈交感神经受累出现 Horner 征。

5. 外侧束损伤　引起肌皮神经及正中神经外侧根损伤症状及体征。

6. 后束损伤　引起腋神经及桡神经损伤症状及体征。

7. 内侧束损伤　引起尺神经、正中神经内侧根与胸前（内侧）神经发生麻痹，它们所支配的肌肉除正中神经支配的桡侧屈腕肌与旋前圆肌外均出现瘫痪。

第三节　胸神经

一、解剖生理基础

胸神经为混合神经，由胸 $_{1～12}$ 神经根组成，共 12 对。胸神经出椎间孔后分为前支和后支，后支的运动纤维支配背部肌肉，感觉纤维分布于背部皮肤；前支为肋间神经，上 6 对肋间神经的运动纤维参与支配与呼吸运动有关的胸部肌肉（锯肌、提肋肌、肋间肌、肋下肌和胸横肌），下 6 对肋间神经的运动纤维支配腹壁诸肌（腹直肌、腹斜肌和腹横肌）。肋间神经的感觉纤维分布于胸腹部的前面和外侧面皮肤，也分布于胸膜和腹膜（图 13-5）。

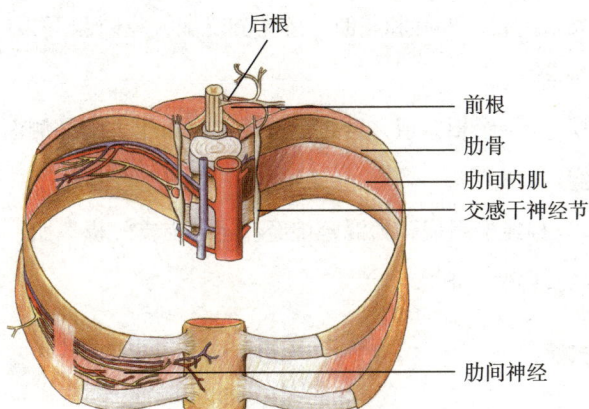

图 13-5　胸神经

二、病变的定位诊断

胸神经受损时所支配的相应肌肉瘫痪，支配区域出现感觉障碍。其中胸腹部皮肤分布有明显的节段性，但是由于相邻神经感觉支配区有交叉，所以单一神经根受损不出现明显感觉障碍，相邻两个或两个以上神经根受损时才出现感觉障碍。单侧损伤呈半环形，双侧损伤呈环形。刺激症状出现肋间神经痛。胸神经的体表分布见表 13-2。

表 13-2　胸神经体表分布

肋间神经	分布区域
第 2 对肋间神经	胸骨角平面
第 4 对肋间神经	乳头平面
第 6 对肋间神经	剑突平面
第 8 对肋间神经	肋弓平面
第 10 对肋间神经	脐平面
第 12 对肋间神经	耻骨联合和脐连线中点

第四节　腰　丛

腰丛由腰 $_{1~3}$ 神经前支、腰 $_4$ 神经和胸 $_{12}$ 神经前支的一部分组成。从腰丛发出的神经主要有股神经、闭孔神经、股外侧皮神经和生殖股神经。

一、解剖生理基础

（一）股神经

股神经由腰 $_{2、3、4}$ 神经根组成，为混合神经。运动支支配髂腰肌和股四头肌等，感觉支分布于小腿前内侧面的皮肤及足内侧缘（隐神经）和大腿前面下 2/3 的皮肤（股前皮神经）。

（二）闭孔神经

闭孔神经由腰 $_{2、3、4}$ 神经根组成，为混合神经。运动支支配短收肌、长收肌、大收肌、股薄肌、闭孔外肌，使大腿内收、外旋和屈曲，感觉支支配大腿内侧下 2/3 的皮肤。

（三）股外侧皮神经

股外侧皮神经由腰$_{2、3}$神经根组成，为感觉神经，分布于大腿外侧面皮肤。

（四）生殖股神经

生殖股神经由腰$_{1、2}$神经根组成，为混合神经。运动支支配提睾肌，感觉支支配大腿前面、腹股沟韧带下方一小区及阴唇皮肤。

二、病变的定位诊断

（一）股神经

1. 损伤的症状及体征　大腿不能向腹部屈曲，平卧时不能抬起躯干（髂腰肌）、小腿不能伸直；大腿前面下 2/3、小腿内侧面、足内侧缘感觉障碍；膝腱反射消失，出现 Wasserman 征。

2. 股神经各节段损伤的鉴别

（1）腹股沟韧带以下损伤　股四头肌瘫痪，小腿不能伸直，小腿内侧面、足内侧缘感觉障碍。

（2）腹股沟韧带以上损伤　股四头肌瘫痪，小腿不能伸直，小腿内侧面、足内侧缘感觉障碍，大腿前面下 2/3 感觉障碍。

（3）最高处损伤　所有症状均有。

（4）股神经不完全损伤　大腿前面局限性烧灼样疼痛，伴局部压痛。

（二）闭孔神经

单纯闭孔神经损伤很少见，损伤后表现为大腿不能内收，腿外旋困难，患腿搭放于健腿有困难，大腿内侧下 2/3 感觉减退，不全损伤时可出现疼痛。

（三）股外侧皮神经

股外侧皮神经损伤时分布区域出现感觉异常，有麻木感、蚁行感，还有时出现刺痛、烧灼痛，且感觉迟钝，偶有感觉过敏，称为股外侧皮神经炎，或称感觉异常性股痛症，也称罗特（Roth）病。为临床常见的皮神经炎，男性多于女性，常发生在一侧，偶有家族倾向。

（四）生殖股神经

生殖股神经发生刺激性病变时可出现生殖股神经痛，疼痛可放射至腹股沟、阴囊或大腿内侧，破坏性病变时感觉分布区域出现感觉异常、感觉迟钝，甚至消失，提睾反射消失。

第五节　骶　丛

一、解剖生理基础

骶丛由腰$_5$和骶$_{1、2}$神经前支，腰$_4$、骶$_3$神经前支的一部分组成。从骶丛发出的神经主要有坐骨神经（腓总神经和胫神经）、臀上神经、臀下神经及阴部神经。

（一）坐骨神经

坐骨神经由腰$_{4、5}$和骶$_{1、2、3}$神经根组成，为混合神经，经坐骨大孔出骨盆至腘窝，分为腓总神经和胫神经。

（二）腓总神经

腓总神经是坐骨神经两大分支之一，为混合神经。由腰$_{4、5}$及骶$_{1、2}$神经根组成。在大腿后侧的腘窝上方由坐骨神经分出，下降至腘窝外侧，走向浅表，在腓骨小头下方分出腓深神经与腓浅神经。运动支支配足的伸肌（胫骨前肌）、趾的伸肌（趾长伸肌及踇长伸肌）、使足外翻的肌肉（腓骨肌）。感觉支分布于小腿外侧面的皮肤（腓肠外侧皮神经）、足背和趾背的皮肤（腓浅神经和腓深神经）。

（三）胫神经

胫神经是坐骨神经的另一主要分支，为混合神经。由腰$_{4、5}$和骶$_{1、2、3}$神经根组成，是坐骨神经干的直接延续。运动支支配足的屈肌（小腿三头肌）、足趾的屈肌（趾长屈肌、踇长屈肌）及足内翻肌（胫骨后肌）；感觉支分布于小腿后面（腓肠内侧皮神经）、足趾的掌面及趾末节的背面，亦分布于足外侧缘。

（四）臀上神经

臀上神经由腰$_{4、5}$神经根和骶$_1$神经根纤维组成，为运动神经。支配臀中、小肌和阔筋膜张肌，使大腿外展。

（五）臀下神经

臀下神经由腰$_5$和骶$_{1、2}$神经根组成，为运动神经。支配臀大肌，使大腿向后伸展，当身体处于前倾位置时使躯干挺直。

（六）阴部神经

阴部神经由骶$_{2、3、4}$的分支分出。肛神经分布于肛门外括约肌及肛门的皮肤。会阴神经分布于会阴部的肌肉、阴囊和女性大阴唇的皮肤。男性阴茎背神经分布于阴茎的皮肤，女性阴蒂背神经分布于阴蒂的皮肤。

二、病变的定位诊断

（一）坐骨神经

坐骨神经损伤的症状及体征　在胫神经、腓总神经损伤症状总和的基础上，还可见小腿不能屈曲，跟腱反射减弱或消失。感觉异常：①疼痛：沿坐骨神经走行出现放射痛，有的为灼性痛。②感觉减弱或消失：坐骨神经分布区内各种感觉减弱或消失。还可伴有自主神经损伤。坐骨神经根性和干性损伤的鉴别见表13-3。

表13-3　根性坐骨神经损伤与干性坐骨神经损伤的鉴别

根性坐骨神经损伤	干性坐骨神经损伤
多为一侧单一神经根或双侧神经根病变	多为单侧臀部以下部位剧烈疼痛
压痛点以腰$_{4、5}$棘突旁和臀点为主	沿坐骨神经走行压痛明显（臀点、股后点、腘点和腓点）

续表

根性坐骨神经损伤	干性坐骨神经损伤
Lasegue 征（＋）、颏胸试验（＋）、颈静脉压迫试验（＋）	Lasegue 征（＋），交叉直腿抬高试验（－）、颏胸试验（－）、颈静脉压迫试验（－）
以腰椎间盘突出、腰椎椎管狭窄及椎管内肿瘤三者最为多见	以盆腔出口狭窄最为多见，其次见于梨状肌病变和骶髂关节炎

（二）腓总神经

腓总神经损伤的症状及体征　足的伸肌及外翻肌瘫痪，垂足，跨越步态，不能用足跟站立，足不能背屈，足下垂内翻，趾不能伸，称为"马蹄内翻足"（图13-6）。小腿外侧面感觉障碍，无明显自主神经功能障碍。

（三）胫神经

胫神经损伤的症状及体征　足不能跖屈、内翻；跟腱反射消失，不能用足尖站立行走，称为"钩状足"（图13-7）。小腿后面、足外侧缘、趾的掌面、趾末节背面感觉障碍。小腿后肌群及足底肌群明显萎缩，血管、运动、分泌及营养障碍。

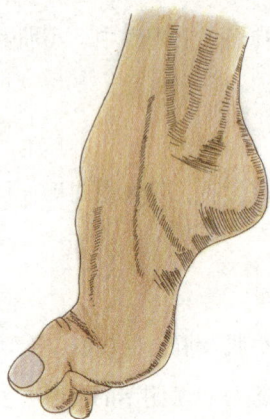

图 13-6　"马蹄内翻足"图示　　　　图 13-7　"钩状足"图示

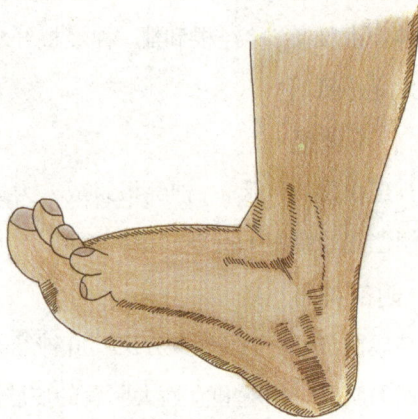

（四）臀上神经

臀上神经损伤的症状及体征　大腿外展困难，如果两侧同时损伤则步态不稳，出现"鸭步"步态。

（五）臀下神经

臀下神经损伤的症状及体征　臀部肌肉萎缩，髋关节伸直障碍，站立时前倾；一侧受损时，则同侧下肢支撑身体直立障碍（如上楼梯困难），双侧受损时，坐位站起困难，并且脊柱前凸。

（六）阴部神经

阴部神经损伤的症状及体征　尿便障碍及性功能障碍、会阴部痛温觉障碍，伴有肛门反射消失。尾丛和脊髓圆锥病变的鉴别见表13-4。

表 13-4 尾丛与脊髓圆锥病变的鉴别

症状	尾丛	脊髓圆锥
自发疼痛	常为最主要的表现，一侧为主，少见于双侧，位于会阴部、大腿，偶见于腰部	不常见或较轻，一般为双侧对称性，位于会阴部或大腿部
运动障碍	双下肢运动障碍或伴有肌萎缩	不明显
感觉障碍	呈马鞍形分布，但不对称。无感觉分离现象	双侧对称性马鞍形感觉障碍。有感觉分离现象
反射	跟腱反射消失	一般无腱反射变化，或跟腱反射减弱
二便障碍 性功能障碍	出现较晚并且不严重 不明显	出现较早并且较明显 阳痿（勃起和射精功能障碍）
营养障碍	不明显	较明显且褥疮常见

NOTE

第十四章　自主神经系统病变

自主神经系统是神经系统中的一个重要组成部分，它在大脑皮层调节下，通过下丘脑、脑干及脊髓各节段支配心肌、平滑肌和内脏活动及腺体分泌等，故又称内脏神经。交感神经系统与副交感神经系统相互拮抗，相互协调，配合全身的躯体神经调节人体正常生理功能，维持机体内环境。

第一节　解剖生理基础

自主神经（又称植物神经、自律神经、内脏神经）系统是神经系统的重要组成部分，支配在功能上不受意志控制的组织结构，包括平滑肌、心肌和腺体等。根据其组成纤维末梢的解剖、生理和药理学方面的差异，将此系统划分为交感神经系统和副交感神经系统。内脏传出纤维由两级神经元，即节前和节后神经元组成。交感神经系统的节前神经元位于胸腰段的脊髓，而副交感神经系统的节前神经元位于脑干及脊髓的骶段；交感神经系统的节后神经元起源于椎旁或椎前的交感神经节，而副交感神经系统的节后神经元起源于各内脏的自主神经节（图 14-1）。

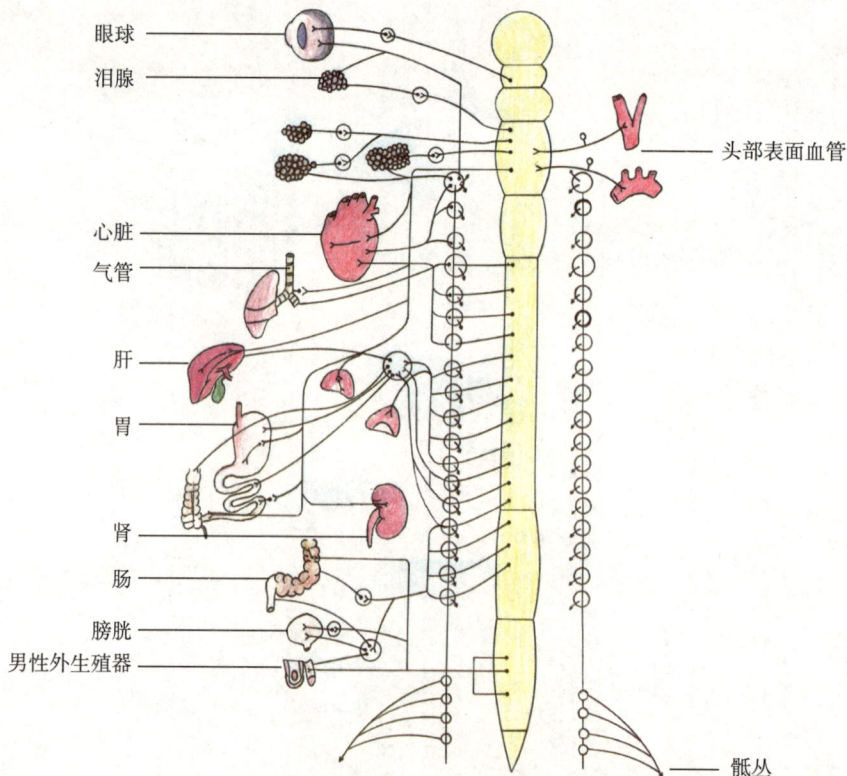

眼球
泪腺
头部表面血管
心脏
气管
肝
胃
肾
肠
膀胱
男性外生殖器
骶丛

图 14-1　自主神经系统节前、节后神经元及其支配的器官

一、自主神经系统的组成

自主神经系统分为中枢部分和周围部分。

（一）中枢部分

1. 大脑皮质　是自主神经的最高级中枢，对自主神经的运动及感觉功能均有调节作用，其中额回、眶回、扣带回及岛回与自主神经功能关系尤为密切。大脑皮质的自主神经功能是对下丘脑（体温调节，生殖功能，糖、脂肪及水、盐代谢等）、脑干（呼吸及循环功能等）及脊髓的自主神经功能起调节作用。

2. 下丘脑　是自主神经系统的皮质下中枢，脑干及脊髓也参与自主神经系统的活动。

3. 脑干　是脑干网状结构内的自主神经中枢。脑干网状结构中的许多神经核团均具有参与调节各种生命活动的功能，如呼吸调节中枢位于脑桥和延髓，心血管运动中枢分布于下位脑干的网状结构，呕吐中枢位于延髓的外侧网状结构，吞咽及吸吮等内脏反射中枢分布于下位脑干。

4. 脊髓　脊髓内的交感神经中枢位于胸 1 至腰 3 脊髓节段的侧角，副交感神经中枢位于骶 2~4 脊髓节段的侧角。

（二）周围部分

自主神经系统的周围部分由神经节、神经干及神经丛组成，支配内脏、腺体、心脏、血管及其他平滑肌。自主神经分布于全身各处，特别是头、颈、胸腔及腹腔内的器官。

自主神经系统与躯体神经系统在形态及功能上各有不同，其主要区别如下：①躯体神经系统支配骨骼肌，受人的意识控制，而自主神经系统支配平滑肌、心肌及腺体，不受人的意识控制。②躯体神经系统由低级中枢发出纤维后到达所支配的器官是由一个神经元来完成，而自主神经系统由低级中枢发出纤维后不直接到达所支配的器官，而是在周围的自主神经节中更换一次神经元，由节内的神经元发出轴突到达所支配的器官。更换神经元以前的神经纤维称为节前纤维，更换神经元以后的神经纤维称为节后纤维。③躯体神经系统的神经纤维由脑及脊髓的全长发出，在周身体表保留一定的节段性，而自主神经系统的神经纤维则集中在一定的中枢神经部位，如在脑则从脑干发出，在脊髓由胸$_1$至腰$_3$及骶$_{2-4}$发出。

二、自主神经系统的分类

根据解剖学及生理学进行分类，自主神经系统分为交感神经系统和副交感神经系统。其均由两级神经元构成，其中节前神经元的胞体位于脑干和脊髓内，其轴突称为节前纤维，为从胸髓至腰髓的侧角细胞发出神经纤维经过前根到达交感神经节，是有髓鞘的。节后神经元的胞体位于周围部的自主神经节内，其轴突称为节后纤维，是由交感神经节的细胞所发出的神经纤维，是无髓鞘的。

交感神经系统和副交感神经系统的区别在于：①交感神经系统由脊髓的颈$_8$至腰$_3$发出，故又称为胸腰神经系统。副交感神经系统的低级中枢位于中脑的缩瞳核、脑桥的上泌涎核、延髓的下泌涎核、迷走神经背侧运动核及脊髓的骶$_{2\sim4}$，故又称为脑骶神经系统。②交感神经节主要位于脊柱两旁及脊柱前方，而副交感神经节则位于脏器附近及器官壁内（壁内神经节）。③交感神经系统通常节前纤维短、节后纤维长，而副交感神经系统则相反，节前纤维长、节后纤维短。

（一）交感神经系统（图14-2）

1. 交感神经细胞   位于第8颈髓至第3腰髓之侧角细胞，其轴突随脊神经的前根离开脊髓并穿出椎间孔，与脊神经本干分离，经白交通支连接于交感神经干，终止于交感神经节。

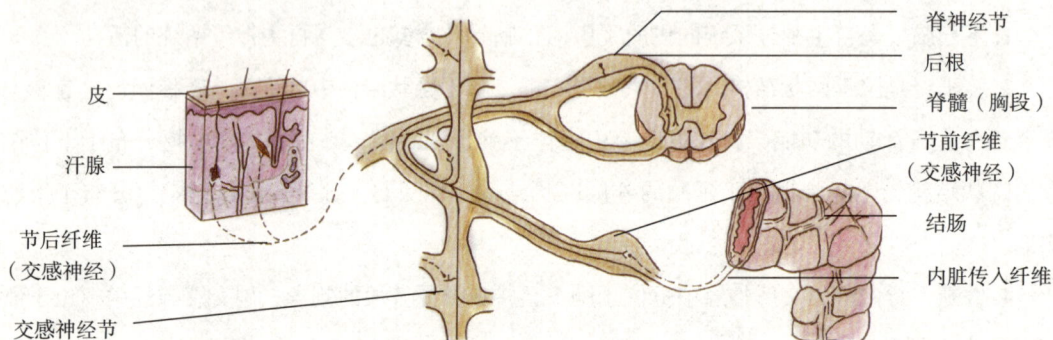

图14-2   交感神经系统

2. 交感神经节   主要分两种。

（1）椎旁节   交感神经干为一纵行排列的神经索，位于脊柱的腹外侧，上自颅底起，下至尾椎止。每侧神经索中含有22～23个膨大的交感神经节，内含交感神经细胞及传入和传出交感神经纤维，这种神经节每侧各段含有的数目不同。

1）颈段：共有上、中、下3对交感神经节，即颈上节、颈中节及颈下节（颈下节往往与第1胸节合并而成星状神经节）。①颈上神经节：该神经节发出的节后纤维加入第1至第4颈神经中，并有3个主要分支。第1支为心上支，从颈上神经节至心丛，其纤维分布于心脏。第2支为颈内动脉支，其神经纤维在颈内动脉周围组成颈内动脉丛入颅内，然后在三叉神经节的前方加入眼神经，再经鼻睫神经和睫状长神经分布于眼球，支配瞳孔散大肌、上睑板肌及眼眶肌。第3支为颈外动脉支，组成颈外动脉丛，分布于头面部的皮肤及皮下组织，同时支配腮腺、舌下腺及颌下腺。②颈中神经节：其节后纤维加入第5、6颈神经中，并分出心中支，支配心脏。此外还支配甲状腺，并组成颈总动脉丛。③颈下神经节：其节后纤维加入第7、8颈神经中，并分出心下支，支配心脏。此外还组成锁骨下动脉丛。

2）胸段：有10～12对交感神经节，排列成行，比较整齐。由各节发出分支至胸神经。此外由第1至第4胸节发出分支至心包、心脏、气管、支气管及肺。由第1至第5胸节发出分支至主动脉弓，由第5至第10胸节发出分支加入内脏大神经，组成腹腔丛分布于腹腔脏器，由第9至第10胸节发出内脏小神经亦进入腹腔丛。

3）腰段：有3～4对神经节，发出分支至胸神经并加入腹主动脉丛。

4）骶段：有4～5对神经节，而尾段只有1个单独的尾神经节。

（2）椎前节　为数不多，其中最大的有腹腔神经节、肠系膜上神经节及肠系膜下神经节。

（二）副交感神经系统

副交感神经系统又称为脑骶神经系统，其节前神经细胞位于脑干和第2、3、4骶髓中。

1. 脑部的副交感神经　起源于脑干的副交感神经核，其纤维随着动眼神经、面神经、舌咽神经及迷走神经离开脑干。

（1）缩瞳核　位于中脑动眼神经核的首端，由缩瞳核的神经细胞发出轴突随着动眼神经而至睫状神经节，更换神经元后其纤维形成睫状短神经，分布于虹膜的括约肌（司瞳孔收缩）与睫状肌。睫状肌分环形及纵形2种，当看近物时纵形肌收缩使脉络膜向前，悬韧带松弛，水晶体的凸度增加，同时环形肌也收缩，使悬韧带更加松弛，水晶体凸度进一步增加。当看远物时环形肌和纵形肌皆松弛，脉络膜保持正常位置，悬韧带恢复正常张力，水晶体变平，凸度降低。

（2）上泌涎核　位于脑桥与延髓相连接处的网状结构中，恰位于面神经核下端之背外侧，其纤维经过面神经之中间神经，经蝶腭神经节交换神经元后终止于泪腺，经下颌下神经节更换神经元，终止于下颌下腺及舌下腺。

（3）下泌涎核　位于上泌涎核之下，其纤维经岩小神经至耳神经节更换神经元后终止于腮腺，支配腮腺的分泌。

（4）迷走神经背核　其纤维经由迷走神经到达胸腹腔内的器官，如心、肺、气管、食管、胃及横结肠左曲以上的肠管。

2. 骶部的副交感神经　由第2、3、4骶髓之前后角之间的细胞发出，有时第1骶髓亦有之。经脊神经入盆丛，终于盆腔内器官之神经节细胞，分布于肾、输尿管、膀胱、结肠左曲以下的肠管、盆腔内各脏器、外生殖器、平滑肌及腺体。

三、自主神经的生理

身体内各内脏器官皆受交感神经及副交感神经的支配。这两种神经的功能既拮抗又协同，既对立又统一，共同完成器官的正常生理活动。任何一方面太过或不足均可引起机体功能失调。如交感神经兴奋，表现为眼睛发亮，眼球突出，瞳孔散大，皮肤苍白、干燥、有竖毛倾向，心动过速，血压升高，呼吸自如，口腔发干，胃液缺乏，胃扩张，无力性便秘，代谢亢进、趋于消瘦。副交感神经兴奋，表现为瞳孔缩小，皮肤湿润、发绀，心跳徐缓，血压降低，呼吸迫促（气喘），流涎，胃酸增高，容易发生痉挛性便秘与腹泻相交替，代谢降低、趋于肥胖。因此，在大脑皮质和下丘脑影响下，自主神经的功能调节在维持机体的完整、协调中有着极其重要的意义。自主神经的功能特征见图14-3。

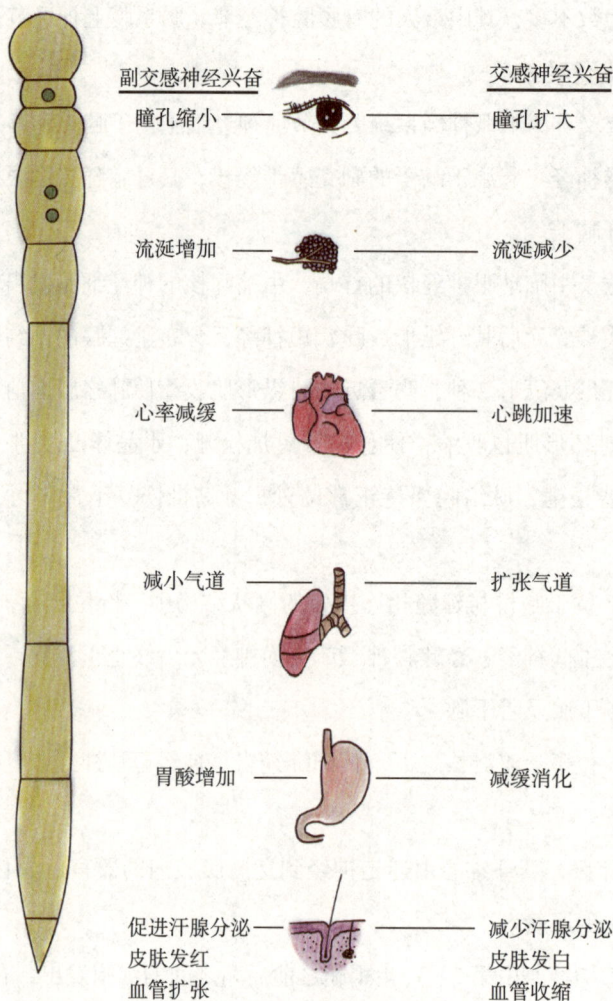

副交感神经兴奋   交感神经兴奋

瞳孔缩小 ——   —— 瞳孔扩大

流涎增加 ——   —— 流涎减少

心率减缓 ——   —— 心跳加速

减小气道 ——   —— 扩张气道

胃酸增加 ——   —— 减缓消化

促进汗腺分泌 ——   —— 减少汗腺分泌
皮肤发红   皮肤发白
血管扩张   血管收缩

图 14-3   自主神经的功能特征

第二节   病变的定位诊断

一、排汗障碍

人在正常状态下以不断的不显性排汗形式散热起到调节体温的作用，当体温与室温升高时，则可呈显性排汗。因此，排汗是不断变化的生理功能，以防止体温升高导致机体受到损伤。控制汗腺的交感神经中枢在脊髓胸$_1$至腰$_3$的侧角，其分布与躯体感觉皮肤节段不同，胸$_{1~2}$支配头、颈部，胸$_{2~6}$支配上肢，胸$_{10}$～腰$_2$支配下肢，胸$_{3~10}$支配躯干。邻近节段之间相互重叠支配。

临床上排汗障碍有多汗和少汗两种情况。

1. 多汗症   指在非高热状态、非剧烈运动以及未服用发汗药物的情况下自发性排汗增多。根据病因不同可分为原发性多汗和继发性多汗两类，前者仅限于自主神经系统功能异常，后者则因脑、脊髓、周围神经或机体其他系统疾病引起。

NOTE

（1）原发性多汗症　患者排汗增多与精神心理因素有关。患者的大脑皮质常在精神高度紧张、情绪异常激动的状况下促使下丘脑泌汗中枢兴奋，从而使躯体对应部位大量排汗。对原发性多汗者，情绪激动是引起多汗的重要原因。平时出汗不多而突然出现多汗应注意有继发性多汗的可能性。

（2）继发性多汗症　可来源于神经系统或非神经系统的病变。

1）局限性多汗：神经系统病变累及大脑、脑干等关键部位时，可引起其支配部位神经性泌汗增多。如大脑半球或岛叶的血管性病变时，可出现病灶对侧半身排汗增多；双侧病变时全身多汗；帕金森病患者也可有偏侧颜面和偏身多汗。脊髓胸腰段侧角受到刺激性影响时，该部位支配的皮肤节段多汗，相当于胸$_{1~2}$节段支配同侧头面颈部汗腺，胸$_{2~6}$节段支配同侧上肢汗腺，胸$_3$至腰$_2$支配躯干和同侧下肢汗腺。脊髓横贯性损伤早期，病变水平以下多汗，若完全性损伤则无汗。周围神经或交感神经节后纤维受刺激时，则该神经支配的皮肤节段多汗。

2）全身性多汗：常见于精神紧张、兴奋、恐惧等心理因素及发热时。发热时流经丘脑下部的血液温度升高，机体通过自身反馈调节，以出汗及血管扩张的形式散热，此过程为热调节性出汗。很多发热性疾病患者，由于体温热调节中枢功能不稳，因此出汗在热退后仍然存在。全身性多汗尚可见于甲状腺功能亢进、休克、恶心呕吐、情绪激动、糖尿病、酒精中毒、垂体功能亢进、肥胖、恶性肿瘤等。

3）味觉性多汗：头部的自主神经损伤后，在组织修复过程中，如交感和副交感神经发生解剖位置错误性再生，可导致在正常神经冲动下本应单独引起胃腺分泌的味觉刺激，同时也引起异常再生部位的交感神经兴奋而泌汗过多，表现为单侧、局限性出汗，临床腮腺术后耳颞神经损伤时常可见。

2. 排汗减少或无汗　皮肤病变区域汗腺神经调节通路中任何部位的损伤，均可导致患者不能感应正常人体可感应的出汗刺激，表现为排汗减少和无汗，可见于周围神经病变、脊髓病变、原发性直立性低血压等。由于病损的部位不同，又表现为局限性和全身性少汗或无汗等情况。

（1）全身性少汗或无汗　可见于代谢改变引起的自主神经调节紊乱，如中暑。也可见于中枢性自主神经功能紊乱，如阿托品应用过量、迷走神经张力过高。

（2）局限性少汗或无汗　多为局部自主神经受损，临床常见泌汗异常病变：①大脑半球或丘脑下部病变：可出现病灶对侧偏身型少汗或无汗，往往伴有运动障碍及感觉异常。②颈部交感神经损伤：多由颈髓至中脑部交感神经通路中任何部位损伤所致。临床表现为对侧面部少汗或无汗、瞳孔缩小、眼睑下垂（Horner 征）。③脊髓病变：脊髓横贯性损伤表现为躯体病变平面以下完全无汗，同时有损伤平面以下运动和感觉功能的障碍。脊髓空洞症在交感神经皮肤支配区域出现少汗，并伴有分离性感觉障碍及节段性肌肉萎缩等表现。④周围神经病变：在该神经支配区域皮肤无汗或少汗，即使用发汗试验也不能使其出汗。多发性神经病患者四肢远端对称性出汗减少或无汗，系由于周围神经病变造成热调节异常，一般伴有感觉障碍、皮肤营养代谢障碍如皮肤变薄、皮肤温度改变等表现。

二、排尿障碍

排尿是机体一种反射活动，膀胱内容量增加使膀胱内压升高，逼尿肌受牵张，从而兴奋膀

NOTE

胱壁的张力感受器，传入冲动经盆神经至骶$_{2\sim4}$的排尿反射中枢，并经薄束传导至脑干的排尿中枢及大脑皮质的排尿中枢。脊髓的排尿中枢如无大脑皮质有意识的抑制，则引起副交感神经兴奋，通过盆神经的传导，使逼尿肌收缩及括约肌放松，完成排尿。调节和控制排尿生理活动的中枢和相关周围神经系统受到损伤而引起的膀胱及尿道功能障碍称为神经源性膀胱，主要表现为排尿困难、尿频、尿急、急迫性排尿、尿潴留、尿失禁及自动性排尿等。

神经源性膀胱障碍的类型：

1. 破坏性病变

（1）无抑制性膀胱　是因皮质及双侧锥体束病变导致的尿失禁。表现为患者意识清楚，出现控制不排尿的能力差，尿频、尿急，常不能抑制，紧迫性排尿，每次尿量少，尿动力学检查发现膀胱膨胀感及冷热感觉正常，膀胱容量轻度减少，无残余尿。

（2）反射性膀胱　骶髓的排尿中枢完好，多由于骶髓以上的脊髓横贯性损伤切断了与大脑间的联系所致，常见于急性脊髓炎、高位脊髓完全性损伤。由于从皮质排尿中枢发出至骶髓的神经纤维紧靠锥体束，所以当两侧锥体束病变时，不仅丧失了控制尿道外括约肌的能力，同时引起排尿过程所需的牵张反射亢进，导致尿频、尿急以及间歇性尿失禁。患者表现为能排尿，但是不受意识控制。通常一侧性锥体束损伤不会引起括约肌障碍，但在急性脑血管病变时可出现短暂性排尿障碍。尿动力学检查发现膀胱冷热感及膨胀感消失，随容量增加膀胱内压增加，并不断出现无抑制性收缩波，收缩压力达到一定程度时即自行排尿。膀胱容量大小不定，一般小于或接近正常。本型特点为不能随意控制排尿冲动，排尿困难，有少量残余尿，一般在100mL以内。

（3）自主性膀胱　又称自律性膀胱。本型是由于骶髓排尿中枢、马尾神经或盆神经损伤，使排尿反射弧中断而导致的排尿障碍，多为外周的副交感神经元起主导作用而发生的更低级的反射。多见于腰骶段的脱髓鞘病变、脊髓肿瘤、腰骶段损伤等。早期表现为膀胱膨胀明显而不能排尿，后期为无意识性、点滴状充盈性尿失禁，此时如不及时处理，膀胱便产生进行性萎缩，一旦合并膀胱感染，则萎缩情况加重。患者常诉会阴区麻木，查体时发现会阴区感觉减退或消失。

（4）无张力（弛缓）性膀胱　由于骶髓反射弧的传入与传出纤维发生病变所致，膀胱胀满感消失，容量增大，排尿及排空困难，常有大量残余尿，严重者呈尿潴留。

（5）感觉障碍性膀胱　病变损伤脊髓后索或骶神经后根，导致脊髓排尿反射弧的传入路径受损而发生排尿障碍。多见于多发性硬化、脊髓损伤的休克期等。早期表现为排尿困难，尿意消失，膀胱无膨胀感，不能完全排空。晚期表现为膀胱感觉丧失，患者感觉不到尿意。尿潴留或充盈性尿失禁，即尿液充盈至一定程度后出现尿失禁或滴尿。尿动力学检查发现膀胱内压很低，膀胱容量显著增大，一般为 500～600mL，严重时可达 600～1000mL，甚至 1000mL以上。

（6）运动障碍性膀胱　为骶髓前角或前根病变导致脊髓排尿反射弧的传出障碍所致，多见于吉兰－巴雷综合征。膀胱冷热感和膨胀感正常，尿意存在。早期表现为排尿困难，膀胱不能完全排空，伴膨胀感，膨胀严重时有疼痛感；晚期表现为尿潴留或充盈性尿失禁。尿动力学检查发现膀胱内压低，一般为 10～20cmH$_2$O；容量增大，一般为 400～500mL；残余尿量一般为 150～600mL。

2. 刺激性病变

（1）尿频　表现为紧迫性排尿，传入或传出神经病变皆可出现。

（2）尿潴留　由于膀胱反射弧的传入或传出神经受刺激后引起尿道外括约肌痉挛所致。

三、排便障碍

排便的神经反射弧为：直肠内的粪便刺激直肠壁的感受器，其传入神经冲动经盆神经、腹下神经至脊髓排便中枢（骶髓$_{2~4}$），换神经元后经脊髓丘脑束上行至丘脑及旁中央小叶，产生便意，然后排便的高级中枢（旁中央小叶）发出兴奋至骶髓$_{2~4}$，再由骶髓$_{2~4}$发出纤维经肠系膜上神经通过骶神经丛、盆神经、腹下神经和阴部神经使直肠收缩，肛门内、外括约肌扩张，同时腹肌和膈肌主动收缩，使腹压升高引起排便。排便障碍是以便秘和便失禁为主要表现的一组症状，有时也表现为自动性排便和排便急迫。正常人在时间、条件不合适时，可有意识地使肛门外括约肌和肛提肌收缩，从而抑制排便。肛门内括约肌不受意识控制，阴部神经则相反。骶髓以上的急性脊髓病变出现直肠及括约肌失张力，如果直肠便干则便秘，如果便稀则失禁。

1. 大便秘结　指 2~3 日或数日排便 1 次。表现为排便困难、便量减少、大便过硬。主要见于：大脑皮质对排便反射的抑制增强，多见于脑血管病、颅脑损伤、脑肿瘤等；骶髓$_{2~4}$以上的脊髓病变，多见于急性横贯性脊髓炎、多发性硬化、多系统萎缩等。

2. 大便失禁　是指肛门内、外括约肌处于弛缓状态，大便不能自控。常见于深昏迷或癫痫发作的患者。

3. 自动性排便　是骶髓$_{2~4}$以上的脊髓病变中断了高级中枢对脊髓排便反射的抑制，使其增强而引起的不受意识控制的排便。患者表现为每日自动排便 4~5 次。主要见于各种脊髓病变，如脊髓外伤、横贯性脊髓炎等。

四、循环障碍

自主神经对心脏活动、血压的调节、血液循环的维持、周围血管舒缩功能起重要作用。丘脑下部是主要的调节中枢，其接受大脑皮质的冲动，将其传递到脑干心血管调节的低级中枢，再通过周围神经的效应而达到对心血管运动的调控。当这些部位发生病变时，可出现以下表现：

（一）血压升高

血压升高是完全由于自主神经功能紊乱导致的血压异常，为神经源性血压紊乱。延髓的心血管运动中枢在功能正常的情况下，当机体出现缺血、缺氧时，可通过交感神经兴奋，心率增快，血管收缩，使血压增高，而改善延髓的缺血状态。通过这样的生理调节，缺血状态改善后，交感性兴奋消失，血压恢复正常。当自主神经任何部位损伤时，该调节功能丧失，可出现血压增高。如脑出血时，造成急性高颅压，心血管运动中枢持续兴奋，表现血压持续增高，并以收缩压明显增高而舒张压不增高为临床特点。

（二）血压降低

血压降低有原发性和继发性之分，自主神经功能衰竭所致的原发性低血压，病变部位广泛而多样化。中枢神经系统及周围神经系统各部位均可累及，但主要病变部位在胸腰髓中间外侧柱（侧角）的交感神经细胞、脑干及骶髓的副交感神经细胞、节前交感神经细胞及节前后纤维。其次是黑质、苍白球、壳核等基底核，小脑，下橄榄核，锥体束，脊髓前角细胞等。可能由于脊髓胸段侧角中间外侧柱节前纤维变性，压力感受器反射受损，致使患者由卧位变成直立位时，血压的降低不能使压力感受器兴奋，临床主要表现为直立位时收缩压和舒张压下降。直立位较卧位血压降低30mmHg以上，在血压降低时由于压力感受器反射弧结构或功能的损伤，不能代偿性地出现心率增快，也无出汗、面色苍白等改变。

（三）周围血管舒缩功能障碍

1. 动脉痉挛性紊乱

（1）雷诺病　是一种由寒冷或情感变化等因素诱发，周围血管自主神经功能紊乱引起的肢体远端小动脉痉挛性疾病。多发于青年女性，主要症状为肢端的对称性、发作性皮肤苍白、发绀，以后变红、发热及局部疼痛。反复发作后血管壁结构破坏，造成局部营养障碍，皮肤溃疡和坏死。局部低温可诱发，温度升高后能缓解。

（2）肢端发绀　又称手足发绀，可以是某些疾病的一个临床症状，也可以是一种单纯的原发疾病，即原发性肢端发绀症。是因交感神经兴奋性增高引起小动脉痉挛所致。临床表现为手指遇寒冷刺激时出现发绀，但疼痛及麻木症状不明显，虽在温暖环境中可使症状缓解，但不能完全消失。手指（或足趾）虽发绀，但无缺血性坏死。常在精神紧张、情绪激动时症状加重。

（3）网状青斑　网状青斑是由多种原因引起的皮肤呈网络状青紫变化的一种现象，可单独出现于临床，也可合并于多种全身系统性疾病，一般可无明显自觉不适，也可仅有很轻的不适。临床表现为在四肢远端特别是下肢、腿及臀部出现间歇性感觉异常如发凉、麻木，同时可波及躯干皮肤出现网状环形斑，呈青紫色、浅蓝色、紫色或紫红色。受情绪影响，寒冷时出现或加剧，温热时可缓解但不能消失，在站立位或寒冷环境中青紫网状斑明显，反之则略好转，但亦不消失。

2. 动脉扩张性紊乱　红斑性肢痛症是一种少见的、病因不明的阵发性血管扩张性疾病。其特征为肢端皮肤阵发性皮温升高、潮红、肿胀，并产生剧烈的烧灼样疼痛，以足趾、足底为著，环境温度升高可诱发或加剧，温度降低可使疼痛缓解。

五、神经血管性水肿

神经血管性水肿表现为发作性局限性皮肤或黏膜水肿，不伴疼痛、痒及皮肤颜色改变。本病见于任何年龄，以青年人为多，病变部位多数在面、颈、头、上肢或下肢，也可发生在眼结膜、视网膜、咽喉、口腔、生殖器、消化道及肾脏。体表皮肤发生的病变表现为皮肤及皮下组织增厚，边界不清，压之较硬，但无指压痕；皮肤色泽及温度正常，除了有些肿胀或热感外，一般无疼痛和痒等感觉异常。

六、营养障碍

自主神经中枢、周围的病变均可导致神经营养受损，引起皮肤、皮下组织、骨骼肌等营养障碍，产生相应的临床表现。

1. 褥疮　正常情况下皮肤受到伤害性刺激时，由于自主神经的自身调节，能使机体做出应激的血管保护性反应，从外观上可见局部血管收缩－扩张所表现的皮肤发白，继之红晕，此为机体对应激的保护性反射。中枢性自主神经系统发生病变时，病变对侧肢体红晕反应减轻。周围性自主神经系统发生病变时，同侧病变水平以下的红晕反应可消失。由于这种调节反应减弱和消失，容易引起皮肤营养不良。在神经系统病变时瘫痪侧肢体、躯干的骨性突起部位皮肤易于受压，使皮肤出现红晕、水疱，继之发生糜烂、坏死及溃疡，而产生褥疮。临床多见于瘫痪肢体的臀部、外踝、肩胛部、肘部等处。

2. 溃疡　足底特别是足跟、趾及平卧位时的臀、肘部是人体承受压力最大的部位，因而血液循环相对薄弱，神经系统疾病可造成上述部位神经及血液循环的营养障碍，易于损伤并发生溃疡。表现为皮肤充血、组织间液增多，继之产生水疱，皮肤破溃后不易修复而发生溃疡，并常继发感染。临床多见糖尿病性周围神经病引起的足底溃疡，糖代谢异常引起的足底部周围神经营养代谢异常，加之糖代谢异常后继发血管壁损伤、血液循环障碍均是造成溃疡的原因。马尾神经病变、脊髓发育异常、坐骨神经或其分支受外伤均可由于局部的神经营养代谢障碍而出现足底溃疡。

第十五章　神经系统辅助检查

　　神经系统疾病的临床表现错综复杂，但其诊断具有独特性。医生不但要在熟练掌握神经系统的解剖及生理知识基础上，完成疾病的定位诊断和定性诊断，而且还需要以相关的辅助检查作为诊断依据，完成疾病的诊断和鉴别诊断。可见，辅助检查在神经系统疾病诊断中占有十分重要的地位。

第一节　腰椎穿刺及脑脊液检查

　　脑脊液（cerebrospinal fluid，CSF）为无色透明的液体，充满在各脑室、蛛网膜下腔和脊髓中央管内，对脑和脊髓具有保护、支持和营养作用。成人 CSF 总量平均为 130mL，生成速度为 0.3 ~ 0.5mL/min，每日生成约 500mL。脑脊液检查可测定颅内压，并对中枢神经系统感染、蛛网膜下腔出血、脑膜癌症和脱髓鞘等疾病的诊断、鉴别诊断、疗效和预后判断具有重要的价值。

一、腰椎穿刺检查

　　1. 操作方法　　正确的体位（图 15-1）是检查成功的关键。患者通常取侧卧位，屈颈抱膝，尽量使脊柱前屈，利于拉开椎间隙。背部要与检查床垂直，脊柱与床平行。常规消毒及局部麻醉后，自腰 $_{3~4}$ 椎间隙（腰 $_5$ ~ 骶 $_1$ 间隙均可）穿刺，穿刺针与床面平行并稍向头侧倾斜。当进入蛛网膜下腔时，会感觉到轻轻的"落空感"。立即测量脑脊液的初压，并收集脑脊液。术后平卧 4 ~ 6 小时。

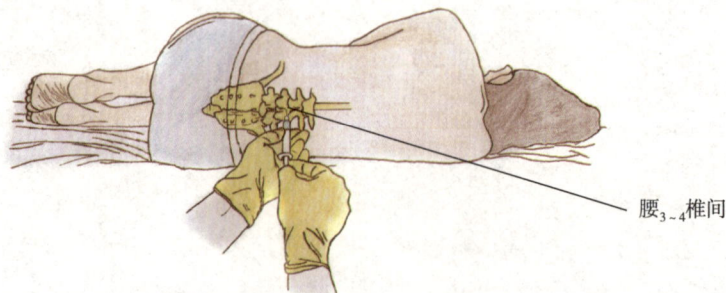

腰 $_{3~4}$ 椎间

图 15-1　腰椎穿刺体位

　　2. 压力测定　　采用测压管进行压力测定。成人侧卧位正常压力为 80 ~ 180mmH$_2$O，大于200mmH$_2$O 提示颅内压增高，小于 80mmH$_2$O 提示颅内压降低。压力增高常见于颅内占位性病变、脑外伤、颅内感染、蛛网膜下腔出血、静脉窦血栓形成、良性颅内压增高等。压力降低常见于低颅压、脱水、休克、脊髓蛛网膜下腔梗阻和脑脊液漏等。

二、脑脊液检查

（一）常规检查

1. 性状　正常 CSF 无色透明。如 CSF 为血性或粉红色可用三管试验法加以鉴别，连续用 3 个试管接取 CSF，如前后各管为均匀一致的血性提示为蛛网膜下腔出血；前后各管的颜色依次变淡可能为穿刺损伤出血。CSF 呈云雾状，通常是细菌感染引起细胞数增多所致，见于各种化脓性脑膜炎，严重者可呈米汤样，CSF 放置后有纤维蛋白膜形成，见于结核性脑膜炎。CSF 蛋白含量过高时，外观呈黄色，离体后不久自动凝固，称为弗洛因综合征，见于椎管梗阻等。

2. 细胞数　正常人 CSF 中，白细胞数为（0～5）×10^6/L，以单核、淋巴细胞为主。中枢神经系统感染时，脑脊液细胞增多。病毒感染者以淋巴细胞增多为主，细胞总数以数十至数百为计；细菌感染时以中性粒细胞增多为主，细胞数以数千为计；脑的寄生虫感染时可见较多的嗜酸性粒细胞。

（二）生化检查

1. 蛋白质　正常成人 CSF 蛋白质含量为 0.15～0.45g/L。升高常见于化脓性脑膜炎、结核性脑膜炎、吉兰-巴雷综合征、中枢神经系统恶性肿瘤、脑出血、蛛网膜下腔出血及椎管梗阻等，尤以椎管阻塞时增高显著。降低见于腰椎穿刺或硬膜损伤引起的 CSF 丢失、身体极度虚弱和营养不良者。

2. 糖　正常成人 CSF 糖含量为血糖的 1/2～2/3，正常值为 2.5～4.4mmol/L，当糖含量 <2.25mmol/L 为异常。明显降低见于化脓性脑膜炎，轻至中度降低见于结核性或真菌性脑膜炎以及脑膜癌病。增高见于糖尿病。

3. 氯化物　正常人 CSF 含氯化物 120～130mmol/L。降低见于结核性、细菌性、真菌性脑膜炎及全身性疾病引起的电解质紊乱患者，尤以结核性脑膜炎最为明显。

（三）特殊检查

1. 细胞学检查　细胞学检查对于脑膜癌、中枢神经系统白血病等的诊断有非常重要的意义。

2. 免疫学检查

（1）脑脊液免疫球蛋白（immunoglobulin，Ig）指数　正常脑脊液中免疫球蛋白含量极少，约为血清 IgG 的 1/400，即 IgG 为 20～40mg/L，IgA 为 1～6mg/L，IgM 测不到。脑脊液中白蛋白含量约为血清含量的 1/230，正常人含量为 200～300mg/L。中枢神经系统感染时脑脊液 IgG 含量和白蛋白均可升高。脑脊液中 IgG 升高既可由脑内神经组织的免疫反应引起，亦可由血脑屏障破坏而由血清进入引起。

$$脑脊液 IgG 指数 = \frac{脑脊液 IgG / 血清 IgG}{脑脊液白蛋白 / 血清白蛋白}$$

该指数是用于判断有无鞘内 IgG 合成的常用方法。凡 IgG 指数 >0.7 者提示鞘内蛋白合成，以多发性硬化为最常见。

NOTE

（2）寡克隆区带（OB）　脑脊液的 OB 测定也是检测鞘内免疫球蛋白合成的重要方法。一般临床上检测的是 IgG 型寡克隆区带，是诊断多发性硬化的重要辅助指标。OB 阳性也常见于其他神经系统感染性疾病。

3. 病原学检测　脑脊液病原学检测是诊断中枢神经系统感染、确定感染类型的重要手段。

（1）病毒学检测　通常使用酶联免疫吸附试验方法检查病毒抗体，如单纯疱疹病毒、巨细胞病毒、风疹病毒和 EB 病毒等病毒抗体检测。

（2）新型隐球菌检测　常用涂片墨汁染色法，阳性提示新型隐球菌感染。墨汁染色虽然特异性高，但敏感性不够高，常需多次检查才有阳性结果。可同时采用乳胶凝集试验进行免疫学检查，该方法简单、快速、敏感性高。CSF 涂片加培养诊断隐球菌性脑膜炎的阳性率高达 80% 左右。

（3）结核杆菌检查　CSF 涂片和结核杆菌培养是中枢神经系统结核感染的常规检查方法。涂片抗酸染色简便，但敏感性较差。CSF 结核杆菌培养是诊断中枢神经系统结核感染的金标准，但阳性率低，检查周期长（4～8 周）。

（4）寄生虫抗体检测　脑脊液囊虫特异性抗体检查、血吸虫特异性抗体检测对于脑囊虫病、血吸虫病有重要诊断价值。

（5）其他细菌学检查　CSF 细菌培养结合药敏试验不仅能准确地诊断细菌感染类型，而且可以指导抗生素的选用。

第二节　神经系统影像学检查

一、头颅平片和脊柱平片

1. 头颅平片　头颅平片包括正位和侧位，主要观察颅骨的厚度、密度及各部位结构，颅缝的状态，颅底的裂和孔，蝶鞍及颅内钙化灶等。目前很多适用于头颅平片的检查已经被 CT 和 MRI 等检查手段取代。

2. 脊柱平片　脊柱平片包括前后位、侧位和斜位。脊柱平片检查主要观察脊柱的生理弯曲，椎体有无发育异常、骨质破坏、骨折、脱位、变形或骨质增生，椎弓根的形态及椎弓根间距有无变化，椎间孔有无扩大，椎间隙有无狭窄，椎板及棘突有无破裂或脊柱裂，脊椎横突有无破坏，椎旁有无软组织阴影等。

二、数字减影血管造影

数字减影血管造影（digital subtraction angiography，DSA）是将传统的血管造影与电子计算机相结合而派生的一项技术。通过计算机减影处理，骨骼、脑组织等影像均被减影除去，而充盈造影剂的血管图像保留下来，从而得到清晰的血管图像。

1. 全脑血管造影术　适用于：颅内外血管性病变，例如动脉狭窄、动脉瘤、动静脉畸形、颅内静脉系统血栓形成等；自发性脑内血肿或蛛网膜下腔出血病因检查；观察颅内占位性病变的血供与邻近血管的关系及某些肿瘤的定性。

2.脊髓血管造影术　适用于脊髓血管性病变；了解脊髓肿瘤与血管的关系。

三、电子计算机断层扫描

电子计算机断层扫描（computed tomography，CT）是电子计算机数字成像技术与X线断层扫描技术相结合的医学影像技术。CT对中枢神经系统疾病有重要的诊断价值，主要用于脑出血、脑梗死、脑肿瘤、脑积水、脑萎缩以及某些椎管内疾病的诊断。特殊情况下，还可用碘造影剂增强组织显影，以明确诊断。

1.脑血管疾病　由于其快速和安全性，CT扫描是大部分脑血管病的首选检查手段。然而，对于小脑幕下（小脑和脑干）的病变，由于骨伪影干扰影响其分辨率，诊断效果不理想。

（1）脑出血　CT扫描可诊断早期脑出血（图15-2）。脑内血肿的CT表现和病程有关。新鲜血肿为边缘清楚、密度均匀的高密度病灶，血肿周围可有低密度水肿带；约1周后，高密度灶向心性缩小，周边低密度带增宽；约4周后变成低密度灶。

（2）脑梗死　CT表现为低密度病灶。继发出血时可见高、低密度混杂病灶。值得

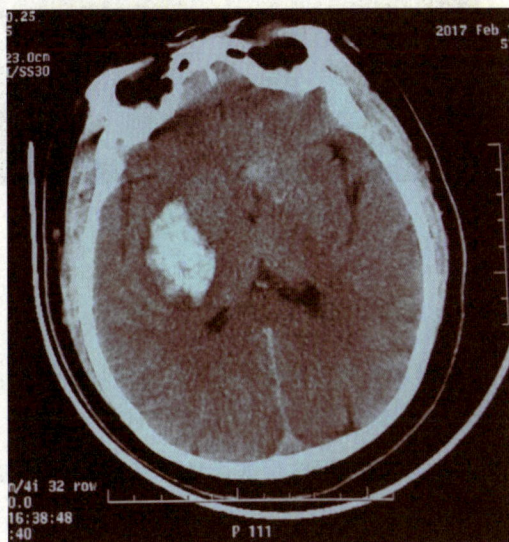

图15-2　脑出血CT表现

注意的是，CT扫描对于幕下病变显示效果较差；脑梗死发生后24小时内，由于梗死灶尚未完全形成，CT往往不能发现明显异常。

2.颅内肿瘤　CT可见占位性病变，伴有灶周水肿、囊变、坏死、钙化等不同表现。增强后的病变形态是重要的诊断依据。

3.颅脑损伤　CT可发现颅内血肿和脑挫伤，骨窗可发现颅骨骨折。

4.脊髓、脊柱疾病　常规CT扫描可显示脊柱、椎管和椎间盘病变，对于诊断椎间盘突出、椎管狭窄比较可靠。CT平扫和增强还可用于脊髓肿瘤的诊断，但准确性不及MRI。

四、磁共振成像

磁共振成像（magnetic resonance imaging，MRI）是20世纪80年代初用于临床的一种生物磁学核自旋成像技术。与CT比较，MRI有如下优势：对人体无放射性损伤，能显示人体任意断面的解剖结构，对软组织的分辨率高，图像清晰，不出现颅骨伪影，可清楚显示脊髓、脑干及后颅窝等病变。不足之处：MRI检查时间较长，体内有金属置入物的患者不能接受MRI检查。对于急性颅脑损伤、颅骨骨折、急性出血病变和钙化灶等的检查，MRI不如CT敏感。

MRI主要用于脑梗死、脑炎、脑肿瘤、颅脑先天发育畸形和颅脑外伤等的诊断；除此之外，MRI图像对脑灰质与脑白质可产生明显的对比度，常用于脱髓鞘疾病、脑白质病变及脑变性疾病的诊断；对脊髓病变如脊髓肿瘤、脊髓空洞症、椎间盘脱出、脊椎转移瘤和脓肿等疾病的诊断更有明显的优势。

NOTE

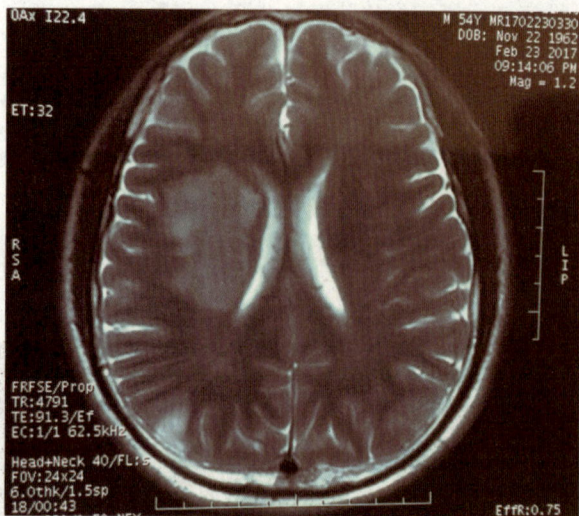

图 15-3　急性脑梗死 MRI 表现

1. 脑梗死　弥散加权成像（diffusion-weighted imaging，DWI）用于缺血性脑血管病的早期诊断，可发现 2 小时内的缺血改变，为早期治疗提供重要信息（图 15-3）。

2. 脑出血　脑出血不同时期 MRI 信号不同，取决于含氧血红蛋白、脱氧血红蛋白、正铁血红蛋白和含铁血黄素的变化。出血后 7 天内，MRI 诊断准确性不及 CT。

3. 颅内肿瘤　MRI 在发现低分化的、比较小的肿瘤以及转移瘤方面优于 CT。增强扫描有助于肿瘤的诊断，特别是对软脑膜、硬脑膜和脊膜转移瘤的诊断有很大帮助。

4. 脑白质病变核脱髓鞘病　MRI 在观察白质结构方面非常敏感，如脑白质营养不良和多发性硬化。

5. 神经系统变性疾病　MRI 在诊断痴呆时比 CT 有优越性，可用海马容积测量法观察海马萎缩的程度，其程度与阿尔兹海默病的严重程度相关；橄榄脑桥小脑萎缩可见脑桥和小脑的萎缩。

6. 椎管和脊髓病变　MRI 是目前检查椎管和脊髓的最佳手段。对椎管狭窄、椎管内肿瘤、炎症以及脊髓空洞症等疾病有重要的诊断价值。

五、磁共振血管成像

磁共振血管成像（magnetic resonance angiography，MRA）是基于 MRI 平面血液产生"流空效应"而开发的一种磁共振成像技术。可以在不使用对比剂的情况下，单独显示血管结构。临床主要用于颅内动脉瘤、脑血管畸形、大血管狭窄或闭塞以及静脉窦血栓等的诊断。优点是：不需插管、方便省时、无放射性及无创性。缺点是：空间分辨率差，不及 DSA。

第三节　神经系统电生理检查

一、脑电图

脑电图（electroencephalogram，EEG）是脑生物电活动的检查技术，通过测定自发的有节律的生物电活动以了解脑功能状态。一般在头皮规定部位放置 10～20 个电极，记录大脑半球电活动。脑电图是评价癫痫和脑病的重要工具。

（一）正常成人 EEG

正常成人在清醒、安静、闭眼状态下，脑电的基本节律为 8～13Hz 的 α 波，波幅为 20～100μV，主要分布在枕部和顶部；β 波频率为 14～25Hz，波幅 5～20μV，主要分布在额叶和颞叶；部分正常人在大脑半球前部可有少量 4～7Hz 的 θ 波；频率在 4Hz 以下为 δ 波，只在睡眠时出现。频率 8Hz 以下的脑电图称为慢波。如慢波增多或清醒时出现 δ 波为病理现象，慢波表示该电极处的神经元受损或功能受抑制。

（二）儿童 EEG

儿童脑电活动以慢波为主。随着年龄增长，慢波逐渐减少，α 波逐渐增多，14～18 岁时基本上接近成年人的脑电图。

（三）异常 EEG

1. 棘波　是一种时限短（20～80ms），上升与下降支均极陡峭，波幅较高达 100～200μV，外形为尖刺样的快波。棘波极性向上者称为阴性棘波，向下者称为阳性棘波。棘波系病理波，为大脑皮质神经细胞过度兴奋的表现，一般认为棘波电压越高越接近于病灶，见于局限癫痫。多棘波为两个以上棘波组成的棘波群，见于肌阵挛性发作。以 20～30 次 / 秒的频率持续出现的规则的棘波，见于癫痫大发作。

2. 尖波　又称锐波，是一种时限在 80～300ms 之间、形态呈快直上升而缓慢下降的三角形波，波峰较钝，波幅可达 200μV 以上。尖波也是一种病理波，是皮质刺激现象，多见于癫痫。局灶性尖波提示在记录到该波的电极附近皮质有局灶性损伤。

3. 棘慢波　是一种由一个棘波和一个慢波交替出现组成的复合波，频率为每秒 3 次。棘慢波在全头部各条线上都有，但以额部最为显著，见于失神发作。

4. 尖慢波　是由一个尖波和一个慢波组成的复合波，见于部分发作性癫痫和失神发作。

5. 多棘慢波　是两个以上的棘波与一个慢波组成的复合波，见于癫痫小发作的肌阵挛型、肌阵挛性癫痫或长期严重的癫痫发作患者。

6. 顶尖波　是两侧顶区对称性出现，呈单个尖波或驼峰样的双峰波，见于正常人的浅睡期。

7. 三相波　是频率小于 3Hz，波幅为 50～100μV 的大慢波，呈"负 – 正 – 负"或"正 – 负 – 正"波，主要见于肝性脑病和其他中毒代谢性脑病。

（四）EEG 临床应用

根据异常脑电波出现是弥漫性的还是局限性的，可以判断病变范围。EEG 虽不能确定病灶的性质，但动态观察可帮助判断进行性病变。目前脑电图检查主要用于：

1. 癫痫的诊断、鉴别诊断和药物治疗评估　癫痫患者的脑电图异常表现有棘波、尖波、多棘波、暴发性快节律、3Hz 棘 – 慢复合波、高度节律失常等。这些癫痫波形的出现统称为痫样放电。50% 以上患者癫痫发作间歇期可有阳性发现。

2. 意识障碍的皮质功能判断　脑外伤、脑缺氧、急性脑血管意外等患者，长期昏迷或植物状态时可做 EEG 检查，观察有 α 波、θ 波或 δ 波的存在。脑电图也可作为判断脑死亡的参考指标。

NOTE

3. 其他   如对 Creutzfeld-Jacob 病、肝昏迷等动态观察，亦有助于诊断。

（五）动态脑电图

动态脑电图是一种较新的脑电图检查技术，通过便携式脑电记录盒可以长时间动态连续观察脑电的实时变化。它的优点是：记录时间长，发现异常脑电的概率大；不影响患者的日常生活；对脑电进行实时记录。因此，动态脑电图对癫痫的诊断及疗效评估意义更大。同时对其他某些发作性疾病如晕厥、短暂性脑缺血发作、头痛、睡眠障碍、儿童行为异常、精神疾病的鉴别具有重要的意义。

二、肌电图

肌电图（electromyogram，EMG）是应用电生理技术记录周围神经支配骨骼肌过程中的电活动变化。广义的肌电图检查除普通肌电图、单纤维肌电图（SFEMG）外，还包括神经传导速度、重复神经电刺激、H 反射和 F 波等。

1. 常规肌电图   是用同心圆针电极记录的肌肉安静状态下和不同程度随意收缩状态下各种电活动的一种技术。EMG 主要用于神经源性损伤和肌源性损伤的诊断及鉴别诊断。四肢、胸锁乳突肌和脊旁肌 EMG 对运动神经元病的诊断有重要价值。

（1）插入性电位   插入电位减少或消失见于严重的肌肉萎缩、肌肉纤维化和脂肪组织浸润以及肌纤维兴奋性降低；插入性电位增多见于神经源性损伤和肌源性损伤，无特异性。

（2）自发性电位   正常肌肉是处于电静息状态，自发性肌纤维收缩（纤颤电位和正向尖波）和自发性运动电位放电（肌束震颤）常常预示着肌肉失神经支配。在急性神经损伤（如神经根受压）后，自发性电活动常常持续 2 周。肌强直是以运动单位持续放电为特征，为高频率、波幅逐渐增大至最大值后又逐渐降低，产生一种"轰炸机俯冲"的声音。

（3）运动单位电位（motor unit potential，MUP）   神经源性损伤可见 MUP 时限增宽、波幅增高及多相波百分比增高。肌源性损伤可见 MUP 时限缩短、波幅降低及多相波百分比增高。

（4）募集电位   神经源性损伤可见单纯相和混合相，肌源性损伤可见病理干扰相。

2. 神经传导速度（nerve conduction velocity，NCV）   是通过在皮肤上放置电极并应用电脉冲刺激神经来评定周围神经传导功能的一项诊断技术。通常包括运动神经传导速度（motor nerve conduction velocity，MNCV）和感觉神经传导速度（sensory nerves conduction velocity，SCV）测定。NCV 异常包括传导速度减慢和波幅降低，前者主要反映髓鞘损伤，后者主要反映轴索损伤，严重的髓鞘脱失也可继发轴索损伤。NCV 的测定用于各种原因的周围神经病的诊断和鉴别诊断，能够发现周围神经病的亚临床病灶，能区分是轴索损伤还是髓鞘脱失；结合 EMG 可以鉴别前角细胞、神经根、周围神经及肌源性损伤。

3. 重复神经电刺激（repetitive nerve stimulation，RNS）   指超强重复刺激神经干后在相应肌肉记录复合肌肉动作电位，是检测神经肌肉接头功能的重要手段。根据刺激的频率分为低频（≤5Hz）RNS 和高频（10～30Hz）RNS。RNS 主要用于检测神经肌肉接头的功能状态，重症肌无力表现为低频或高频刺激波幅递减；Lambert-Eaton 综合征表现为低频刺激波幅递减，而高频刺激波幅递增。

三、诱发电位

诱发电位（induced potential，EP）是神经系统在感受体内外各种特异性刺激时所产生的生物电活动。

1. 躯体感觉诱发电位（somatosensory evoked potentials，SEP）　指刺激肢体末端感觉神经，在躯体感觉上行通路不同部位记录的电位。可用于各种感觉通路受损的诊断和客观评价，主要用于吉兰－巴雷综合征、颈椎病、后索侧索硬化综合征、多发性硬化，亦用于脑死亡的判断和脊髓手术的监护。

2. 视觉诱发电位（visual evoked potential，VEP）　指通过轮流交替的方格图案或动态的闪光刺激视觉，经头皮记录枕叶皮质产生的电活动。VEP 检查是视神经和视束通路中亚临床病变早期诊断的主要手段，用于视神经炎、视神经脊髓炎、多发性硬化的辅助诊断。

3. 脑干听觉诱发电位（brainstem auditory evoked potential，BAEP）　指通过耳机产生咔嚓声刺激听神经，经头皮记录的电位。根据波形出现的完整性和潜伏期时间的改变，可以有效地为病变损伤的部位、听神经或脑干损伤提供证据。BAEP 可用于脑桥小脑角肿瘤的诊断、手术监视、脑干脱髓鞘及血管性疾病的诊断和动态监视，亦用于昏迷患者的脑功能检查。

4. 运动诱发电位（motor evoked potential，MEP）　指经颅磁刺激大脑皮质运动细胞、脊神经根及周围神经运动通路，在相应的肌肉上记录的复合肌肉动作电位。用于运动通路病变的诊断，如多发性硬化、肌萎缩侧索硬化、脊髓型颈椎病、脑血管病等。

5. 事件相关电位（event-related potential，ERP）　指人对某种事件或信息进行认知加工时，通过叠加和平均技术在头颅表面记录的大脑电位，又称"认知电位"。用于各种大脑疾病引起的认知功能障碍的评价，包括痴呆、帕金森病、抑郁症、乙醇中毒等。

第四节　血管超声检查

一、颈动脉超声检查

颈动脉超声检查是一项无创性检测手段，可客观检测颈部动脉的结构和功能状态或血流动力学的改变、动脉硬化斑块形态。对头颈部血管病变，特别是缺血性脑血管疾病的诊断具有重要的意义。

1. 观测指标

（1）二维图像的检测指标　血管的位置、血管壁结构、血管内径的测量等。

（2）彩色多普勒血流显像检测指标　血流方向、彩色血流的显像与血管病变的观察等。

2. 临床应用

（1）颈动脉粥样硬化　表现为内膜不均匀增厚、斑块形成、血管狭窄或闭塞等，根据血管的残余管径及血流动力学参数变化，计算血管狭窄的程度。

NOTE

（2）颈内动脉瘤　根据动脉瘤的病理基础和结构特征可分为真性动脉瘤、假性动脉瘤和夹层动脉瘤。

（3）大动脉炎　表现为血管壁内膜、中膜及外膜结构分界不清，动脉内膜和中膜的结构融合，外膜表面粗糙，管壁均匀性增厚，管腔向心性狭窄。

二、经颅多普勒超声检查

经颅多普勒（transcranial doppler，TCD）超声检查能够直接测量颅内大动脉近端的血流速度、流量等。

1. 观测指标　血流速度和动脉指数是 TCD 检测最常用和最有意义的指标。血流速度包括收缩期峰流速、舒张期末峰流速和平均流速等。动脉参数包括收缩与舒张比值、阻力指数、动脉指数和动脉传递指数、频谱状态、血流方向、血流速度、血管搏动指数和声频信号等。

2. 临床应用　①诊断颅内外段脑动脉狭窄或闭塞；②评价蛛网膜下腔出血患者脑血管痉挛情况；③有助于脑动静脉畸形定位，确定供养血管和引流静脉；④脑动脉血流微栓子监测，TCD 可以探测到在血流中经过的固体颗粒，这些颗粒在血流背景下产生特殊的多普勒高信号。通常大脑中动脉是检测微栓子的监测血管。进行微栓子检测的目的是了解缺血性卒中的栓塞机制。

第五节　放射性同位素检查

放射性同位素检查是一类能反映功能和代谢的显像方法，包括单光子发射计算机断层成像术（single photon emission computed tomography，SPECT）和正电子发射计算机断层成像术（positron emission tomography，PET）。

一、单光子发射计算机断层成像术

SPECT 大多使用能通过血脑屏障的放射性药物，显示局部脑血流的分布。和 CT、MRI 等结构性影像相比，SPECT 显像可获得前两者无法获得的脑功能资料，对于某些疾病诊断有一定的优越性。对于颅内占位病变诊断的阳性率一般为 80% 左右，尤其是脑膜瘤及血管丰富或恶性程度高的脑瘤，阳性率达 90% 以上。对于急性脑血管病、癫痫、帕金森病、痴呆分型及脑生理功能的研究也有重要的价值。

二、正电子发射计算机断层成像术

PET 可显示脑代谢和功能的图像，如局部脑葡萄糖代谢、氨基酸代谢、氧代谢和脑血流，还可显示神经受体的位置、密度及分布。PET 弥补了单纯解剖形态成像的不足，能反映局部脑功能的变化，在疾病还未引起脑的结构改变时就能发现脑局部代谢的异常，临床上有很重要的用途。

1. 癫痫　对于癫痫病灶的定位，准确率可达到 80%，明显高于 CT 和 MRI 检查，有助于外科手术切除癫痫病灶的定位。

2. 痴呆　用于各种痴呆的鉴别，特别对血管性痴呆和阿尔茨海默病（AD）的鉴别更有意义。

3. 帕金森病　对帕金森病的早期诊断、鉴别诊断和病情严重程度评估有一定价值。

4. 肿瘤　用于脑肿瘤的分级、预后判断、肿瘤组织与放射性坏死组织的鉴别。

第六节　脑、神经和肌肉活组织检查

脑、神经和肌肉活组织检查主要目的是明确病因或做出特异性诊断，或通过病理检查结果进一步解释临床和神经电生理改变。随着病理诊断技术的不断发展，组织化学、免疫组化及DNA等的技术应用，病理诊断阳性率不断提高。然而，活组织检查也有一定的局限性，如受取材部位、大小、病变分布的限制，散在病变的病理结果阴性不能排除诊断，当病变较轻或与正常组织难于鉴别时应慎下结论。

一、脑活组织检查

脑活组织检查适用于临床病史、神经影像、神经电生理及放射性同位素等检查均不能明确疾病性质的脑部疾病患者。常用方法以立体定向技术取出病灶区小块组织，做病理光镜、电镜检查，亦可做组织分子生物学检查，为脑部变性、寄生虫病、包涵体脑炎、疱疹病毒感染及其他代谢异常性遗传病等提供依据。

二、神经活组织检查

经电生理检查尚不能确诊周围神经病变类型者，可做周围神经活检。常用活检的选择部位为下肢的腓神经末端或上肢的前臂外侧皮神经。根据所取神经可做特殊髓鞘染色、光镜和电镜观察，亦可做各种特异抗原的抗体染色，为周围神经疾病的病因诊断提供依据。

三、肌肉活组织检查

肌肉活组织检查是骨骼肌肉疾病诊断的重要手段之一。取材部位应当是有肌肉萎缩但不完全的部位。取骨骼肌肉时应当纵行切开肌纤维，然后取下肌肉后应立即拉平，防止卷缩。肌肉标本应做组织化学、光镜、免疫组化、电镜检查和基因分析等。肌肉活检用于神经源性与肌源性疾病的鉴别，以及不同类型肌肉疾病的诊断。

第七节　基因诊断

神经系统遗传病约占人类遗传病的 60%，具有家族性和终生性的特点。基因诊断可以弥补神经系统遗传性疾病临床（表型）诊断的不足，利于早期诊断，并为遗传病的分类提供新的方

NOTE

法和依据，为遗传病的治疗提供新的出路。常用的基因诊断方法包括：核酸分子杂交技术、聚合酶链反应、基因测序和基因芯片。

根据受累遗传物质的不同分类，神经系统遗传性疾病主要包括单基因遗传病、多基因遗传病、线粒体遗传病和染色体病，目前基因诊断主要用于单基因遗传病。基因诊断在神经系统遗传性疾病中的应用主要包括：①单基因遗传病的诊断、鉴别诊断及病因的确定：如 Duchenne 型进行性肌营养不良、亨廷顿病、遗传性脊髓小脑共济失调、脊髓性肌萎缩、腓骨肌萎缩症、肝豆状核变性、遗传性肌张力障碍、强直性肌营养不良等；②为表型多样性疾病的基因分型提供依据：如脊髓小脑共济失调；③对单基因和多基因遗传性疾病易感人群进行早期诊断和干预：如检测肝豆状核变性基因和阿尔茨海默病的载脂蛋白 E 基因，确定易感人群进行早期干预，阻止或延缓出现临床症状；④神经系统遗传性疾病的产前诊断和咨询。

第八节　神经心理检查

认知障碍和痴呆的神经心理学表现分为认知功能障碍、社会和日常能力减退、精神行为症状三部分，需要通过神经心理检查进行评估、诊断、鉴别诊断。以下介绍几种常用的神经心理检查量表：

1. 简易精神状态检查（mini-mental state examination，MMSE） 由美国 Folstein 等人于 1975 年制定，是目前国内外应用最广泛的认知筛查量表。该表由 10 题组成，共 30 项，可以测查定向力（时间和地点）、记忆力（即刻记忆和延迟记忆）、注意计算力、语言能力（命名、复述、听理解、阅读、书写）和视空间能力。正确回答 1 项 1 分，量表总分范围为 0 ~ 30 分。国外常将痴呆的划界分定为 ≤ 24 分，对高学历的人可提高到 27 分。MMSE 简短，易于操作，具有良好的信度和效度，对痴呆患者敏感度和特异度较高，均达到 80% 以上，其中时间定向和延迟回忆项目对 AD 尤其敏感。缺点：①存在天花板效应，对轻度患者不够敏感，不能发现早期轻度认知障碍患者；②受教育程度的影响大，高文化程度者可能出现假阴性，低文化程度者可能出现假阳性；③有些条目检查不够（如记忆、语言等），不能反映被试者的真实水平；④对右侧大脑半球损伤不敏感；⑤对皮质下认知障碍不敏感。

2. 蒙特利尔认知评估（Montreal cognitive assessment，MOCA） 是由 Nasreddine 等人于 2005 年构建的一个简短认知筛查工具，旨在较好地识别 MCI 轻度认知障碍患者。量表共 14 项，约需时 10 分钟。MOCA 涵盖的认知域较 MMSE 广，包括：注意与集中、执行功能、记忆、语言、视空间结构技能、抽象思维、计算力和定向力。总分 30 分，分数越高提示认知能力越好。国外以 26 分划界。

3. 日常生活活动量表（activities of daily living，ADL） 是常用的评价老年人日常活动能力的工具。该量表共 20 项，前 8 项测查基本日常能力，后 12 项评估复杂的工具性日常能力。每项评分标准为 4 级，1 分 = 自己完全可以做；2 分 = 有些困难，自己尚能完成；3 分 = 需要帮助；4 分 = 根本没法做。总分 20 ~ 80 分，分数越高能力越差。40 ~ 65 岁年龄段以 21 分为划界分，75 岁以上为 25 分；文盲组划界分为 23 分，大学及以上学历者为 21 分。

4. 临床痴呆评定量表（clinical dementia rating，CDR） CDR 为一半定式量表，对认知功能、日常能力和精神行为等同时进行评估，能够对患者的病情严重程度做整体的界定。由临床医生分别会晤知情者和患者本人，通过获得的信息，对患者以下 6 个方面进行评估：记忆力、定向能力、判断与解决问题能力、社会事务能力、家务与业余爱好、个人自理能力。

NOTE